DENTAL HYGIEOLOGY

제9판

치과위생학개론

Dental Hygieology

원복연 · 장계원 · 이형숙 · 권현숙 · 조명숙 · 김민영
문 숙 · 박홍련 · 성정희 · 양진영 · 이가령 · 이명선
이병호 · 이수옥 · 이은경 · 이지연 · 이지영 · 장종화

청구문화사

머리말

나날이 발전에 발전을 거듭해온 치과위생사의 업무범위는 구강진료분야에서의 치과진료협조업무를 벗어나 구강병 예방업무와 구강보건교육업무를 담당하는 등 국민의 구강건강증진과 유지를 위해 폭 넓고 비중 있는 역할을 담당하기에 이르렀다.

이제 치위생사는 의료서비스의 일원으로서 환자와의 의사소통과 인간관계를 형성하여 최상의 치료에 기여하는 환자관리에 이르기까지 보다 폭넓고 의미 있는 역할을 담당하기에 이르렀다.

특히 최근의 의료서비스 분야에는 의료코디네이터가 도입되어 그야말로 의료기술만 제공하던 시대에서 환자 개개인에 대한 인격적인 의사소통과 인간관계를 기반으로 최적의 의료서비스를 제공하는 시대에까지 이르렀다. 따라서 양질의 의료서비스를 제공하기 위해서는 치과위생사는 전문적인 지식은 물론 인격적인 소양까지도 필요로 하는 시대가 되었다.

이번 개정판에서는 이러한 점들을 감안하여 치위생(학)과 학생들이 자신들의 업무에 대한 이해와 의사소통과 인간관계 형성을 원활하게 하기 위한 인격수양을 도모하는 내용을 좀 더 깊이 있게 보완하였다.

어느분야의 학문이든지 처음 발생한 역사부터 발전단계를 탐구하는 과정을 거치게 된다. 우리가 흔히 역사라고 말하는 history라는 어원은 고대 그리스어 historia란 단어에서 생겨났다. 역사학의 아버지라 불리는 그리스의 헤로도토스가 그리스와 페르시아와의 필로폰네소스 전쟁을 기록한 [Historiai]라는 저서가 있는데, 그 당시의 historia는 지금 의미처럼 과거의 일을 기록한 역사를 의미하는 것이 아니라 탐구하여 알아낸 낸 지식을 의미하는 것이었다. 따라서 학문의 역사를 공부하는 것은 해당학문의 탐구과정에서 결코 가볍게 보아서는 안되는 중요한 과목이며, 그러한 차원에서 치위생학의 역사를 간결하게 정리하여 보았다.

여러가지 어려움 속에서도 오로지 치과위생사 교육에 작은 도움이라도 되고자 하는 일념으로 최선을 다하지만 정리를 끝내고 나면 늘 부족한 마음을 금할 수 없다. 이러한 점은 앞으로 지속적인 수정과 보완을 해 나갈 것을 다짐하며 각별하고 애정 어린 격려와 성원을 기대해 본다.

부디 이 작은 책자가 치과위생사의 길을 가고자 하는 여러분들의 앞날에 작은 도움이라도 되어주기를 기대하며 변함없는 마음다짐으로 반드시 자아실현을 이루기를 빌어본다.

끝으로 이 책이 출간될 수 있도록 개개인의 희생을 마다않으시고 집필과 편집에 애써주신 많은 분들께 마음 깊이 감사를 드리며 출판을 맡아 수고하신 청구문화사 이상태 사장님과 편집부 여러분께도 깊은 감사를 드린다.

2023년 새봄
저자 일동

목 차

6장 치과진료협조 · 167

7장 구강보건교육 · 181

8장 치과코디네이터로서의 치과위생사 · 197

11장 의사소통 · 249

12장 인간관계의 형성 · 271

13장 환자관리 · 309

Part 1

치과위생사의 역사적 고찰

1장 치과위생사의 개념 및 역사

치과위생사의 정의
치과위생사의 역사
치의학 및 치위생학의 발전사

2장 한국의 치과위생사 제도

치과위생사 교육제도
치과위생사 국가시험제도
치과위생사의 취업 및 인력현황
대한치과위생사협회

3장 외국의 치과위생사 제도

미국
일본
캐나다
호주
뉴질랜드
싱가폴 구강건강치료사 제도
말레이시아의 치과치료사 제도
영국
스웨덴
중국
홍콩
핀란드
스위스
남아프리카 공화국
독일
치과진료조무사 제도
세계치과위생사연맹

제1장

치과위생사의 개념 및 역사

제1장 치과위생사의 개념 및 역사

학습목표

- 치과위생사를 정의할 수 있다.
- 한국치과위생사의 역사를 설명할 수 있다.
- 미국치과위생사의 역사를 설명할 수 있다.
- 치의학 및 치위생학의 발전사를 설명할 수 있다.

치과위생사 교육이 1913년 Alfred Civilion Fones 박사에 의해 미국에서 처음 시작된 후 1965년 우리나라에 도입된지도 어느새 50여 년이 넘었다. 치위생학에 입문하는 학생의 입장에서 치위생의 개념과 역사적 배경을 살펴보고자 한다.

1. 치과위생사의 정의

1) 치과위생사

치과위생사(Dental Hygienist)는 국민의 구강보건향상과 증진을 위하여 구강질환이 발생되기 이전에 예방치과처치를 수행하는 임상술식가이며, 국민의 구강건강관리를 원활히 수행하도록 유도하는 구강보건교육자이며, 치과진료 과정에서 치과진료협조자로서의 역할을 수행하여 진료의 효율성을 증가시키는 의료기술 전문가로서, 국가시험에 합격하여 보건복지부장관의 면허를 취득한 자를 말하며 다음과 같은 업무를 주로 수행하게 된다.

① 예방치과처치　　② 구강보건교육
③ 치과진료협조　　④ 공중구강보건활동
⑤ 기타(치과매니저, 치과코디네이터)

의료기사 등에 관한 법률 시행령 [별표 1] (개정 2019. 7. 2.)

의료기사, 보건의료정보관리사 및 안경사의 업무 범위(제2조제1항 관련)

6. 치과위생사

가. 치아 및 구강질환의 예방과 위생 관리 등에 관한 다음의 구분에 따른 업무

1) 교정용 호선(둥근 형태의 교정용 줄)의 장착 · 제거 2) 불소 바르기

3) 보건기관 또는 의료기관에서 수행하는 구내 진단용 방사선 촬영

4) 임시 충전 5) 임시 부착물의 장착 6) 부착물의 제거

7) 치석 등 침착물의 제거 8) 치아 본뜨기

나. 그 밖에 치아 및 구강질환의 예방과 위생 관리 등에 관한 업무

한편, 의료기사(① 임상병리사 ② 방사선사 ③ 물리치료사 ④ 작업치료사 ⑤ 치과기공사 ⑥ 치과위생사) 등에 관한 법률 시행령에 의한 치과위생사의 업무는 위와 같다.

치과위생사에 대한 여러 학자들의 정의가 있지만 Wilkins에 의하면 〈치과위생사란 치과의사와의 협력관계에 있는 치과치료사이자 전문적인 자격을 가진 구강보건교육자, 임상가이며 구강병관리에 대해서 개인과 집단으로 하여금 최적의 구강건강상태를 유지 · 증진하도록 예방적, 교육적, 치료적 기법들을 사용하는 사람을 의미한다.〉라는 주장이 폭넓게 적용되고 있다.

2) 치과위생사의 역할

임상구강전문가로서 치과위생사의 역할에 대하여 6가지를 제시 하였다(Wilkins, 2005;Darvy and Walsh. 2003).

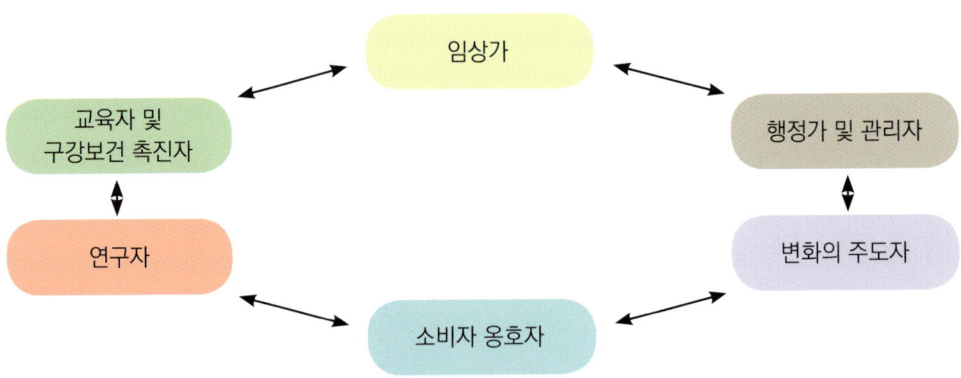

그림 1-1 치과위생사의 역할 모형

(1) 임상가(clinician)

임상가로서의 치과위생사는 주로 치과의사의 치료행위를 돕는 역할로 치과의사의 업무에 따라 치료의 시작에서부터 치료가 끝난 환자를 보내기 까지의 모든 일을 맡는다. 이를 위해 치과위생사는 치과의사가 치료의 종류를 분석하고 계획을 세우는 일을 도울 뿐 아니라 치료에 수반되는 모든 진료 준비를 한다.

치과에서 사용하는 모든 장비 및 기구 등의 준비에서부터 치료를 성공적으로 이끌기 위하여 치과의 업무를 수행한다.

(2) 교육가/보건촉진자(educator/health promotor)

교육자로서의 치과위생사는 기초과학분야에 대한 다양한 실험, 실습을 통하여 주로 전문분야의 교육을 담당하고, 교육을 위한 치과위생사의 전문성 개발, 전문인으로서의 치과위생사 양성을 위해 대학 내 교수 활동 및 전문치과위생사의 양성자의 역할을 수행하여야 한다. 또한 관련 구강보건전문인들과의 협력을 통하여 국민구강보건에 대한 정보를 공유하고 구강질환의 예방 및 치과위생사를 위한 교육과정개발 등의 역할을 한다.

(3) 소비자/옹호자(consumer/advocator)

환자에게 구강건강관리를 하도록 조언하며, 법률재정, 건강 대변인 및 구강건강문제를 다루는 기관, 치료의 개선과 그 문제를 해결하며 이용 가능한 자원 등에 영향을 줄 수 있는 역할을 한다.

(4) 관리자/경영자(administrator/manager)

중간관리자로서의 치과위생사는 효율적인 환자의 진료시간 및 환자에게 실시되는 구강위생관리를 실시한다. 또한 진료에 사용되는 물적자원의 효과적인 관리를 위하여 진료실의 장비를 능률적으로 배치하고, 진료에 사용하는 기구와 진료실을 관리하며 진료에 불편함이 없도록 하며 환자의 의무기록 관리 및 보관 등의 역할을 한다.

(5) 변화주도자(change agent)

개인 및 가족 또는 공동체를 위한 구강건강 개선프로그램의 진행 및 평가 즉 개인 환자를 위한 생활 양식의 변화를 제안하는 역할을 한다.

(6) 연구자(researcher)

구강병의 문제를 이해하고 발견하며, 그 문제를 해결하는 치료 방법과 교육적인 방법을 선택하도록, 과학적인 연구를 수행하는 역할을 한다.

3) 한국의 국가적 수준으로서 치과위생사의 역량

한국의 국가적 수준의 치과위생사의 역량개발에서는 8가지를 제시하였다*.

(1) 학문지식의 통합

구강건강관리에 대한 과학적 이론과 연구결과를 통합하여 구강건강 서비스와 임상 상황에 적용할 수 있다.

(2) 전문성

환자들이 정보에 근거한 의사결정을 내릴 수 있도록 구강위생관리에 관한 충분한 정보를 제공하고 환자의 동의를 받을 수 있다.

(3) 의사소통

치과위생사는 개인 및 집단의 특성, 필요성 및 구강건강 지식수준에 맞도록 환자와 효율적인 의사소통을 할 수 있다.

(4) 협력

개인, 집단 및 국민의 구강건강증진을 위한 정보 공유를 위해 지역사회, 보건의료 전문가 및 다른 분야 혹은 다양한 기관 등과 협력할 수 있다.

(5) 건강증진 활동

자료수집과 정보시스템을 활용하여 건강증진 활동을 기획하고 전문가와 합의 후 실행 여부를 결정할 수 있다.

(6) 구강보건교육

환자의 요구를 충족시키기 위한 교육계획을 수립하고 적절한 교육전략을 이용하여 환자에게 교육과정을 제공할 수 있다.

(7) 환자관리 · 임상처치

환자관리를 최적화하기 위해 환자수준에 맞는 적절한 관리와 심리적, 사회적, 행동적 원리 및 기술을 적용하고, 응급상황에 대처할 수 있으며 구강 내·외 및 전신질환 등을 파악할 수 있다.

(8) 경영 · 치과병 · 의원 관리

치과병·의원, 행정·재정 및 인력관리에 대한 가이드라인을 만들고 치과진료지원을 위한 경영지원과 협력을 통해 치과병·의원을 관리할 수 있다.

* 국가적수준의 치과위생사 역량개발, 대한치과위생사협회 연구보고서, 2016

4) 치위생/치위생학

(1) 치위생(dental hygiene)

치위생(dental hygiene)의 개념은 위생(hygiene)이라는 용어에서 유래하였다. 사전적 의미로 보면 위생은 질병의 예방과 치료라는 소극적인 측면과 건강향상 혹은 증진이라는 적극적인 측면을 포함하고 있다. 따라서 치과위생은 치아에 관한 위생으로, 치아의 건강유지 및 증진을 목적으로 하는 적극적인 활동을 일컫는 것이라고 볼 수 있다.

일찍이 Fones가 구강위생에 관한 치과의사들의 지식을 일반 대중에게 널리 전달하는 활동을 치위생으로 규정한 이래, 여러학자들이 치위생의 개념 정립에 노력해 왔다. 〈표 1-1〉에는 치위생의 개념에 대한 학자들의 다양한 정의들이 소개되어 있는데, 이들의 개념 정의를 분석해 보면 치위생이라는 용어의 세 가지 핵심을 파악할 수 있다.

첫째, 치위생은 구강건강에 대한 일반 대중의 지식, 태도 및 기능을 변화시키려는 의도적 활동이다. 치위생은 인간의 구강건강에 초점을 맞춘 목적적인 행위로서, 그 영향의 범위는 일반대중 전체와 관련되어 있다. 개인, 집단, 환자,

정상인 간에, 치위생은 인간 누구에게나 구강건강에 관한 보편적 활동이라는 점을 분명히 하고 있다. 치위생은 일반 대중에게 구강건강에 대한 지식과 태도를 체계적으로 전달하고 교육함으로써, 일반대중의 구강건강을 유지 혹은 증진시키려는 의도적 교육행위를 가리키는 것이다.

둘째, 치위생은 구강질환의 예방처치와 같은 연속적인 의료행위를 체계적으로 관리하는 과정을 말하며, 일반 대중의 구강건강과 관련하여 전략적 의료활동을 전개하는 전문적인 과업인 것이다.

셋째, 치위생은 치과의사와의 동반자적 진료 협력관계 속에서 일반대중의 구강건강을 유지·증진시키는 데 기여하는 공동치료 행위를 말한다. 치과위생사는 대중의 구강질환을 예방하고 치료하기 위해 치과의사의 전문적인 의료행위를 협조하면서 공동치료자로서 활동하는 전문직업인을 말한다.

이상을 종합해 보면, 치위생은 일반대중의 구강건강을 유지·증진시킬 목적으로 치과의사와의 동반자적 협력관계에 있는 공동치료자로서, 구강질환의 예방처치 및 교육 등 일련의 구강관련 의료행위를 체계적으로 계획·실행·관리하는 과정이라고 정의할 수가 있다(표 1-1).

(2) 치위생학(Dental Hygiene Science)

치위생학(Dental Hygiene Science)은 그 시초부터 환자의 구강보건교육, 구강병의 예방, 그리고 구강병의 원인이 되는 여러가지 요인들을 통제하는 역할을 강조해 왔다.

치위생학은 다른 학문과 마찬가지로 사실, 아이디어, 개념, 그리고 철학의 종합이지만 독특한 실체를 지닌 학문으로서 치아의 건강증진 및 유지에 관한 과학 및 실천이라고 할 수 있다. 역사적으로 보면 치위생학의 주요 관심은 환경이나 개인적 치료에 대한 개개인의 적응이나 순응에 강조점을 두면서 구강건강에 관련된 특유한 행동유형과 환자의 생활유형에 초점을 두고 있다.

치위생학 학자들은 환자를 치료과정에 능동적으로 참여할 수 있다고 보았는데 그 이유는 구강건강증진을 획득, 유지하기 위해 스스로 관리를 해야 하는 사람은 궁극적으로 환자이기 때문이었다. 치위생학 학자들은 환자들로 하여금 구강보건활동에 직접 참여하도록 권장하면서 수동적이기 보다는 오히려 능동적으로 자기 자신들의 구강보건의료에 관해 선택을 하도록 하는 것이다.

표 1-1 학자별 치과위생에 대한 정의와 강조점

학자	정의	강조점
Fones(1934)	구강위생에 관한 치과의사들의 지식을 일반대중에게 전달하는 것	치위생학자는 공중보건과 학교라는 울타리 속에서 어린이들의 구강병예방을 촉진한다. 치과위생사역할을 공중보건교육자로서 강조한다.
Wilkins and Mecullough. (1959, 1964)	개인이든 집단이든 최적의 구강보건상태를 달성하여 유지하도록 도와주는 것	치과위생사의 임상실제는 개개환자들이 요청하는 특정의 질병과 그에 따른 교육활동을 통합하는데 있다. 치과위생사의 역할을 치과의사의 보조자 역할로써 강조한다.
Woodall (1980, 1985, 1989,1983)	환자의 구강보건을 회복하고 유지하는데 필요한 필수요원으로서 뿐만 아니라 환자관리의 파트너로서 포함시키는 것	환자중심의 관리철학은 물론이고 한사람의 의사결정자로 본다. 치과위생사의 문제 해결사로서 역할과 의사결정자의 역할을 동시에 강조한다
Darby(1983)	환자의 구강보건욕구에 나타난 대로 치과위생사와 치과의사들 간의 협업을 통해 환자의 구강보건을 증진하고 유지하는데 그 의의를 두는 것	협동실습모형을 통해 건강관리 제공자로서의 동반적 관계에 들어서는 치과위생사와 치과의사의 역할의 차이점을 강조한다.
Walsh & Robertson (1985)	세 가지의 분명히 다른 전문적, 기술적 구강병예방을 통해 구강건강을 증진 유지함과 동시에 구강병을 통제 하는 것	치과위생사의 역할이 일상적인 치면세마라는 한정적인 개념에서 벗어나 광범위한 범주의 치과위생관리의 개념을 대체시킨다. 즉, 예방적 치면세마, 치료적 스케일링과 치근활택술, 치주유지관리를 포함시키는 다중적인 역할이다.
Wilkins (1989)	치과위생사는 치과의사와 함께 공동치료자로서 개인이나 집단의 최적의 구강보건상태를 유지하도록 도와주는 것	치과의사의 보조자 역할뿐만 아니고 공동치료자로서 치과위생사의 예방적, 교육적, 치료적 역할을 강조한다.
Darby(1990)	환자의 총체적인 자기관리의 성취를 촉진시키는 것	치과위생관리란 환자가 발달적, 재정적, 신체적 혹은 정신적 이유 때문에 자기관리욕구를 충족시킬 수 없을 때 치과위생관리가 필요하다.
Darby and Walsh(1991)	개개인으로 하여금 일생동안 최적의 구강건강 상태를 유지할 수 있도록 구강보건행동이나 행동실제를 실행하는데 있어서의 여러가지 결점들을 해결해 줄 목적으로 예방활동을 활용함으로써 개개인의 인간적 욕구를 성취시키도록 도움을 주는 것	인간의 욕구이론이 치과위생 과정에 필요한 개념상의 틀로서 제시된다. 치과위생사로 하여금 기초적인 인간욕구를 알게 해서 치과위생관리에 관련 있는 인간욕구를 확인해 내도록 하고, 치과위생관리와 관련된 인간욕구에 있어서의 결점을 근거로 해서 치과위생 진단을 예진하도록 조장해 주며, 인간의 욕구 중 부족된 부분의 결점들을 제거하는데 치과위생 예방의 목적을 두고 있다.

출처 : 권현숙, 치과위생사 양성기관의 표준 교육과정모형개발연구, 박사학위논문, 1999, p.41

5) 치위생학의 정의 및 강조점

(1) Dr. Fones (1934)

- 정의 : 구강보건교육을 통해 구강위생에 대한 치과지식을 일반인들에게 전달하는 것이다.
- 강조점 : 치과위생사는 공중보건과 학교보건을 통하여 일반인들과 학생들의 구강병 예방을 증진시키는 역할을 한다. 치과위생사는 구강보건교육자로서의 역할을 강조하고 있다.

(2) Wilkins and Mecullough (1959, 1964)

- 정의 : 개개인과 집단이 최적의 구강보건상태를 달성하고 유지할 수 있도록 도와주는 것이다.
- 강조점 : 치과위생사의 임상실제는 개개 환자들이 필요로 하는 특정질병과 그에 따른 구강보건교육 활동을 펼치는 것이다. 치과위생사의 역할을 치과의사의 협조 역할로서 강조하고 있다.

(3) Woodall (1980, 1985, 1989, 1993)

- 정의 : 환자의 구강보건을 회복하고 유지하기 위해 필요한 필수요원으로서의 역할뿐만 아니라 환자치료와 관리의 파트너로 포함시키는 것이다.
- 강조점 : 환자중심의 관리 철학은 물론이고 구강병의 문제해결과 의사결정권자로서의 치과위생사의 역할을 강조하고 있다.

(4) Darby (1983)

- 정의 : 환자의 구강보건의 요구에 의해 치과위생사와 치과의사 사이의 협업을 통해 환자의 구강보건을 증진하고 유지하는 것이다
- 강조점 : 협업적 임상모형을 통한 역할로 건강관리 제공자로서의 차이점을 강조하고 있다.

(5) Walsh and Robertson (1985)

- 정의 : 전문적, 기술적 구강병 예방을 통해 구강건강을 증진하고 유지하는 것이다.
- 강조점 : 치과위생사의 역할이 일상적인 치면세마라는 한정적인 개념에서 벗어나 폭넓은 치위생관리의 개념으로 대체시키는 것이다. 즉, 예방적 치면세마, 치료적 스케일링과 치근활택술(root planing), 및 치주유지관리를 포함하는 다중적인 역할을 강조하고 있다.

(6) Esther M. Wilkins (1989)

- 정의 : 치과위생사는 치과의사와 함께 공동치료자로서 집단이나 개인이 최적의 구강보건상태를 유지하도록 지원, 관리하는 것이다.
- 강조점 : 치과의사의 협조자 역할뿐만 아니라 공동치료자로서 치과위생사의 예방적, 교육적, 치료적 역할을 하는 것이다.

(7) Darby (1990)

- 정의 : 환자 스스로 총체적인 자기관리에 도달하도록 촉진하는 것이다.
- 강조점 : 치과위생관리(Dental hygiene care)란 환자가 신체적, 재정적, 사회적 또는 정신적 이유때문에 자기관리욕구를 충족시킬 수 없을 때 관리를 하는 것이다.

(8) Darby and Walsh (1991)

- 정의 : 개개인이 일생동안 최적의 구강건강 상태를 유지할 수 있도록 구강보건행동을 실제로 실행하는데 있어서의 여러가지 결점들을 해결해 줄 목적으로 예방활동을 활용함으로써 개개인의 인간적 욕구를 성취시키도록 도와주는 것이다.
- 강조점 : 인간 욕구이론이 치위생관리에 필요한 개념상의 틀로서 제시된다. 치과위생사는 치위생관리와 관련된 기초적인 인간욕구 중 부족한 결점을 근거로 하여 구강검진을 촉구함으로써 이러한 결점들을 제거해 나가는 치위생 예방을 목적으로 활동하는 것이다.

6) 치위생관리(dental hygiene care)

치위생관리(dental hygiene care)란 치과위생사가 환자에게 제공하는 통합적인 예방과 치료업무를 하는 것이다.

(1) 치위생관리과정

치위생관리과정은 사정(assessment), 진단(diagnosis), 계획(plan), 수행(implement), 평가(evaluation)를 포함한다. 그 과정에 따라 수행되는 과정은 계속 중복되거나 동시에 일어난다.

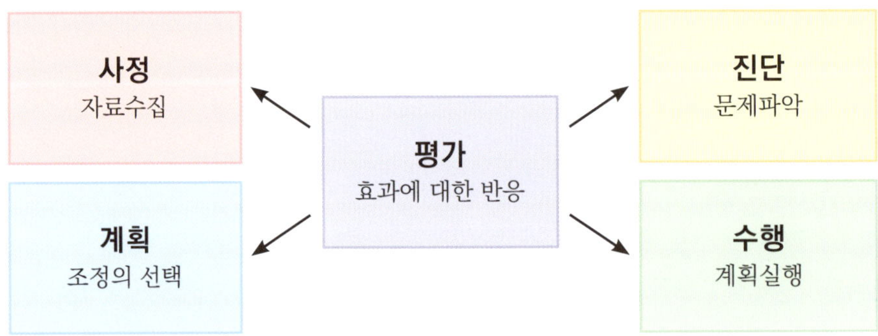

그림 1-2 치위생관리 과정의 5가지 요소

① 치위생사정

치위생과정의 첫 번째 단계로 개인적인 건강상태에 관한 포괄적인 자료의 체계적인 수립이다. 환자관리를 위한 기초준비 및 환자기록의 문서화와 주소(chief complaint), 건강관리에 대한 인식 및 구강건강의 가치, 환자와 상호작용, 관찰, 객관적 자료인 전신과 구강에 대한 평가를 포함한다.

② 치위생진단

치료면에서 실제적, 잠재적, 건강문제 파악 및 치료계획, 수행, 평가를 기본적으로 제공한다. 정보를 수집하고 분석하는 비판적 사고능력을 갖고 환자의 상태나 잠재적인 위험을 확인한다.

③ 치위생관리계획(조정의 선택)

치위생 진단에서 확인된 환자의 개인적인 요구를 충족시키고, 응급상태의 우선순위 정하기, 목표설정, 중재 결정 및 예후가 포함된다.

④ 수행(계획 실행)

치료계획이 행동으로 적용되는 단계로 환자, 치과위생사 및 그 밖의 사람들에 의해 수행되는 행동들이 이 시기에 나타난다.

⑤ 평가(효과에 대한 반응)

기존 자료와 현재의 건강상태를 비교하고, 정해진 목표를 위한 진행과정과 부족한 점을 평가한다. 관리계획의 변경사항을 결정하며 환자의 계속관리를 하고 질병의 진행을 막고 현재 건강수준을 유지하기 위한 구강건강관리 프로그램이 필요하다.

2. 치과위생사의 역사

치과위생사제도는 미국에서 1913년에 최초로 만들어져 이미 100년이상 경과하였으며, 우리나라에 도입된 지도 벌써 50여년 이상의 역사를 가지고 있다.

치과위생사라는 명칭은 치과의료나 구강보건활동에 있어서 전문적인 역할을 할 수 있는 직종이 필요하다는 인식하에 만들어져 점차 발전되어 왔으며, 또한 새로운 전환기를 맞고 있는 바, 치과위생사제도가 어떻게 만들어져 교육되어 왔는지를 인식함으로써 치과위생사의 역할에 대해서 한층 더 깊은 이해를 도모할 수 있다고 생각한다. 이런 의미에서 치과위생사의 역사를 뒤돌아 살펴보고자 한다.

1) 치과위생사의 탄생

위생학(hygiene)이란 건강의 유지와 증진을 위한 학문으로써, 그리스 신화의 아폴로(Apollo)의 아들, 즉 의술의 신 애스쿨라피우스(Aesculapius)의 딸이며'건강의 여신'이라고 흔히 불리는 히지에이아(Hygieia)라는 여신의 이름에서 비롯된 말로서, 로마시대의 의사 갈레누스(Galenus)가 건강을 도모하는 학문을 처음으로 hygiene으로 명명하였다. 이에 따라 치과위생사를 dental hygienist로 부르게 되었다.

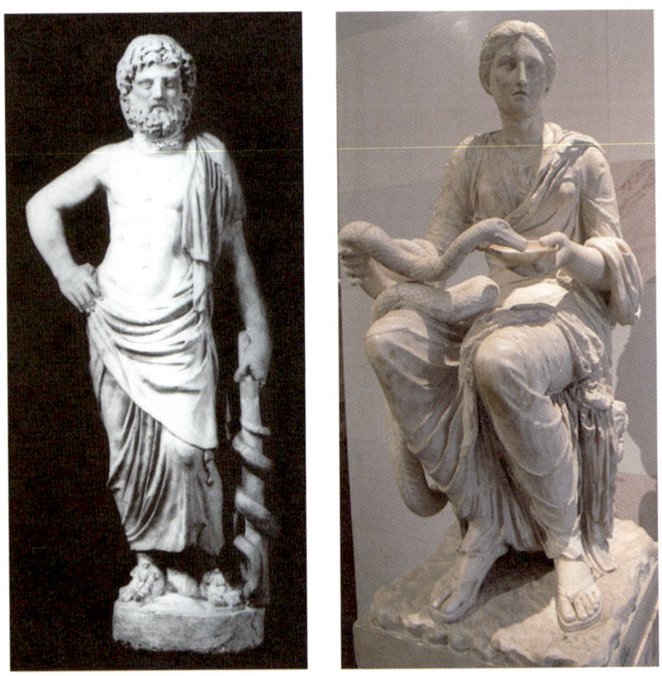

그림 1-3 의술의 신 Aesculapius와 건강의 여신 Hygieia

치과위생사는 미국에서 치과진료협조업무 보다는 예방치료와 구강보건교육을 주로 할 목적으로 처음 탄생되었다. 실제로 미국에서 1819년에 출판된 '치아관리에 관한 실제적인 안내'에서 Levi Spear Parmly는 구강병으로부터 치아와 치은을 보호하기 위하여 매일 매일의 예방적 구강건강행위(칫솔질, 치실질, 치약의 사용)의 중요성을 강조하였으며, 이때부터 치과의사들은 대중들에 대한 예방치료의 가치를 인식하기 시작했다.

또한 1844년에는 "The American Journal of Dental Science"의 편집자가 예방치학을 경시하고 외과적 수술에 초점을 둔 물리적인 치과학을 비평하는 "Dental Hygiene"이라는 사설을 게재한 이래, 20세기에 이르러서는 많은 치과의사들이 환자들에게 예방적 구강건강관리방법을 제시하기에 이르렀다. 사설에는 치아보다 더 효과적인 질병예방을 할 수 있는 인체기관은 없을 것이라고 강조하여 예방치학의 중요성과 효율성을 강조하였다.

종래 미국에서도 치과의사는 치과치료가 중심이었으나 1894년 예방치학이라는 개념아래 치아우식병의 예방치과시술을 처음으로 시작한 사람은 Philadelphia의 치과의사 Smith이었다. 1898년 Smith는 〈치과진료에 있어서의 예방처치〉라는 책을 저술하여 예방치학이라는 개념과 방법을 도입해야 한다고 주장하였다.

미국 Connecticut주 Bridgeport의 폰즈(Alfred Civilion Fones 1869~1938)박사는 그 개념을 자신의 임상현장에서 실천하려고 부친의 진료소에서 일하고 있는 뉴먼부인(Irene Newman)에 대해 예방치과처치와 구강보건지도를 가르친 다음 환자에게 시행하도록 하였다.

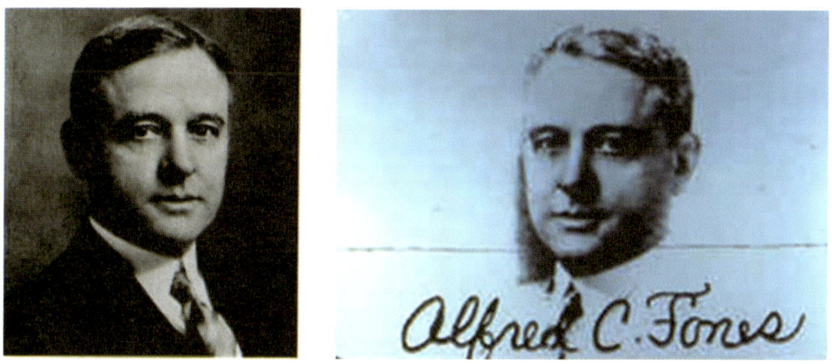

그림 1-4 A. C. Fones

Fones는 또한 적절한 구강건강관리 행위들을 아이들에게 가르치는 것이 구강병의 예방을 위한 결정적인 요소임을 인식하고 Connecticut에 있는 Bridgeport 공립학교에서 여성들에게 간단한 교육을 한 후 이러한 계획을 실현시킬 수 있도록 전개하였다. 공립학교에서 이러한 여성들의 역할은 예방치과처치와 칫솔질, 치실질, 영양관리, 공중위생에 대하여 아이들에게 가르치는 것이었다. 폰즈가 시작한 직업적인 구강병 예방전문가들은 오늘날 치과위생사라는 전문직으로 발달될 수 있는 기초가 되었다.

Fones는 학교치과 현장에서 이와같은 사람들에 의한 예방치과처치를 확대하고자 1913년 11월부터 진료실 한쪽에서 치과위생사의 조직적인 훈련을 개시하였다. 이것은 〈학교〉라기 보다는 매주 월, 수, 금요일 밤에 2시간 정도 시행하는 강습회와 같은 것이었다(그림 1-7, 8).

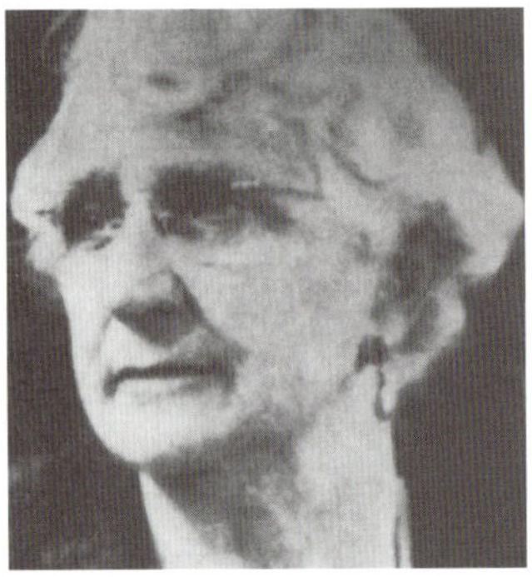

그림 1-5 최초의 치과위생사 (Irene Newman)

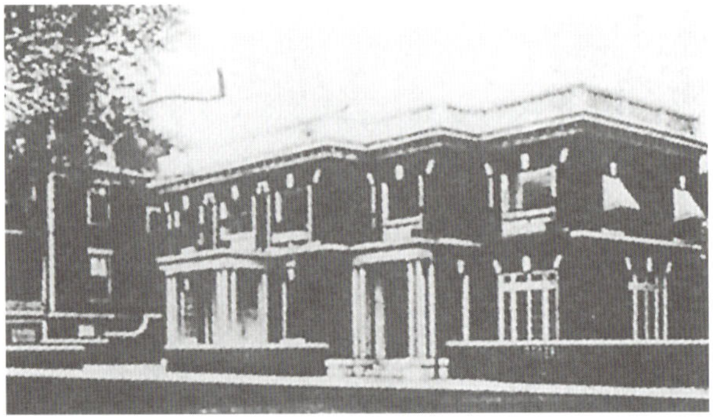

그림 1-6 치과위생사 학교(1913년)

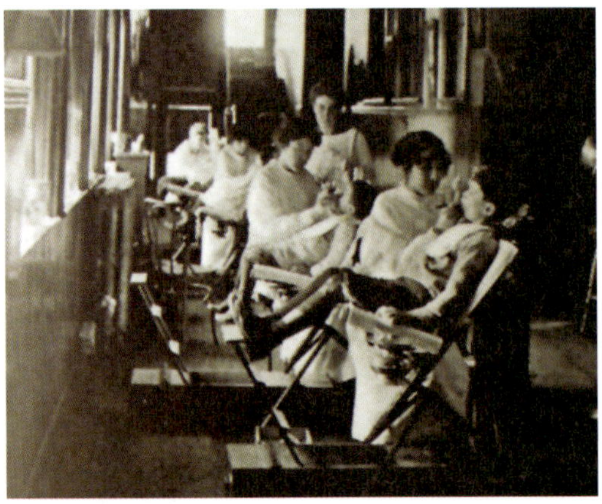

그림 1-7 치과위생사 실습 풍경(1913년)

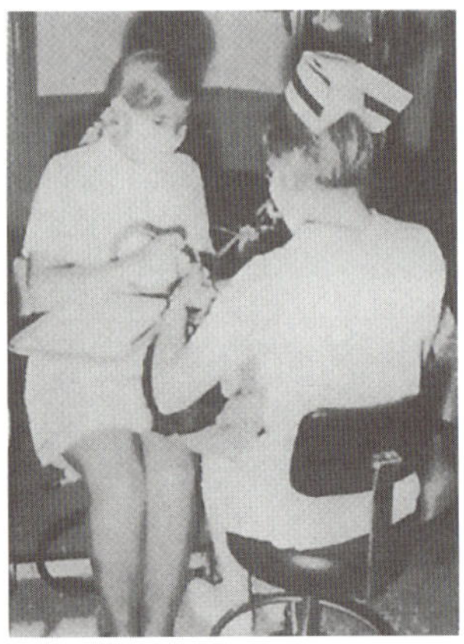

그림 1-8 미국의 치과위생사

그 곳에서는 6개월간에 걸쳐 해부, 생리, 세균 및 소독, 두경부 해부, 치아 해부, 염증론, 치과병리, X선 취급법 및 진단, 치과진료와 예방처치, 영양화학, 소아치과학, 위생학과 같은 과목을 16명의 강사가 교육하였다.

이때 브라이즈버그의 〈치과학〉, 도란드의 〈의학소사전〉, 폰즈의 〈구강위생〉 등이 교과서로서 사용되었다. 학교교사, 치과보조원, 간호원, 치과의사 부인 등 33명이 교육에 참여하였으나 27명이 수료하였다.

폰즈는 몇몇 구강병들의 예방치과 처치를 위한 치료요법으로서 구강청결의 중요성을 강조하기 위해서 일반적으로 '치과간호사(Dental Nurse)'라는 명칭보다는 '치과위생사(Dental Hygienist)'라는 단어를 사용하였다.

치과위생사 활동의 기초는 구강건강의 육성, 소비자의 자기보호 촉진을 통한 질병예방, 질병전이의 억제, 구강병 상태의 감소 등을 포함하고 있다. 이러한 중요한 요소가 오늘날 치과위생사들이 구강건강전문가로서 인정받을 수 있도록 이끌었다.

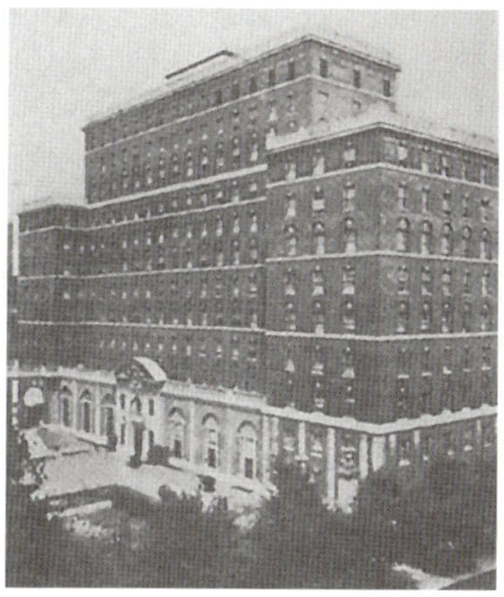

그림 1-9 Columbia 대학 전경

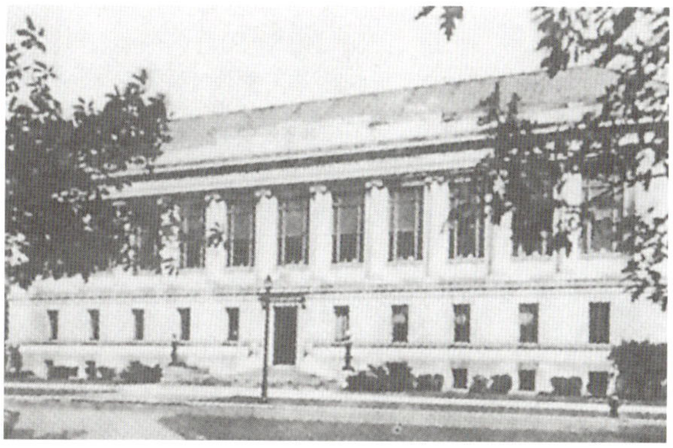

그림 1-10 호사이스(Forsyth) 아동치과 진료원

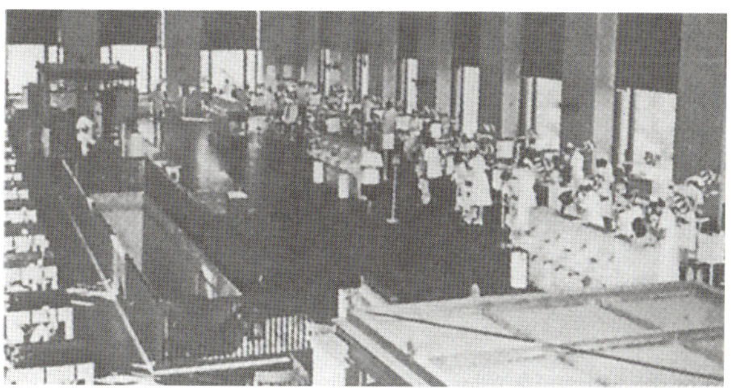

그림 1-11 호사이스(Forsyth) 아동치과진료원의 진료모습

그 당시 뜻을 같이하여 미국 Boston의 호사이스(Foesyth) 아동치과 진료원, Columbia 대학 등에서 연이어 치과위생사를 양성하기 시작하였다. 그 후 Connecticut주의 치과의사법에 〈면허를 받은 치과의사는 치과위생사 자격이 있는 여자조수를 채용할 수 있다〉는 조항이 첨가됨으로써 공식적으로 치과위생사가 인정받게 되었다(그림 1-9, 10, 11).

그리고 또한 다른 곳에서는 〈치과위생사는 치아의 노출면 및 유리치은연하에 부착된 침착물과 기타의 부착물을 제거할 수 있다. 단 치아 및 구강질환에 대해서는 치료할 수 없다. 즉 치과위생사는 치과의사의 진료소 또는 치과의사 감독 아래 공공 또는 민간의 진료소에서만 치료할 수 있는 것으로 한다〉고 업무 범위를 규정하였다.

한편 Bridgeport시에서는 1914년부터 8명의 치과위생사에 의한 예방치과진료 및 교육활동 등 학교치과순회진료를 시작하게 되었다. 이때부터 1922년경까지 19개 주에서 치과위생사에 대해 법제화되었으며, 1923년에는 미국치과위생사협회가 설립되었고 1927년에는 법인단체가 되었다.

1948년에 처음으로 치과위생사 국가시험을 실시하였으며 36명이 합격하여 치과위생사 면허를 취득하였다.

치과위생사의 직무는 구강병을 예방하여 감소하도록 하는 것을 포함하며 최근에는 치과위생사가 치위생관리과정으로 환자에게 제공하는 통합적인 예방과 치료업무를 담당하게 됨으로써 구강보건전문가로서의 역할도 인정받게 되었다.

2) 한국 치과위생사의 탄생

(1) 치위생학 도입기(1965~1976)

우리나라에 치과위생사 제도가 처음 실시된 것은 1961년 세브란스병원 치과과장이었던 지헌택 박사가 미국의 Michigan 대학교 치과대학에서 치위생과 교육과정을 관심있게 본 후 귀국하여 본격적으로 준비 후 1965년 3월에 연세대학교 의과대학부속 의학기술수련원에서 최초로 치과위생사교육을 2년 교육과정으로 시작한 것이 시초이다(그림 1-12).

그 뒤 1967년 최초로 4명의 졸업생(그림 1-13)이 배출되었고, 1971년에 의료보조원법에 의해 최초의 면허시험이 실시되었으며, 1974년에는 의료기사법에 의한 제1회 치과위생사 국가시험이 실시되어 11명의 치과위생사가 배출되었다.

그러나 이 시기의 교육은 선진국의 경우처럼 예방치과진료 및 구강보건교육이라는 전문적인 활동목표를 갖추고 교육되지는 못하였다.

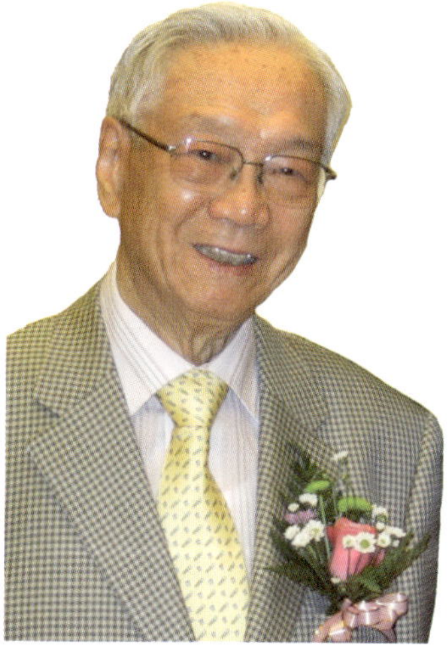

그림 1-12 지헌택 박사

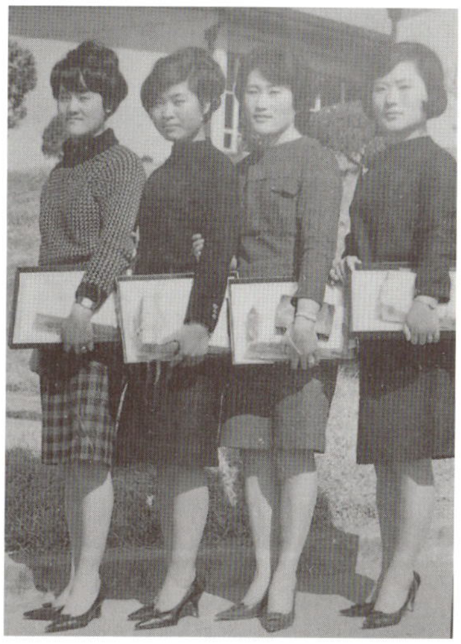

그림 1-13 한국 최초 치과위생사 면허자

한국에서 치과위생사의 탄생은 국민들의 생활수준이 향상되고 의료수준이 향상됨에 따라 치과진료의 양질화를 위한 분업치과진료를 형성할 수 있는 치과진료협조 인력의 필요성이 대두되면서 부터이다. 따라서 치과위생사의 역할도 진료협조라는 업무한계를 벗어나지 못한 상태였다.

(2) 치위생학 신생기(1977~1993)

뜻있는 인사들의 적극적인 관심과 노력으로 1977년부터 각 전문대학에 치위생(학)과 전문교육과정이 개설되기 시작하여 치과위생교육의 질적향상이 이루어졌으며 2020년 현재는 총 82개 대학교(4년제 대학교 28개, 3년제 대학교 54개)의 입학정원은 연간 5,025여명이다.

1977년 12월에는 국민의 구강보건향상을 위하고 치과위생교육의 연구발전을 도모하고 치과위생사의 권익보호와 윤리확립을 위한 목적으로 대한치과위생사협회가 창립되었고 1982년에는 사단법인체로 인정을 받게 되었다. 주요 정책사업으로 국민구강보건향상사업, 치과위생사 권익증진 및 처우 개선사업, 능력개발 및 교육향상사업, 학술연구사업, 국제교류사업 등의 역할을 수행하고 있다.

한편 1984년의 농어촌지역의 보건의료를 위한 특별조치법에 근거를 두어 1986년 전국 각 지역의 보건소와 보건지소에 치과위생사가 일제히 배치되어 지역사회의 구강건강증진을 위한 다양한 사업을 전개하게 되었다.

이로 인해 치과위생사의 업무가 종전의 환자 개개인을 대상으로 해오던 치과진료 협조 위주에서 건강한 사람까지도 포함하는 예방사업 위주의 업무로 전환되면서 치과위생사 교육에 큰 변화와 발전을 가져오게 되었으며, 공중구강보건활동의 기틀이 마련되었다.

(3) 치위생학 성장기(1994~2006)

1994년부터 치위생(학)과의 수업연한이 2년에서 3년으로 연장되었으며, 2002년 4년제 치위생학과 신설되어 2006년 치위생학사가 최초 배출되었다.

치과위생사의 수적증가와 업무확장으로 인한 활동에 대한 법적인 근거마련을 위해 1996년 4월에는 치과위생사 업무범위가 명시된 의료기사 등에 관한 법률 시행령을 개정하게 되었다.

같은 해에 국민들의 구강건강증진 및 유지를 위한 정책을 마련하고 실행할 부서인 보건복지부 산하 구강보건과가 신설되어 국민들의 구강건강 수준의 향상을 도모하고 있다.

따라서 지역사회 치과위생사들이 예방사업위주의 구강보건사업에 관한 업무가 확장되었고, 특히 1999년부터는 국가적 차원에서 전국 각도와 광역시 보건소에서 시범학교 구강보건실을 설치, 운영한 이래 매년 증가하고 있으며 이에 따라 공중구강보건현장에서의 치과위생사의 역할이 활성화되고 있다.

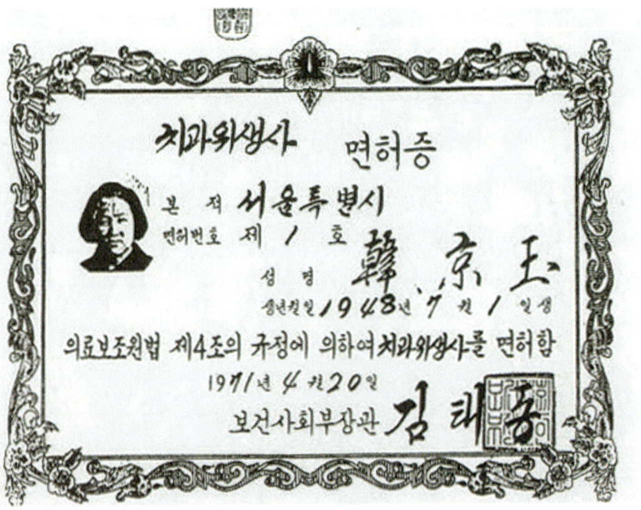
치과위생사 면허증
본 적 서울특별시
면허번호 제 1 호
성 명 韓京玉
생년월일 1948년 7 월 1 일생
의료보조원법 제4조의 규정에 의하여 치과위생사를 면허함
1971년 4 월 20일
보건사회부장관 김 태 [illegible]

그림 1-14 한국 최초의 치과위생사 면허증

(4) 치위생학 발전기(2007~2015)

전문대학에 학사학위 취득과정 신설과 대학원에 치위생학 석사 및 박사학위과정이 신설되고, 한국치위생학회지와 한국치위생과학회지가 한국학술진흥재단의 등재지로 선정되었다.

치위생학 교육의 평가·인증제도를 도입하기 위한 실무적인 준비와 치과위생사의 학력이 높아졌다. 치위생학 교육이 선진화됨으로써 치과위생사의 역할이 전문화되고 사회진출이 다양해졌으며, 대학원 개설로 치위생학의 고등교육 및 학위 체계가 구축되었다. 2015년 한국치위생학 교육 50주년과 더불어 한국의 치과위생사제도는 50여 년 동안 많은 발전을 거듭하였다. 또한 치과의료 현장과 공중구강보건 분야 등에서 숙련된 치과위생사의 업무능력을 요구하게 되었다.

표 1-2 한국의 치위생학의 주요 연보

시기	년도	주요내용
도입기 (1965~1976)	1965	한국 최초 치위생학 교육기관 신설
	1967	한국 최초 치과위생사 교육과정 졸업생 4명 배출
	1971	한국 최초의 치과위생사 11명 탄생(최초 치과위생사 국가시험 시행)
	1973	의료기사법 제정
	1974	의료기사법에 의거한 제1회 치과위생사 국가시험 시행(11명의 치과위생사 배출)
신생기 (1977~1993)	1977	전문학교 치위생과 최초 개설, 대한치과위생사협회 창립
	1979	전문대학 2년제로 개편
	1980	전문대학의 치과위생과를 치위생과로 개칭
	1982	대한치과위생사협회 사단법인 설립 인가
	1984	교직치과위생사회 창립
	1987	대한치위생과 교수협의회 창립, 대한치과위생사협회 세계치과위생사연맹 가입
	1989	세계치과위생사연맹에서 정식 회원국으로 대한치과위생사협회 인준
성장기 (1994~2006)	1994	전문대학 치위생과의 수업연한 3년으로 연장, 대한치과위생사회 창립
	1996	의료기사 등에 관한 법률 시행령 개정(치석제거, 불소도포, 구내진단용방사선촬영업무 추가)
	1997	전문대학 치위생과 졸업생에게 보건전문학사 학위 최초 수여
	1998	한국치위생과학회 창립, 한국치과위생사교육협의회 발족, 학점은행제실시로 치과위생사의 학사학위 취득
	1999	치과위생사국가시험과목변경(구강생물학개론 및 치과임상학 추가)
	2000	한국치위생학회 창립, 수습기관 치위생과 폐지, 치위생과 학습목표 초판 발간
	2002	한국 최초 4년제 치위생학과 신설
	2004	치과위생사 윤리강령 개정
	2006	한국 최초 치위생학사 배출
발전기 (2007~2015)	2007	대학원 치위생학석사 학위과정 최초 개설
	2009	치위생학석사 2명 최초 배출
	2010	치위생과학회지 한국연구재단 등재 학술지 승격, (가칭)한국치위생교육평가원 설립추진위원회 결성
	2011	의료기사 등에 관한 법률 시행령 개정(치과위생사 업무범위명시), 의료기사 면허신고제 공포
	2012	한국치위생학회지 한국연구재단 등재 학술지 승격
	2013	대학원 치위생학박사 학위과정 최초 개설, 세계치과위생사연맹 2019년 국제치위생심포지엄 서울 유치
	2014	치위교협 한국연구재단에 치위생학 학술연구 분야 등재 요청, 대한치과위생사협회 회관 개관
	2015	치과위생사 등의 의료기사 면허신고제 시행, 의료기사 등에 관한 법률 시행령 본격 시행, 한국 치위생학 교육 50주년 기념사업

3. 치의학 및 치위생학의 발전사

인류가 건강하고 행복한 삶을 살아가기 위한 기본적인 조건들 중에서 치아의 건강은 5복 중의 하나라고 할 만큼 절대적인 위치를 차지하고 있다. 그러나 17세기 네덜란드의 레벤후크(Anthony van Leeuwenhoek, 1632~1723)가 270배율의 현미경으로 미생물을 처음 발견하기 전까지는 질병의 원인을 신의 저주로 여기는 경향이 있었기 때문에 고대기의 의학은 대부분 주술, 미신, 종교적 요소가 많아 체계적인 위생관리나 치료가 이루어지지 않았다.

구강건강 역시 과거 선사시대에는 거칠고 단단한 음식물을 먹어야 했기 때문에 치아의 마모가 심했고, 위생관념이 부족하여 예방적으로 치위생관리를 하지 못하여 치주병이나 치아탈락이 심하여 건강한 삶을 살아가는데 커다란 위해요소로 작용하였다.

그러나 문명이 발달하여 의학적으로 위생이나 질병관리가 체계적으로 이루어지는 현대에 이르러서도 부드러운 가루음식이나 패스트푸드, 정제된 설탕섭취 등으로 인한 치아우식이나 당뇨, 비만 등이 구강위생에 새로운 문제점으로 떠오르고 있다.

치아의 건강을 위해서는 구강건강을 비롯한 여러가지 여건이 갖춰져야 한다.

① 영양상태가 양호해야 한다.
② 식후 칫솔질과 정기적인 구강관리 등 예방적 치위생으로 구강상태를 양호하게 유지해야 한다.
③ 흡연이나 과도한 음주, 또는 치아에 나쁜 영향을 미치는 습관들이 절제되어야 한다.

이러한 문제점을 사전에 예방하기 위한 구강보건교육과 치위생활동 및 치과진료분담 등의 업무를 수행하는 것이 치과위생사의 업무이자 사명이다.

치의학과 치위생학의 역사를 살펴보기로 한다.

1) 고대기(B.C 3000~A.D 500)

고대 사회에서는 질병을 초자연적인 것으로 설명하였다. 함무라비 법전 및 에벨의 파피루스에는 치아에 관한 내용이 있다. 기원전 280년경 고대 그리스의 히포크라테스가 치과의술을 포함한 의술을 합리적으로 다루기 시작하였다.

이집트와 메소포타미아 시대에는 대부분 주술, 미신, 종교적 요소가 많은 의학이었다. 함무라비 법전에서는 의사의 지위, 의료제도, 진료 등에 관한 규정을 수록하였으며 이 시대에는 이미 도시에 건축, 도로, 급수, 배수 등의 도시계획의 흔적을 볼 수 있다는 점이 특이할 만하다.

중국의 한의학은 침술과 약제사용으로 상당한 수준의 의술이 시행되고 있었으나 구강병의 원인과 예방에 대한 해석은 서양과 별반 다를 게 없이 외과적 발치와 보존요법이 전부였다.

① 의학에 대한 고대의 기록을 보면 기원전 3000년경 이집트에 Hesi-re라는 의사는 충치로 썩어버린 이를 뽑고 농이 생긴 턱뼈에 구멍을 뚫어 고름을 빼내는 일에 능숙했다고 한다. 이 시기에는 충치로 인한 치통을 완화하기 위해 아스피린 성분이 있는 버드나무 잎이나 마늘을 입에 물고 있거나 불에 구워 통증이 심한 부위에 대고 있기도 하였다.

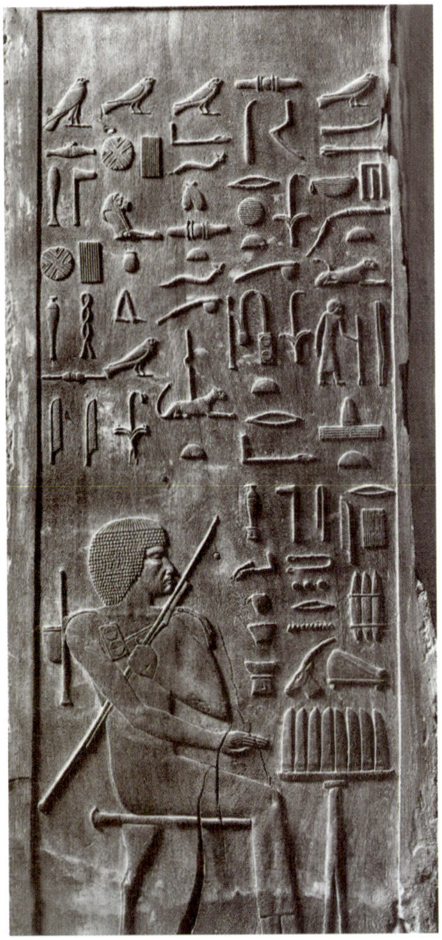

그림 1-15 이집트의 치과의사 Hesi-re, B.C 3000

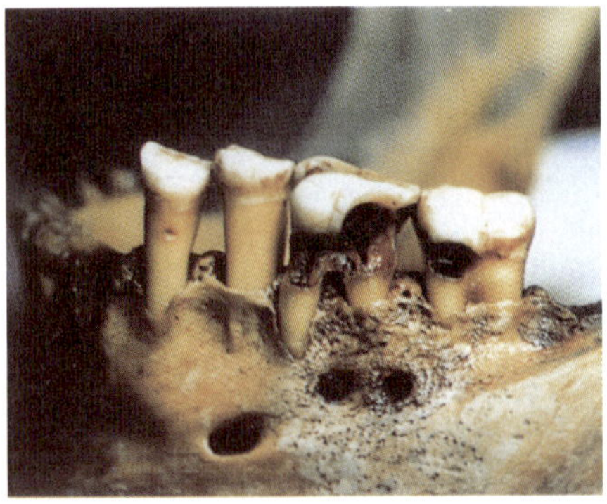

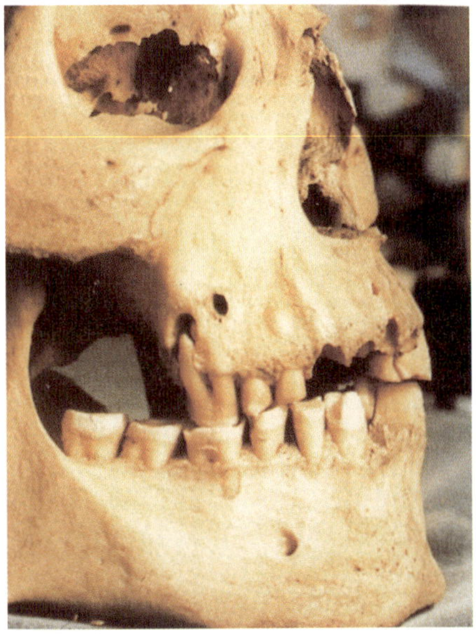

그림 1-16 치주고름을 빼내기 위해 뚫은 턱뼈구멍, B.C 1570-1085

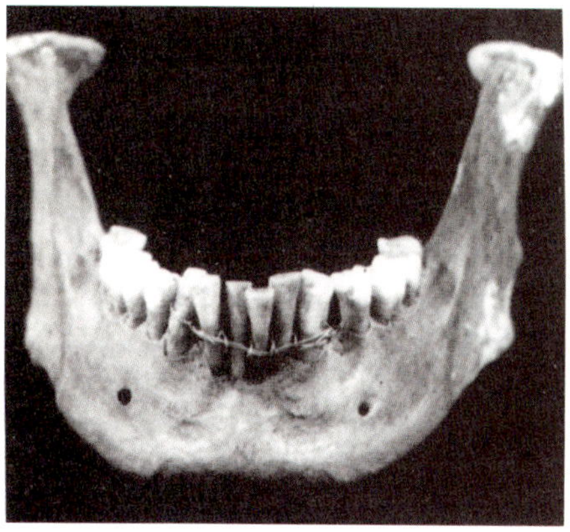

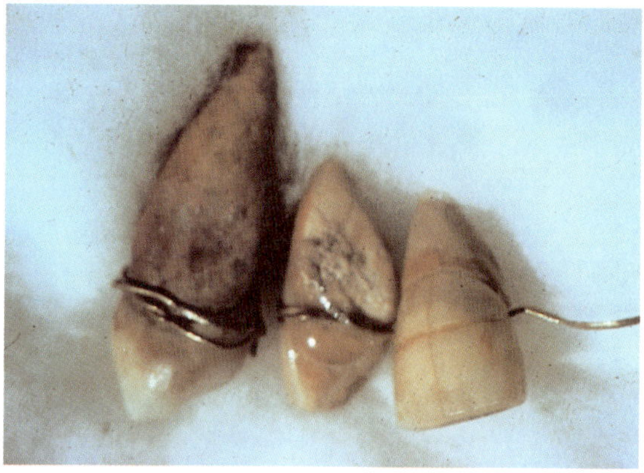

그림 1-17 Gold wire를 이용한 치아고정, B.C 3000-2500

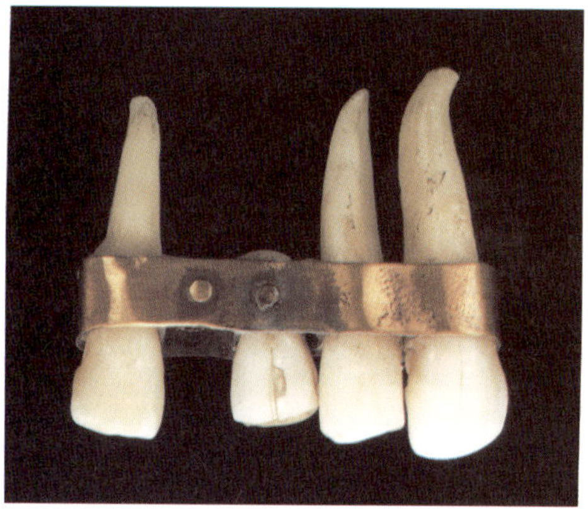

그림 1-18 Gold wire를 이용한 치아고정, B.C 3000-2500

② 그리스의 헤로도토스(Herodotus)의 기록에 의하면 기원전 3000년경 Babylonia 사람들은 금으로 만든 와이어로 치아를 고정하거나 치아의 구멍을 뚫어 장식하였다고 한다.

③ 한편 독창적인 문명을 꽃피웠던 마야에서는 이가 부러졌을 때 화덕에 있는 숯덩어리를 잘게 부수어 솜으로 싼 다음 그 솜을 부러진 이 사이에 끼우면 통증이 사라진다고 하였으며 또 다른 방법으로는 악어 이빨을 뽑아 그것으로 생선 껍질을 으깬 다음 솜에다 싸서 부러진 이에 끼우면 통증이 멎는다고 하였다.

④ 이를 깨끗이 닦고 잇몸을 마찰하여 혈액순환을 좋게 하면 치아건강은 물론, 치주병 예방에도 효과가 있다고 알려져 있었다. 최초의 칫솔이 기원전 3000년경 이집트 무덤에서 발견되었는데, 나뭇가지의 한쪽을 씹어서 부드러운 섬유질 모양으로 만든 볼펜 크기의 나무 막대기였다.

B.C 1500년경 고대 이집트 의학서인 [에베르스 파피루스]에는 치약에 관한 처방이 기록되어 있는데, 약효성분으로 야자과 상록나무인 빈랑나무(Areca catechu)를 끓인 물에 점토와 화산석 가루를 연마제로 섞고, 유향과 꿀은 보존제나 향기성분으로 혼합하여 사용하였다고 한다.

또한 B.C 1200년경 메소포타미아에서는 백반과 박하를 손가락에 발라 이를 닦았다는 기록이 전해지고 있다.

⑤ 중국의 하남에서 출토된 기원전 13세기에 기록된 갑골문에는 구강병에 관해 비교적 상세하게 기록되어있다. 하지만 당시에는 치아질병의 원인을 모두 귀신의 역할로 알았기 때문에 이를 닦는 것으로 질병을 치료한다는 것은 생각지도 못했다.

⑥ 고대 서양의학을 대표하는 인물 중 가장 유명한 사람은 히포크라테스(Hippocrates, BC 460~BC 377)다. 히포크라테스는 의학의 상징이다. 히포크라테스는 입냄새를 제거하기 위해 아니스열매와 시라(Anethum graveolense)열매와 적포도주를 섞어 만든 몰약으로 매일 입안을 헹구어 주도록 권장하였다. 몰약(myrrh)

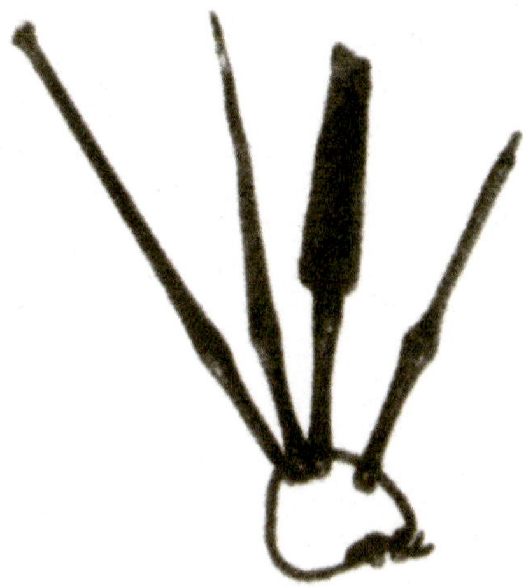

그림 1-19 B.C 2000년에 메소포타미아인들이 사용하던 이쑤시개와 귀후비개 및 메이크업 도구

은 소염 · 진통효과가 현저하며, 혈액순환을 개선시키고 통증을 가라앉히는 효능이 우수하여, 외용으로는 구강의 염증과 치은염, 인후염 등에 효과가 있다.

⑦ 그리스의 의사 갈레누스(Claudius Galenus, 129~199)는 처음으로 Hygiene이라는 용어를 사용하였으며, 최초로 인체해부도를 그렸다.

2) 중세기(AD 500~1500)

고대 그리스와 로마시대에는 외과적인 처치가 의학의 대부분이었다. 내과적인 치료는 주로 교회의 사제가 맡았다. 외과술은 이발사 또는 이발외과의사의 사업(trade)이었다. 이발외과의들의 업무에는 발치도 포함되어 있었다.

중세기에는 무척 많은 종류의 감염병이 유행하였는데 그 중에는 나병(한센병), 페스트, 천연두(두창, 마마), 디프테리아, 홍역, 인플루엔자, 맥각(보리싹)중독, 결핵 등이 있다.

중세기에는 주거, 음식, 신체적 청결 등 개인위생에 중점을 둔 건강관리수칙을 엄격히 지킨 점이 특이하다. 그리스에서 물려받은 의학은 발전하지 못하고 겨우 그 명맥만 유지하였으며 여전히 사람의 질병은 인간의 죄에 대한 신의 벌로서 악마에 의해 발생한다고 믿고 있었기 때문에 이에 대한 대책은 기도와 회개뿐이었다. 그래서 수도원, 사원, 학교가 교회의 보호와 감독 하에서 의료 및 보건위생의 학습장으로 사용되었다.

이 시대에는 구강병 예방을 위한 양치질의 효능이 점차 알려져 상류층을 중심으로 구강위생을 위한 시도가 시작되는 시기였다. 방역의사, 빈민구제의사, 경찰의 및 감정의 등이 있었고 급수법, 시가청소법, 건축위생법, 불결물 제거법 및 식품경찰법 등을 제정하기도 하였다.

① 봉건사회에 이르러 일부 의사들은 음식을 먹은 후 양치질을 하지 않으면 충치를 초래할 수 있다고 주장했다. 중국 당나라시대(618년~907년) 사람들은 버드나무 잎을 이로 씹어 솔모양으로 만든 후 물을 묻혀 치아를 닦았으며 송나라시대(960년~1279년)에 이르러 사람들은 아침 저녁으로 이를 닦았다고 한다.
버드나무 잎에는 아스피린의 성분과 비슷한 성분(Salicyl)이 있어서 열을 내리게 하고 염증과 통증을 완화하는 작용을 한다.

② 요나라시대(916년~1125년)의 무덤에서 발견된 식물모로 만들어진 칫솔이 있었는데 이는 당시 중국이 구강위생면에서 매우 선진적이었다는 것을 말해준다. 중국 최초로 발견된 이 칫솔은 유럽에서 발견된 칫솔보다 600여년 앞섰다.

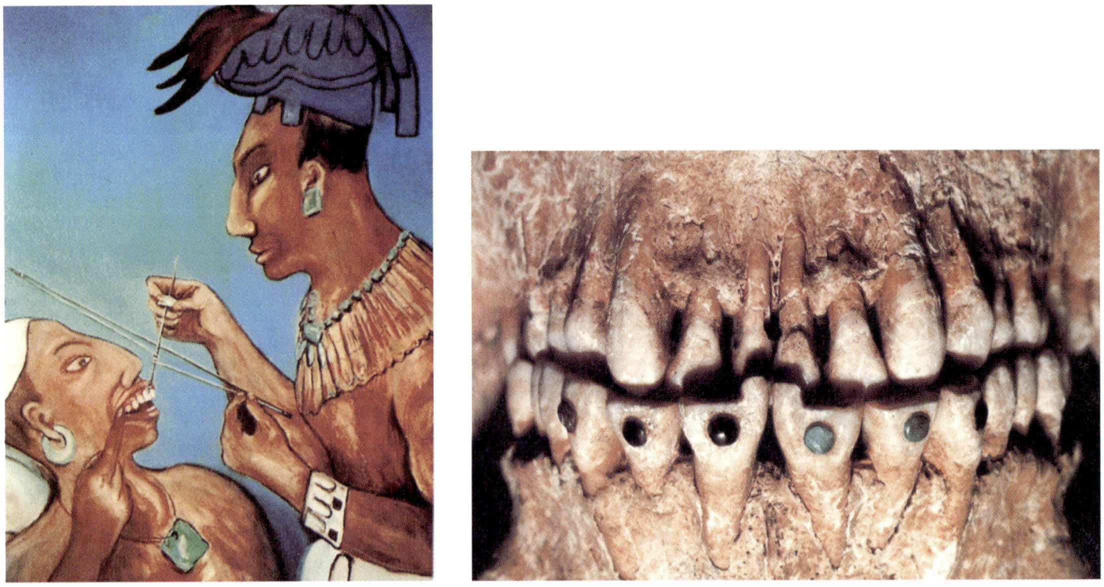

그림 1-20 9세기경 마야인의 치아장식

③ 9세기경의 마야인들은 치아에 구멍을 뚫고 Jade나 Turquoise 등의 옥을 박아 치장하기도 하였다.

④ 에스파냐 코르도바에서 활약한 이슬람교도 외과의사 아부 알카심(일명 Abulcasis, 936~1013)은 치석제거를 위한 기구를 최초로 만들어 사용했으며 그림으로 풀이해 놓기도 하였다.

⑤ 1200년경 중국에서 최초로 금관을 제조하여 시술하였다.

⑥ 1450년경 이탈리아에서는 나무로 만든 이쑤시개로 치아를 세정하였다.

⑦ 현재 사용되고 있는 솔로 된 칫솔의 기원은 1500년경 고대 중국의 역사에서 찾아볼 수 있다. 옛날 중국인들은 추운지방에 사는 산돼지의 어깨부위의 뻣뻣한 털을 대나무나 뼈로 만든 손잡이에 박아서 칫솔을 만들었다. 당시 유럽은 아직도 손가락 혹은 거친 천조각에 화산석을 가루로 만든 부석가루를 묻혀 이를 닦는 단계였다. 이 칫솔은 유럽에까지 소개되었다.

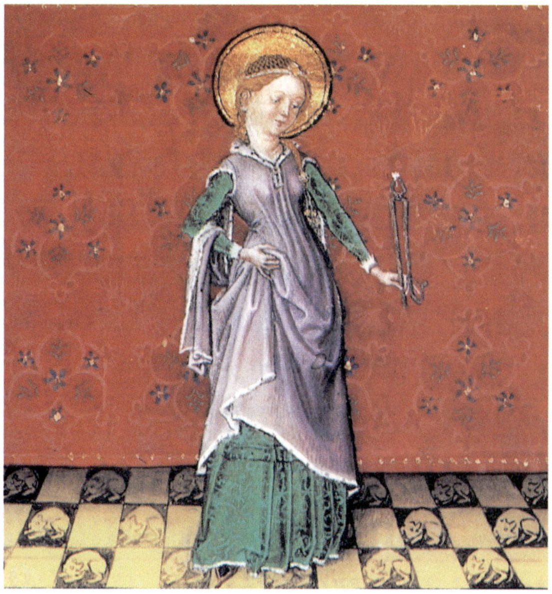

그림 1-21 성녀 아폴로니아가 잡고있는 forceps (the Hours of Catherine of Cleves, 1440)

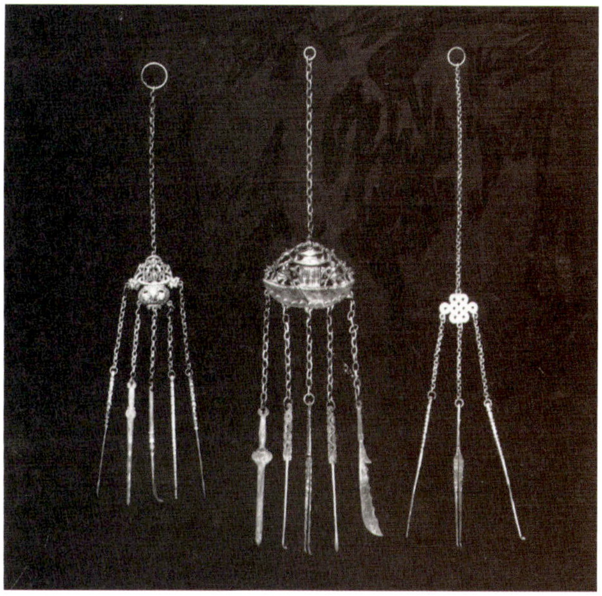

그림 1-22 은과 상아로 만든 치아청결도구

3) 근세기(1500~1750년)

르네상스 시대에 접어들면서 봉건사회는 붕괴되고 근대적인 사회경제 체제로의 전진시기가 열렸다. 이 시기는 근대 과학기술이 태동하는 시기로서 여명기 또는 요람기라고도 한다. 근세와 현세의 일부에 해당되는 시기라 할 수 있는데, 이 시기는 문예부흥으로 중세기의 침체에서 벗어나는 시기이며 영국, 독일, 이태리, 프랑스 등 유럽에서 보건문제가 과학화되기 시작하여 환경개선에 많은 노력을 기울였다.

① 근대 해부학의 창시자인 Andreas Vesalius는 1534년 종군의사로 전쟁터에서 많은 인체를 해부할 수 있는 기회를 통해 전 7권의 인체해부학을 집필하여, 당시까지 신성시 되던 짐승해부 중심의 갈레노스의 해부학을 인체중심의 해부학으로 바꾸어 놓았다.

② 이태리 의사 Fracastoro(1478~1553)는 「전염과 감염병 및 그 치료」라는 저술을 통해 사람의 눈으로는 볼 수 없는 감염병의 병인이 되는 어떤 종이 있다고 주장하였으며, 1530년에는 "Syphilis sive Morbus Gallicus"라는 제목으로 매독에 관한 시편을 출판하기도 하였다. Syphilis는 이 시편의 주인공으로, 그때부터 매독을 Syphilis라고 부르게 되었다.

DE HVMANI CORPORIS FABRICA LIBER I.
DE DENTIBVS, QVI ETIAM
oßium numero aſcribuntur. Caput XI.

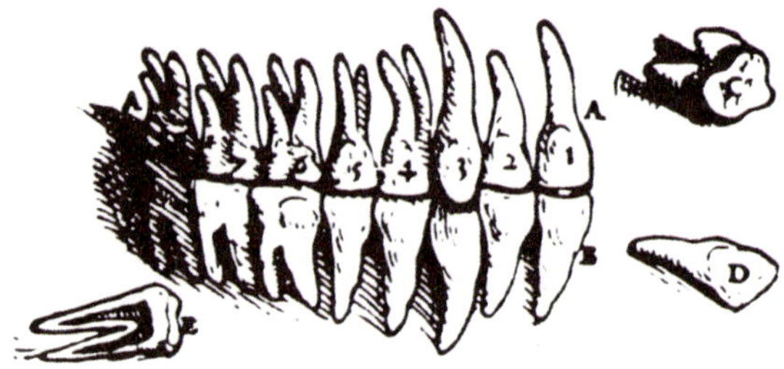

PRAESENTIS VNDECIMI CAPITIS FIGVRAE,

그림 1-23 Andreas Vesalius의 치아해부도

② 네덜란드의 Hans Janssen의 현미경 발명에 이어 네덜란드의 레벤후크(Anthony van Leeuwenhoek, 1632~1723)가 270배율의 현미경으로 최초로 미생물을 발견함으로써 Fracastoro의 주장을 사실로 증명하였다. 그는 그의 치아 사이에 끼어있던 치태(plaque)를 현미경으로 관찰한 결과를 다음과 같이 묘사했다. "수많은 작은 생물체들이 아주 귀엽게 움직이고, 다소 큰 종류의 것들은 아주 강하고 유연한 움직임으로, 물고기가 물속을 헤엄치듯이 침속을 헤치고 다니는 것을 놀라움으로 보았다. 두 번째 종류는 잡아 늘인 실 같은 모양을 하고 있다"

③ 이에 따라 구강미생물의 번식을 예방하기 위해 구강위생을 청결하게 유지하기 위한 칫솔질의 중요성이 더욱 부각되었으며, 이 시기에 막대자루에 털을 심은 칫솔이 1600년대에 최초로 발명되었다.

④ 1728년 '근대 치의학의 아버지'로 불리는 프랑스의 피에르 포샤르(Pierre Fauchard, 1678~1761)는 외과치과의사(The Surgeon Dentist)로도 불리는 치의학의 체계적인 저술 [Le Chirurgien Dentisté, ou Traite des dents]를 출판하여 다른 치과의사가 사용할 수 있는 치과적 문제에 대한 정보를 제공하였으며, 치아를 건강하게 유지하는 방법을 기술하였다. 이때 "Dentist"라는 용어를 처음으로 사용하였다. 또한 의치나 치과보철 제작에 사용되는 여러가지 기구를 발명하였으며, 치열이상, 상하교합의 이상 등의 부정교합을 바로잡거나 예방하는 교정치과학을 창시하였다. 치조농루(alveolar pyorrhea)를 학계에 처음 발표하였으며 이에 따라 치조농루를 포샤르병(Fauchard's disease) 이라고 부르기도 한다.

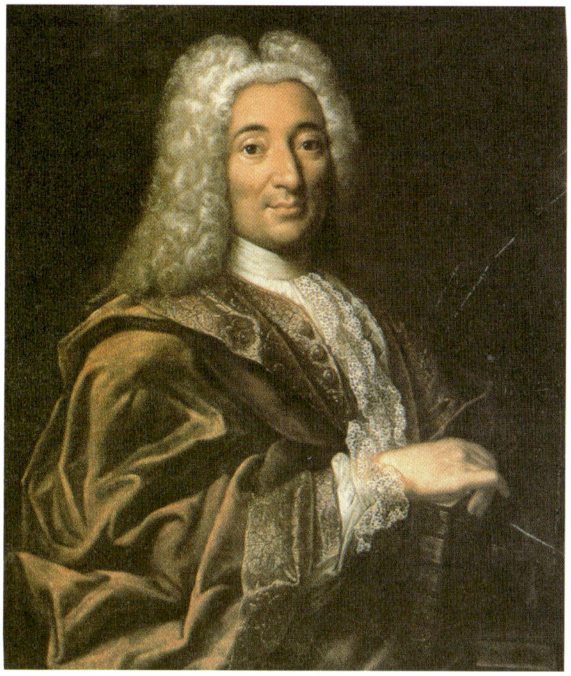

그림 1-24 **피에르 포샤르(Pierre Fauchard)**

4) 근대기, 현대(1750~)

영국에서 시작된 산업혁명은 순식간에 유럽 전역으로 파급되어 공장을 중심으로 하는 대도시의 막이 열렸다. 아울러 기술의 발달로 대량생산의 길이 열리면서 인류의 생활수준이 폭발적으로 상승하는 계기가 되었으나 그로 인해 단체수용, 도시의 급속한 팽창, 교통의 발달 등은 감염병 유행에 박차를 가했고 위생적인 건강관리가 심각한 문제로 등장하게 되었다.

한편 현미경의 발명으로 미생물의 존재가 확인되고 질병의 원인으로 규명되면서 그를 극복하기 위한 화학요법이 등장하였고 치료장비를 비롯한 의료서비스체계가 갖추어지면서 태고시대부터 오랫동안 주술적 치료수준에 머물던 의학분야에서의 발전도 꽃을 피우는 시기가 되었다.

① 1780년에는 영국에서 판매용 칫솔이 제조되었다. 영국의 윌리엄 에디스가 뼈다귀에 조그마한 구멍들을 뚫고 그 속에 뻣뻣한 돼지털들을 꽂아 칫솔을 개발하여 설립한 공장에서 대량생산이 시작된 것이다. 한편 유럽인들의 취향에 맞춰 뻣뻣한 돼지털보다 부드러운 말털로 만든 칫솔도 시판되기 시작했으며 고급칫솔이 판매되기도 했다.

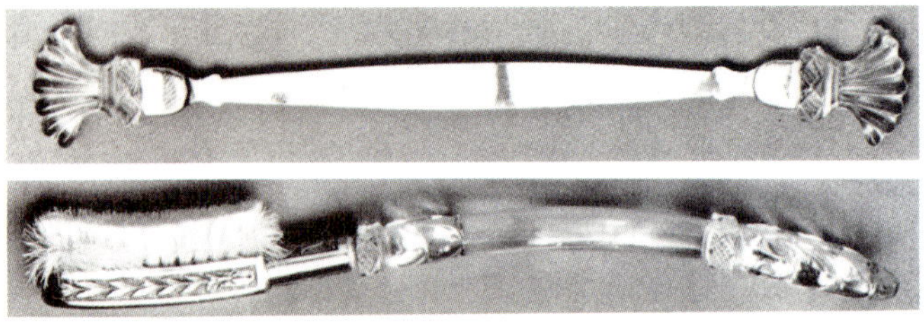

그림 1-25 크리스탈로 만든 칫솔과 구리로 만든 혀긁게(tongue scraper)

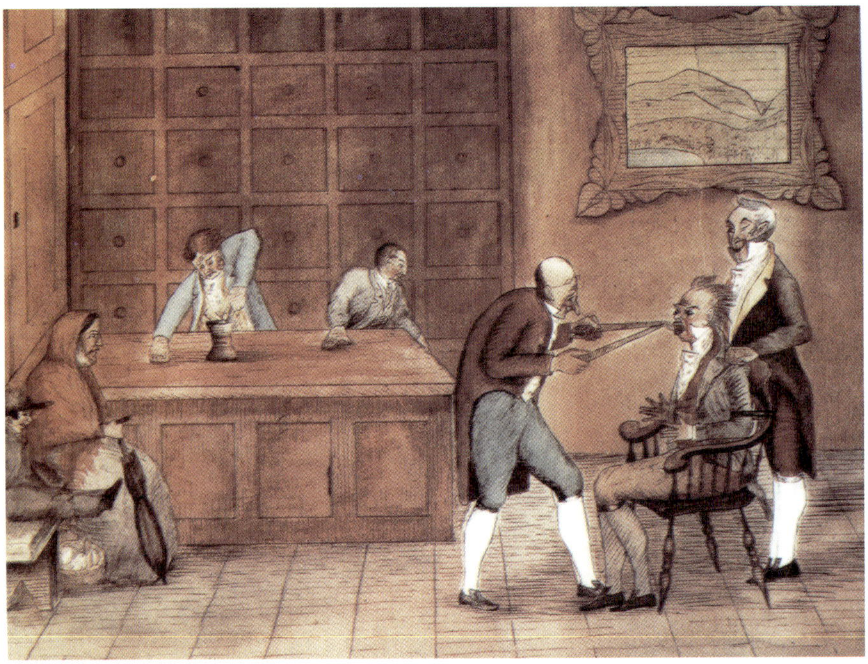

그림 1-26 1780년경의 치과대기실 및 시술소
발치환자의 고통스러운 비명소리를 생생하게 보고, 들어야했다.

② 1815년 뉴올리언스의 치과의사 Levi Spear Parmly는 칫솔질로도 제거되지 않는 치아 사이를 청결히 하기위해 명주실로 만들어진 치실(dental floss)을 사용하도록 권장하였다. 치실을 칫솔과 함께 사용하면 효과가 높다. 양치질만으로는 잘 닦이지 않은 음식물찌꺼기와 세균들이 치태를 형성하게 된다. 치태는 24~48시간 이내에 치석으로 변하며 제거하기가 매우 어렵다. 치태는 잇몸질환의 주요 원인이기 때문에 치실은 치태가 치석으로 변화하기 전, 즉 하루에 한 번씩 사용하는 것이 좋으며 잠자기 전에 치실을 사용하는 것이 좋다.

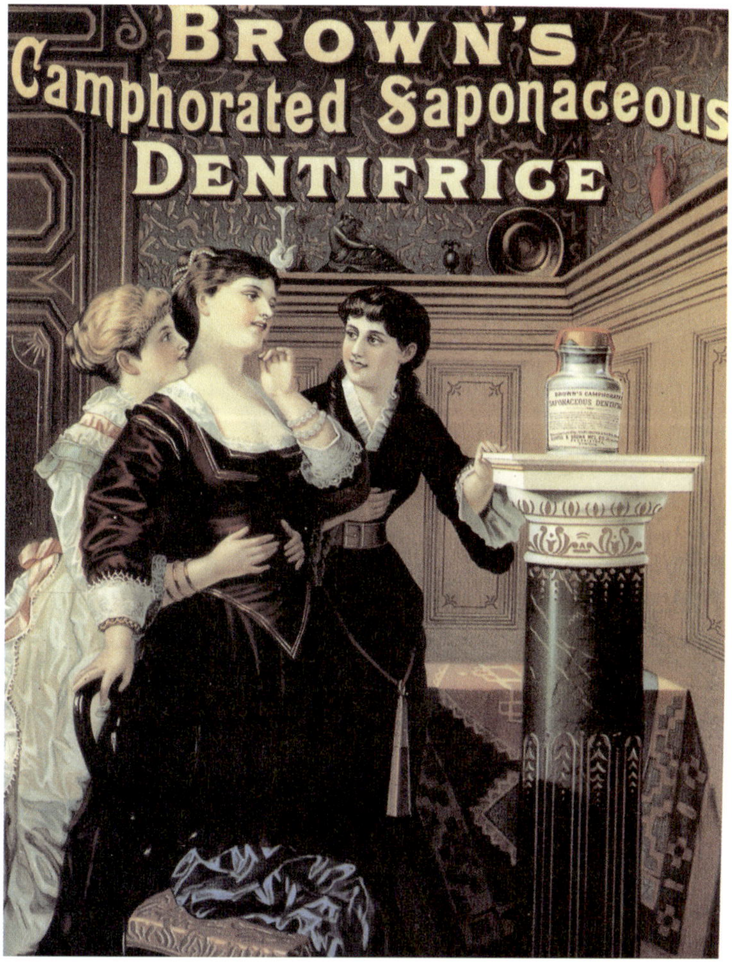

그림 1-27 **치분광고 포스터(1900년경)**

1860년경 영국에서 개발된 분말형태의 치분이 근대 치약의 기원이 되었으며 치약의 맛을 좋게 하기위해 글리세린도 첨가하였다. 그 후, 유동성이 좋은 액상 치약이 출시되었으며, 1873년 미국 Colgate사에서 처음으로 향기나는 치약을 만들었으며, 1896년에는 현재 시판되고 있는 짜서 쓸 수 있는 튜브형 치약이 출시되었다.

③ 프랑스의 루이 파스퇴르(Louis Pasteur, 1822~1895)는 질병과 미생물의 관계를 최초로 명확하게 연결해 전염성 감염병의 원인이 병원미생물이라는 사실을 증명하고, 균으로 만든 백신(vaccine)으로 예방접종(vaccination)을 실시하여 인류를 질병에서 구원하는 길을 열었다.

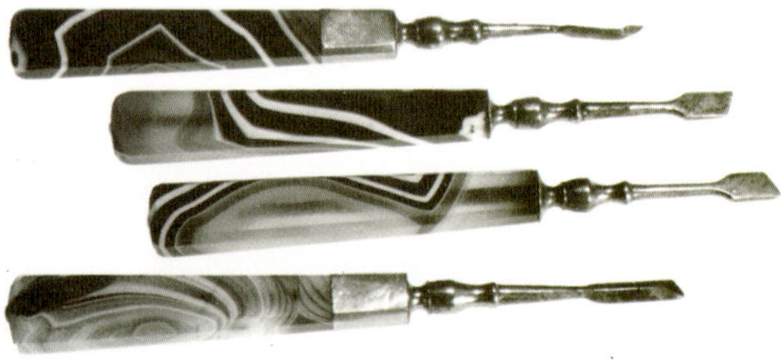

그림 1-28 치석제거용 chisels, 1860년경

④ 19세기 중엽 대부분 상아나 짐승의 뼈로 만든 손잡이가 달린 치과도구들을 사용했다(그림 1-28).

⑤ 한의학과 민간요법으로 구강병을 치료해오던 우리나라에도 1876년 개항 이후 미국과 일본을 통해 근대적인 치의학이 도입되었다. 1885년 미국인 선교사 알렌(Allen)이 제중원에서 발치를 시술한 것을 한국 근대치의학의 시초로 볼 수 있다.

⑥ 1893년 일본인 노다 오지(野田應治)가 인천에서 치과의원을 개업하고, 1907년부터 한국인 입치사(치과기공사)가 등장하면서 본격적인 구강병을 전문으로 치료하는 치과진료가 시작되었다.

⑦ 세균의 온상인 동물의 털로 만든 칫솔은 위생적인 면에서도 문제가 많았지만 값이 비싸고 끓는물에 소독하면 털이 변형을 일으켜 사용하기에 불편했다. 이러한 문제점은 1930년대에 나일론의 발명으로 깨끗이 해결되었다. 1938년 미국에서 최초로 선보인 나일론 칫솔은 값이 쌀뿐 아니라 물에 세척하는 것만으로도 각종 세균번식을 크게 염려할 필요가 없어서 '기적의 칫솔'이라 불리며 폭발적인 인기를 모았다. 또 제 2차 세계대전 후에는 나이론털과 아크릴계의 수지를 손잡이로 사용한 칫솔이 개발되어 오늘에 이르고 있다. 치아를 닦는 방법은 회전법이 세계적으로 인정받고 있고, 이 방법을 실시하기 쉽도록 칫솔 손잡이에 인체공학적인 각도가 주어져 있다.

⑧ 1917년 Irene Newman이 connecticut주에서 세계최초로 면허를 획득하여 치과위생사가 되었다.

⑨ 1930~1943 : Colorado주 dentist인 Fredrick S. McKay는 음료수의 불소와 관련하여 음료수에 불소의 함량이 높으면 치아우식병은 아주 드물게 발생하지만 반상치의 발생률은 높게 나타난다고 연구결과를 내 놓았음. 1940년경 H. Trendey는 반상치가 발생되지 않는 음료수내에 적정수준의 불소함유율을 정하였다.

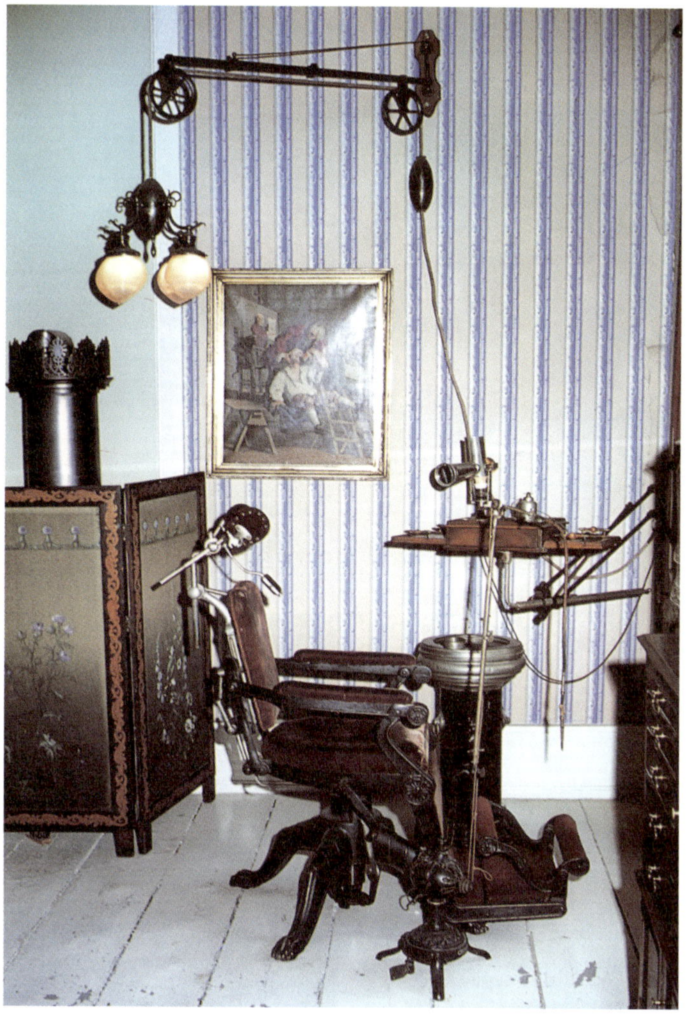

그림 1-29 **1900년경 치과진료실**

⑩ 1945 미국의 Michigan주 Grand Rapids시와 New york주의 Newburgh시에서 상수도의 불소화사업을 시작함. 치아우식병을 예방하는 방법은 올바른 칫솔질, 불소이용, 치아홈메우기, 식이조절 등이 있다. 불소이용법으로서 불소는 자연계에 존재하는 천연원소로 불소는 미량이긴 하지만 인체에 꼭 필요한 유익한 영양소이며 불소 단일원소는 존재하지 않고 반드시 지구상의 다른원소와 결합한 불소화합물로 존재한다. 불소가 충치를 예방하는 기전은 치아의 구성성분 중 하나인 수산화인회석과 결합하여 불화인회석을 만들어 치아표면에 내산성을

높여주어 세균이 산을 만드는 과정을 억제해서 산에 대한 내산성을 가지도록 하게 되는데 치아 속 결정과 법랑질 바깥층에 불소가 쌓여 불소가 치아결정 구조를 더욱 단단하게 해주어 충치가 예방되는 것이다.

불소는 농도가 1.0ppm에서 충치예방이라는 주작용을 나타내고, 1.2ppm 이상에서는 신장에 좋지 않다고 한다. 0.2ppm이라는 미미한 차이가 문제가 되는 만큼 아슬아슬한 모험을 하면서까지 불소를 사용하는데도 충치예방 효과가 크지 않다고 최근 발표되고 있다.

⑪ 치면세마(oral prophylaxis)는 일반적으로 스케일링(scaling)으로 알려져 있다. 이것은 치아표면에서 우식증과 치주병의 원인이 되는 치면세균막, 치석, 음식물 잔사, 외인성색소 등의 국소요인을 제거하고, 치아표면을 활택하고 연마하는 행위이다.

⑫ 치근의 세균성 부착물을 제거해주는 치근활택술에는 비수술적 방법과 수술적 방법이 있다. 비수술적 방법으로는 초음파치석제거기에 의한 스케일링이 있다. 치아건강을 위해서는 칫솔, 치실, 치간칫솔, 수압청정기(Water Jet) 등을 이용하거나 화학요법제를 사용해 프라그를 조절해야 한다.

⑬ 2000년 미국에서는 세계 최초로 시간대비 양치효과가 높은, 연마제가 포함되지 않은 항균성분이 함유된 거품형태의 치약을 개발하였으며, 이는 구취감소효과, 치주낭 깊이 및 삼출액 감소효과, 치은염 감소효과가 일반 치약보다 탁월하고 치아의 모든 부위에 침투 가능한 것으로 알려졌다.

제 2 장

한국의 치과위생사 제도

제2장 한국의 치과위생사 제도

학습목표

- 치과위생사 교육제도를 연대별로 나열할 수 있다.
- 치과위생사 교육목적을 설명할 수 있다.
- 치과위생사 교육제도의 공통점을 설명할 수 있다.
- 치과위생사 교육기관 현황을 파악할 수 있다.
- 치과위생사 국가시험 과목을 파악할 수 있다.
- 치과위생사 취업현황을 파악할 수 있다.
- 치과위생사 인력수급 현황을 설명할 수 있다.

1. 치과위생사 교육제도

1) 한국의 교육기관의 발전과정 및 현황

우리나라의 산업화가 본격적으로 시작된 1960년대부터 생활수준과 의료수준이 향상됨에 따라 양질의 치과진료를 생산하기 위해서 분업치과진료의 형성이 요구되었고, 이에 따라 보조역할을 맡아서 수행할 인력의 필요성을 통감하던 치과계의 여망에 부응하여 우리나라의 치과위생사가 탄생하게 되었다.

즉 1965년 3월에 연세대학교 의과대학 의학기술수련원에서 최초로 치과위생사 교육이 시작되었으며 그 후 계속 수련원에서만 소수의 인원만을 교육시켜오다가 1970년 전문학교제도가 신설되면서 1977년 전문교육기관인 광주, 대구, 신구, 원광보건전문학교에서 2년 과정의 치위생과를 신설하여 교육하게 되었고, 수습과정의 경희대학교 치과대학부속병원에 치과위생사 수습기관이 동년에 설치되었으며, 이어 이듬해에는 대전보건전문학교에 치위생과가 설치되었다.

1977년과 1978년에 신설된 전문학교의 치위생과는 단기고등교육기관의 본격적인 제도개선과 내실화의 계기를 마련하기 위한 정책의 변화로 전문대학으로 개편하는 방침을 수립하여 전문대학 치위생과로 되면서 본격적으로 치과위생사를 배출하게 되었다. 이때의 전문학교에서 전문대학으로의 개편은 치위생과 교육시설의 여건이 확충될 수 있는 발전적 계기가 마련되었다.

1980년대는 치과위생교육의 양적 성장기간으로 1981년과 1985년 사이에 진주보건대학교, 동남보건대학교, 김천대학교, 마산대학교, 경동(동우)대학교에 치위생과가 설치되었고, 1987년에는 단국대학교 치과대학부속병원 치과기술연구원에 치위생학과가 설치되었다.

1994년에는 치위생과 교육연한이 2년에서 3년으로 연장되어 폭넓은 지식과 기술을 습득시키고 부족했던 임상실습의 기회를 늘림으로써 더욱 내실 있는 전문인을 양성하는데 손색없는 교육이 될 수 있었다. 1994년도에 광양전문대학, 수원여자전문대학, 1995년도에 경복전문대학, 극동전문대학, 전남전문대학, 제주관광전문대학에 치위생과가 신설되어 양적으로 증가되기에 이르렀다. 한편, 학제가 연장될 당시에는 치과위생사 배출이 1년간 정지될 수밖에 없었고 이로 인하여 치과위생사 인력수급에 큰 차질을 초래하게 되었으며, 인력공급이 중단된 치과의료계에서는 인력확충을 위한 강력한 요구를 표명하였으며, 정부는 이를 수용하여 전문대학 치위생과의 증설을 받아들이게 되었다. 이에 따라 1996년에는 목포전문대학, 삼육간호보건전문대학, 서울보건전문대학, 수원전문대학, 여주전문대학 등 5개 대학, 1997년에는 경기전문대학, 안동전문대학 등 2개 대학에 치위생(학)과가 신설되었다. 또한 1998년 5월 1일에는 교육부의 교명 자율화조치에 따라 전문대학은 각 대학의 특성을 살린 교명으로 변경하게 되었으며, 치위생과는 대학의 특성과 학과의 특성이 결합된 특성화된 교육으로 거듭나는 계기가 마련되었다.

한편 2001년에는 대한치과위생사협회의 오랜 숙원과제 중의 하나인 4년제 대학에 치위생학과 학부과정이 2002년에 연세대학교 원주의과대학에 개설됨으로써 치위생학과교육의 새로운 장이 열리게 되었다. 학부과정의 신설로 국제적으로는 세계화에 발맞춘 선진국과의 활기찬 교류의 장을 열었고 국내적으로는 치과위생사들의 학문에 대한 갈증을 해소시키는 큰 계기가 되었다.

현재 우리나라의 치과위생사 교육기관은 1995년 의료기사 등에 관한 법률의 개정으로 인하여 연세대학교 의학기술수련원 외 2개의 수습기관은 폐지되었고, 2002년에 신설된 연세대학교 의과대학 원주캠퍼스의 4년제 치위생학과를 비롯하여 2022년 현재 우리나라의 치과위생사 교육기관은 총 83개로서 3년제 55개 대학, 4년제 28개 대학교에서 치과위생사 교육이 이루어지고 있다(표 2-1).

표 2-1 전국 치위생(학)과 최근대학 현황 (대한치과위생사협회 제공 2022년 1월, 개설순서)

NO	교육기관	학제	입학정원	개설연도	주소	NO	교육기관	학제	입학정원	개설연도	주소
1	광주보건대학교	3년제	120	1977	광주광역시	2	대구보건대학교	3년제	175	1977	대구광역시
3	신구대학교	3년제	80	1977	경기도 성남시	4	원광보건대학교	3년제	120	1977	전북 익산시
5	대전보건대학교	3년제	120	1978	대전광역시	6	진주보건대학교	3년제	127	1981	경남 진주시
7	동남보건대학교	3년제	84	1982	경기도 수원시	8	김천대학교	4년제	40	1983	경북 김천시
9	마산대학교	3년제	175	1984	경남 마산시	10	광양보건대학교	3년제	60	1985	전남 광양시
11	수원여자대학교	3년제	160	1994	경기도 수원시	12	강동대학교	3년제	83	1995	충북 음성
13	경복대학교	3년제	160	1995	경기도 포천	14	삼육보건대학교	3년제	80	1995	서울특별시
15	영남외국어대학교	3년제	40	1995	경북 경산시	16	전남과학대학교	3년제	70	1995	전남 곡성
17	제주관광대학교	3년제	80	1995	제주특별자치도	18	목포과학대학교	3년제	35	1996	전남 목포시
19	수원과학대학교	3년제	83	1996	경기도 화성	20	여주대학교	3년제	84	1996	경기도 여주
21	을지대학교	4년제	40	1996	경기도 성남시	22	가천대학교	4년제	40	1997	인천광역시
23	경운대학교	4년제	73	1997	경북 구미시	24	안동과학대학교	3년제	60	1997	경북 안동시
25	신성대학교	3년제	80	2000	충남 당진	26	포항대학교	3년제	40	2001	경북 포항시
27	부산보건대학교	3년제	46	2002	부산광역시	28	연세대학교(미래캠퍼스)	4년제	29	2002	강원도 원주시
29	경남정보대학교	3년제	79	2003	부산광역시	30	구미대학교	3년제	61	2003	경북 구미시
31	남서울대학교	4년제	45	2003	충남 천안시	32	전주기전대학교	3년제	40	2003	전북 전주시
33	한서대학교	4년제	40	2003	충남 서산시	34	강릉영동대학교	3년제	100	2004	강원도 강릉시
35	고구려대학교	3년제	40	2004	전남 나주시	36	서라벌대학교	3년제	40	2004	경북 경주시
37	울산과학대학교	3년제	99	2004	울산광역시	38	충청대학교	3년제	84	2004	충북 청원
39	한양여자대학교	3년제	70	2004	서울특별시	40	혜전대학교	3년제	64	2004	충남 홍성
41	신한대학교	4년제	180	2005	경기도 의정부시	42	전북과학대학교	3년제	44	2005	전북 정읍시
43	청암대학교	3년제	50	2005	전남 순천시	44	춘해보건대학교	3년제	100	2005	울산광역시
45	건양대학교	4년제	45	2006	충남 논산시	46	한영대학교	3년제	30	2006	전남 여수시
47	단국대학교	4년제	40	2006	충남 천안시	48	대구과학대학교	3년제	110	2006	대구광역시
49	부산과학기술대학교	3년제	39	2006	부산광역시	50	U1대학교	4년제	30	2006	충북 영동
51	초당대학교	4년제	30	2006	전남 무안	52	대원대학교	3년제	58	2008	충북 제천시
53	부산여자대학교	3년제	57	2008	부산광역시	54	서영대학교(광주본교)	3년제	58	2008	광주광역시
54	서영대학교(파주캠퍼스)	3년제	38	2019	경기도 파주시	55	수성대학교	3년제	36	2008	대구광역시
56	송원대학교	4년제	40	2008	광주광역시	57	전주비전대학교	3년제	58	2008	전북 전주시
58	강원대학교(도계캠퍼스)	4년제	128	2009	강원도 삼척시	59	광주여자대학교	4년제	34	2009	광주광역시
60	동아보건대학교	3년제	20	2009	전남 영암	61	동의대학교	4년제	40	2009	부산광역시
62	백석문화대학교	3년제	84	2009	충남 천안시	63	선문대학교(아산본교)	4년제	40	2009	충남 아산시
64	청주대학교	4년제	40	2009	충북 청주시	65	한림성심대학교	3년제	45	2009	강원도 춘천시
66	가톨릭상지대학교	3년제	42	2010	경북 안동시	67	강릉원주대학교	4년제	30	2010	강원도 강릉시
68	대전과학기술대학교	3년제	59	2010	대전광역시	69	동서대학교	4년제	40	2010	부산광역시
70	백석대학교	4년제	65	2010	충남 천안시	71	신라대학교	4년제	40	2010	부산광역시
72	영산대학교	4년제	40	2010	경남 양산시	73	충북보건과학대학교	3년제	30	2010	충북 청원
74	호원대학교	4년제	30	2010	전북 군산시	75	경북전문대학교	3년제	52	2012	경북 영주시
76	송호대학교	3년제	34	2012	강원도 횡성	77	경동대학교	4년제	160	2013	강원도 원주시
78	경북대학교(상주캠퍼스)	4년제	20	2013	경북 상주시	79	호남대학교	4년제	42	2013	광주광역시
80	영남이공대학교	3년제	44	2015	대구광역시	81	가톨릭관동대학교	4년제	40	2019	강원도 강릉시
82	김해대학교	3년제	30	2021	경남 김해시	83	대동대학교	3년제	30	2022	부산광역시
	(총)합계		5,448								

※ 2022년 현재(4년제 대학 : 28개, 3년제 대학 : 55개, 서영대학교는 1개 대학임)

표 2-2 학점은행제 학사학위제도 개설대학(2014)

번호	학교명	수업 연한	모집 인원	인가 년도	홈페이지
1	대구과학대학교부설평생교육원	1	20명	2009	http://life.tsu.ac.kr
2	대구보건대학교부설평생교육원	1	40명	2008	http://www.dhcec.ac.kr
3	동부산대학교부설평생교육원	1	20명	2009	http://lec.dpc.ac.kr
4	동주대학교부설평생교육원	1	20명	2011	http://cedu.dongju.ac.kr
5	목포과학대학교부설평생교육원	1	20명	2008	http://www.mokpo-c.ac.kr
6	부산여자대학교부설사회교육원	1	40명	2011	http://sahoi.bwc.ac.kr
7	삼육보건대학교부설평생교육원	1	40명	2008	http://lifelong.shu.ac.kr
8	안동과학대학교부설평생교육원	1	20명	2007	http://lifelong.asc.ac.kr
9	을지대학교부설평생교육원	1	40명	2009	http://cec.eulji.ac.kr
10	전주비전대학교부설평생교육원	1	20명	2011	http://cybercec.jvision.ac.kr
11	진주보건대학교부설평생교육원	1	40명	2009	http://www.jhc.ac.kr
12	포항대학교부설평생교육원	1	40명	2008	http://anytime.pohang.ac.kr

표 2-3 전공심화 교육과정 개설기관 현황(2014년)

번호	학교명	수업 연한	모집 인원	인가 년도	홈페이지
1	경남정보대학교	1	20	2011	http://www.kit.ac.kr
2	경복대학교	1	40	2014	http://www.kyungbok.ac.kr/
3	광주보건대학교	1	25	2008	http://www.ghu.ac.kr
4	대전보건대학교	1	20	2010	http://www.hit.ac.kr
5	동남보건대학교	1	30	2010	http://www.dongnam.ac.kr/
6	마산대학교	1	40	2009	http://www.masan.ac.kr
7	백석문화대학교	1	15	2011	http://www.bscu.ac.kr
8	삼육보건대학교	1	20	2009	http://www.shu.ac.kr
9	서영대학교	1	15	2008	http://www.shinsung.ac.kr
10	신구대학교	1	30	2010	http://www.shingu.ac.kr
11	신성대학교	1	20	2013	http://sb.shinsung.ac.kr
12	울산과학대학교	1	20	2010	http://www.uc.ac.kr
13	원광보건대학교	1	20	2013	http://main.wu.ac.kr
14	제주관광대학교	1	15	2010	http://www.ctc.ac.kr
15	춘해보건대학교	1	20	2008	http://www.ch.ac.kr
16	충청대학교	1	15	2014	http://www.ok.ac.kr
17	한양여자대학교	1	25	2008	http://www.hywoman.ac.kr
18	혜전대학교	1	15	2010	http://www.hj.ac.k

표 2-4 치위생학 전공 대학원(석사 및 박사 학위과정)의 개설 교과목 현황 (2014년 12월 22일 기준, 해당 홈페이지에 개설 교과목을 공시한 7개 대학 기준)

대학원	개설 교과목명
가천대학교 보건대학원 (석사)	연구방법론, 통계학, 보건의료정책과 경영실무, 공중보건 응급관리론, 치과임상개론, 보건교육방법론, 치위생학세미나, 역학, 공중구강보건학개론, 치위생연구, 초기우식증관리
경운대학교 대학원 (석사)	보건학특론, 보건통계학특론, 보건행정학, 건강증진론, 고등연구방법론, 치위생연구 및 구강보건통계, 구강보건관련 문헌토론, 치위생학세미나(Ⅰ,Ⅱ,Ⅲ), 구강보건교육방법론, 구강보건교육자료 및 매체개발론, 구강보건학 특론, 구강보건 정책, 구강보건 진료제도, 다문화적 구강건강과 질병의 이해
남서울대학교 대학원(석사, 박사)	논문연구법(Ⅰ,Ⅱ), 학교교육 및 학교보건, 보건복지론, 보건통계학, 보건학개론, 보건학특론, 연구방법론, 치위생세미나, 치위생지도자론, 행동과학
동의대학교 대학원 (석사, 박사)	임상구강생물학, 임상증례연구(Ⅰ,Ⅱ), 지역사회치위생학, 치위생세미나(Ⅰ,Ⅱ), 고급최신치과임상학(Ⅰ,Ⅱ), 교육치위생학(Ⅰ,Ⅱ), 병원감염관리특론, 치위생연구방법론(Ⅰ,Ⅱ), 구강영역의 신경생리, 최신두개안면통증학, 치위생조직경영, 통증연구방법특론, 특수치위생학, 구강보건통계특론, 임상예방치학특론(Ⅰ,Ⅱ), 임상치위생학특론(Ⅰ,Ⅱ), 임상치위생학특론실습(Ⅰ,Ⅱ), 최신지역사회연구방법론(Ⅰ,Ⅱ), 치과의료관리특론(Ⅰ,Ⅱ), 치위생관리(Ⅰ,Ⅱ), 치위생임상심리학, 임상구강보건교육학, 임상응용구강생물학, 교육치위생학Ⅲ, 병태생리 및 약물치료학, 치위생지도자론
신라대학교 대학원 (석사)	연구과제, 연구방법 및 문헌토론, 치위생통계학, 근골격계 치위생특론(Ⅰ,Ⅱ), 치위생관리학(Ⅰ,Ⅱ), 보건교육 및 매체개발론(Ⅰ,Ⅱ), 근거기반 치위생실무, 보건심리의 이해, 지역사회치위생정책세미나(Ⅰ,Ⅱ), 구강미생물학특론(Ⅰ,Ⅱ), 구강감염증례, 감염관리학특론(Ⅰ,Ⅱ), 항균제내성학, 노인관련특론, 운동과 건강
연세대학교 대학원 (석사)	치위생학연구, 치위생통계학, 임상치위생처치론 및 실습, 구강건강증진교육, 지역사회구강건강증진, 치위생학교육개발, 보건의료인의 학술발표기법, 연구지도
한서대학교 대학원 (석사)	구강건강증진 및 예방, 구강분자세포생물학, 구강조직세포배양, 보건의료관리학, 보건의료기획 및 평가, 상급미생물학 및 면역학, 상급보건교육 및 매체개발, 상급보건통계학, 상급생화학, 상급약리 및 마취학, 상급전자현미경, 상급치위생임상학(Ⅰ,Ⅱ), 생체신소재, 역학, 연구방법론, 인간행동과 사회환경, 임상구강병리학, 임상구강생리학, 임상구강조직발생학, 치위생교육과정, 치위생이론, 치위생임상심리학

(해당 학교의 홈페이지. 2014년 12월 22일 접속)

2) 치과위생사 교육의 목적

치과위생사가 창시된 미국의 치과위생사 교육목적은 시작단계부터 환자들의 의식을 촉진하고 구강병 예방과 구강보건교육에 대한 서비스 역할을 수행할 수 있도록 하는 것이었지만, 우리나라와 일본의 경우는 치과진료를 수행하는데 필요한 보조인력을 양성하는데 그 목적을 두고 시작되었다.

오늘날 우리나라 치과위생사 교육의 목적은 이 시대의 국가와 사회가 원하는 전문직업인인 치과위생사를 양성하는데 있으며 1979년 치위생과 학과장 간담회에서 설정된 교육목적은 다음과 같다.

치과위생사는 구강보건교육을 할 수 있어야 하고, 구강병 예방을 할 수 있어야 하며, 공중구강보건을 유도 발전시킬 수 있어야 한다. 그리고 양대 구강병을 조기에 처치할 수 있어야 하고, 치과진료협조업무를 할 수 있어야 하며, 새로운 구강보건지식과 구강진료기술을 수용할 수 있어야 하며, 국민의 구강건강증진을 위해 헌신 봉사할 수 있어야 한다는 교육목적을 설정했다.

이와 같은 국가 수준의 치과위생사 교육의 목적에 따라 각 대학의 교육과정이 설계되고, 이 교육과정에 따라 각 교과목의 교수요목이 정해지며, 각 주 단위의 수업목표가 설정이 되고 단원목표가 정해진다.

바꾸어 말하면 단위 차시별 목표의 상위개념은 단원목표이며 단원목표의 상위개념은 수업목표, 수업목표의 상위개념은 교과목별 교육목적, 교과목별 교육목적은 각 대학 치위생과의 교육목적이 되는 것이며, 각 대학의 교육목적의 상위개념은 국가수준의 치과위생사 양성의 목적이 된다. 결국 이러한 목적으로 교육되어졌을 때 치과위생사로서의 포괄적인 역할을 원만히 수행할 수 있게 된다.

(1) 대학 치위생(학)과 교육목적

각 나라마다 국민들의 구강건강증진을 위한 목표가 있다. 치과위생사를 양성하는 대학에서는 그 목표를 달성하기 위하여 나름대로의 교육목적을 설정하여 국가 또는 그 소속단체에서 바라는 치과위생사를 양성하고 있다. 여기에서는 우리나라와 미국과 일본의 교육목적을 살펴보도록 한다.

① 한국대학의 교육목적

국가수준의 치위생(학)과 교육목적을 달성하기 위해서 각 대학에서는 학교 나름의 교육목적을 설정하고 있다. 대부분의 대학에서는 인도주의적 가치관을 토대로 책임감과 윤리의식을 가지고, 개인과 가족과 지역사회의 구강건강증진을 위한 치과위생활동을 할 수 있도록 하며, 치과위생 전문직과 구강보건사업의 발전을 위해 주도적 역할과, 전문능력의 향상을 위하여 지속적인 자기개발을 할 수 있는 치과위생사로 교육하는 것이 주된 내용이다. 일부 대학의 치위생(학)과 교육목적을 소개해 보면 다음과 같다.

치위생(학)과 교육목적은 국민의 구강건강증진과 유지를 위해 치과위생 활동에 관한 체계적인 교육을 통하여 유능한 치과위생사로서의 역할을 수행할 수 있도록 함을 목적으로 한다(M대학).

구강질환의 예방 및 구강위생에 관한 전문지식과 기술을 습득시켜 국민구강보건향상에 기여하는 전문기술인인 치과위생사를 양성함을 목적으로 한다(T대학).

구강질환의 예방과 환자 교육 및 공중구강보건교육의 전문적인 업무를 바탕으로 지역사회의 국가발전에 이바지할 충실한 치과위생사 양성을 목표로 한다(D대학).

치아 및 구강질환의 예방과 치과위생에 관한 치과업무를 수행할 수 있도록 전문적인 이론과 기술을 습득시켜 이 분야의 중견기술인인 치과위생사를 양성 하는데 목표를 둔다(G대학).

(2) 대학 치위생(학)과 교육과정

우리나라는 3·4년의 교육과정에서는 1학년에 기초치위생학과 기초치의학, 교양과목을 이수하고, 2학년에는 전공치위생학에 대한 이론과 실습교과목들로 편성되었고, 3학년에는 치과위생에 대한 통합적인 교육과정에 의해서 심화된 교내실습과 교외임상실습에 대한 내용이 주로 구성되어 총체적인 치과위생활동을 하도록 편성되어 있는 것을 볼 수 있다.

3·4년간 총 이수학점은 120~140학점으로 개설되어 있고, 교육부에서는 이론과 실습시간의 비율을 50 : 50으로 편성하도록 권장하고 있으며, 한국치위생학회 연구과제로서 "2012년 한국치위생(학)과 표준교육과정안"에서 설정한 교육과정안을 기준으로 개설 학점, 학기, 학점 및 시간 등은 다음과 같다(표 2-4).

① 한국의 치위생(학)과 교육과정

우리나라의 치위생(학)과 교육과정 중에서 기초치위생분야의 교과목으로는 구강해부학 및 실습, 치아형태학 및 실습, 구강조직학 및 발생학, 구강병리학, 동통관리학 등의 과목이 있다.

치과임상분야의 교과목으로는 치과임상학 및 실습(1~4), 치주학, 구강방사선학 및 실습, 치과재료학 및 실습, 임상실습(Ⅰ, Ⅱ)등의 과목이 주로 개설되어 있다.

표 2-5 치위생(학)과의 표준교과과정(안)

교과영역 대분류	교과영역 중분류	교과영역 소분류	과목명	학점	소계	계
입문분야	교양	일반 교양	대인관계 및 의사소통	2	17	17
			영어강독 및 영어회화	2		
			심리학	3		
			사회학	2		
			생물학	3		
			화학 및 생화학	3		
			공중보건학	2		
기초 분야	보건계열 기초	생의학	해부생리학	2	10	23
			미생물학	2		
			면역학	2		
			약리학	2		
			영양학	2		
	기초치위생	구강생물학	구강해부학 및 실습	3	13	
			치아형태학 및 실습	3		
			구강조직학 및 발생학	3		
			구강병리학	2		
			동통관리학	2		
중급 분야	응용 치위생	임상치위생	치위생학개론	2	30	79
			임상치위생학 및 실습(Ⅰ~Ⅵ)	18		
			임상실습(Ⅰ, Ⅱ)	10		
		지역사회 구강보건	지역사회구강보건학 및 실습	6	9	
			구강보건교육학 및 실습	3		
		치과임상	치과임상학 및 실습	12	25	
			치주학	3		
			구강방사선학 및 실습	6		
			치과재료학 및 실습	4		
		치과의료관리	치과의료관리학(Ⅰ, Ⅱ)	3	10	
			치과건강보험 및 실무	4		
			의료관계법규 및 윤리	3		
		연구	치위생연구방법론 및 실습	3	3	
		복지관리	사회복지론	2	2	
기타	교직	교직학	교육학개론	2	6	6
			보건교육방법론	2		
			보건프로그램 개발 및 평가	2		
						총계 125 학점

※ 출처 : 원복연 등, 「한국 치위생(학)과 표준교육과정(안) 개발」, 한국치위생학회지, 2013년. 13(1): 1-12.

임상치위생학 및 실습분야의 교과목으로는 예방치과학 및 실습과 치면세마론 및 실습이 통합하여 임상치위생학의 명칭으로 개설되고, 치위생학개론이 개설되며 공중구강보건분야로는 지역사회구강보건학 및 실습, 구강보건교육학 및 실습과목이 개설되었다.

(3) 교내실습과 임상실습

치위생(학)과 교육과정은 이론과 실습시간이 거의 같은 비율로 구성되어 있다. 실습시간은 크게 교내실습으로 치과임상학 및 실습과 교외실습인 임상(현장)실습으로 구분하고 있다.

① 교내실습

교내실습은 현장실습을 하기 전에 하는 실습으로 치과임상활동을 하기 위한 기초단계의 실습이 대부분이다. 그 교과목으로는 치과임상학 및 실습, 치주학, 구강방사선학 및 실습, 치과재료학 및 실습 등으로 구성되어 있다.

실습은 각종 기자재를 활용하여 주로 실물에 직접 해보거나, 모형과 마네킹 등에 간접적으로 실습이 이루어지고 있다.

② 교외실습

교외실습인 임상실습은 치위생학에 대한 이론적 지식과 교내실습으로 치과임상학 실습의 기초가 다져진 단계에서 실시하며, 실습기관은 주로 종합병원이나 치과병원, 개인의원, 치과대학부속 병원, 지역보건(지)소, 지역사회, 학교, 재활시설 등에서 이루어진다. 최근에는 각 대학별 해외 글로벌 현장 실습도 이루어지고 있다.

실습내용은 대상별이나 케이스(case)별로 통합적인 치과위생서비스를 제공해 주는 업무를 경험하게 된다.

2. 치과위생사 국가시험제도

치과위생사가 되고자 하는 자는 의료기사 등에 관한 법률 제4조 각호에 해당하는 자로 국가시험에 합격한 후 보건복지부장관의 면허를 받아야 한다.

우리나라 치과위생사 국가시험은 의료보조원법 규정에 따라 1971년 최초로 시행되어 11명이 면허를 취득하였고, 1974년부터는 의료기사법에 의거 치과위생사 국가시험이 실시되어 치과위생사 면허를 받을 수 있었다. 그 후 2017년까지 모두 75,883명이 면허를 취득하였다(표 2-10).

현행 우리나라 치과위생사 국가시험은 의료기사법에 년 1회 이상 시행하도록 규정되어 있으며, 보건복지부장관이 한국보건의료인 국가시험원장으로 하여금 시행하고 있다. 국가시험과목은 필기시험과 실기시험으로 구분하여 시행하며 필기시험은 2개 분야 200문항으로 구성되어 있고 전체평균 60% 이상, 과목평균 40% 이상을 득점해야하고 실기시험은 직접실기로 치석제거와 치석탐지로 구성되며 총점 60% 이상을 득점해야 합격자로 인정한다. 이들 국가시험은 모두 지역권역별로 분산하여 실기와 필기 각각 11월과 12월에 시행하고 있다(표 2-6, 7).

국가시험제도는 그 동안 학제변경, 대학교육과정, 활동현장에서의 업무 등을 고려하여 변화되어 왔으며, 앞으로도 미래지향적 차원에서 새로운 치과위생사의 자질을 평가할 수 있는 방향으로 계속 변화해 나갈 것으로 전망된다.

표 2-6 실기시험 분야별 문항 수 및 배점

과목명	분야	배점
직접실기	치석제거술(Scaling) 치석탐지(Exploring)	60점 40점
계		100점

표 2-7 치과위생사 국가시험 분야(필기시험)

시험과목		분야	문항수
1. 의료관계법규		계 (4개영역)	20
		• 의료법, 시행령, 시행규칙	5
		• 의료기사법, 시행령, 시행규칙	5
		• 지역보건법, 시행령, 시행규칙	5
		• 구강보건법, 시행령, 시행규칙	5
2. 치위생학	① 기초 치위생	계 (6개영역)	40
		인체의 형태 및 구조	
		• 구강해부	7
		• 치아형태	7
		• 구강조직	7
		인체의 형태 및 구조	
		• 구강병리(전신질환자에 대한 고려)	7
		• 구강생리	7
		• 구강미생물	5
	② 치위생 관리	계 (4개영역)	40
		사회치위생	
		• 지역사회구강보건	10
		• 구강보건행정	10
		• 구강보건통계	10
		교육치위생	
		• 구강보건교육	10
	③ 임상 치위생	계 (10개영역)	100
		임상치위생처치	
		• 예방치과처치	18
		• 치면세마	20
		• 치과방사선	20
		임상치과지원	
		• 치과보존	6
		• 치과보철	6
		• 치과교정	6
		• 소아치과	6
		• 구강악안면외과	6
		• 치주	6
		• 치과재료	6
총계			200

※ 2014년부터 국가시험 시행

치과위생사 국가시험은 1971년부터 1997년까지는 정부 조직인 '국립보건연구원'에서 관장하였고, 1998년부터는 '한국보건의료인국가시험원'에서 관리하여 시행하고 있다. 국립보건연구원은 전담 인력의 부족과 잦은 인사이동, 전문성 결여 등의 문제점이 계속 지적됨으로써 이의 대안으로 국무총리 직속 의료개혁위원회에서 보건의료인력의 국가시험을 전담할 통합 민간기구의 설립을 추진하였다. 1997년 당시, 20개 보건의료직종의 국가시험 가운데 의사의 경우만 민간기구인 '한국의사국가시험원'(1992년 4월 20일 설립)에서 출제와 채점 등의 시험업무를 관장하고, 그 나머지의 19개 직종은 국립보건연구원 고시과 한 부서에서 모두 담당하고 있었다[1]. 1998년에 종전의 한국의사국가시험원이 '재단법인 한국보건의료인국가시험원'으로 확대 개편되어(1998년 6월 3일, 개원) 이 기관에서 2015년 현재, 24개 직종의 면허 및 자격시험을 모두 관장하여 시행하고 있다[2].

2014년 기준으로, 현행 필기시험의 출제 방식은 과거에 활용하던 조합형(K형, multiple true-false type) 문항은 폐기하고 (최선)단일정답형(A형, one best answer type) 문항만 사용하며, 지식 수준이 낮은 암기형 문항을 줄이고 해석형과 문제해결형 문항의 비율을 점차 높여가는 추세이다. 앞으로 필기시험에 직무 현장의 실물자료를 활용한 자료제시형 문항을 도입할 계획이고, 환자의 증례를 활용한 사례형(case-based)이나 확장결합형(R형, extended matching set type) 등의 문항은 아직 치과위생사 국가시험에 적용하지 않고 있다(표 2-8).

표 2-8 치과위생사 국가시험의 필기시험에서 채택하고 있는 문항 개발 방식(2014년 기준)

필기시험	문항의 종류(형식)	문항의 지식 수준(내용)	문항의 유형(소재)
총 200개 문항	A형(단일정답형)	암기형, 해석형, 문제해결형	서술형, 자료제시형

1) 대한치과위생사협회, 「치위협보」, 제11호, 1997년 3월 15일, 제4면.
2) 한국보건의료인국가시험원 홈페이지(www.kuksiwon.or.kr), 2015년 1월 5일 접속.

3. 치과위생사의 취업 및 인력현황

1) 치과위생사의 취업현황

현재 치과위생사의 취업현황을 살펴보면 대부분 치과의원, 치과종합병원, 치과대학부속병원 및 보건(지)소가 주 취업분야이며, 그 외 교육기관, 국민건강보험, 학교보건소, 산업체의 의무실, 의료원 등에 취업되어 활동하고 있다.

또한 소수이기는 하나 의료관계연구기관, 정부기관의 공무원, 기관직원, 연구원 등으로 근무하기도 한다. 현재 치과위생사의 취업현황은 〈표 2-9〉와 같다.

표 2-9 의료기관별 치과위생사 근무 현황

(단위: 명)

구분 \ 시기	2016	2017	2018	2019	2020
전체	35,924	38,301	41,091	43,540	46,303
상급종합병원	498	478	471	490	506
종합병원	772	828	899	951	995
치과병원	3,001	3,092	3,229	3,420	3,459
요양병원	60	82	87	99	104
치과의원	31,040	33,253	35,793	37,941	40,519
보건소	185	198	197	191	191
기타	368	370	415	448	529
전년도 대비 총계인원 증가분		2,377	2,790	2,449	2,763

※ 출처: KOSIS 국가통계포털

2) 치과위생사의 인력수급현황

1994년부터 치위생과 교육연한이 2년에서 3년제로 전환되었고, 치위생과 개설대학의 증가 및 증원으로 인한 연간 배출인원의 급증, 4년제 학부과정 신설 등 치과위생사를 둘러싼 교육현장의 급격한 변화는 치과위생사에 대한 교육은 물론 치과위생사의 활동분야 및 업무에 대해서도 커다란 전환의 계기가 마련되지 않으면 안 될 중요한 시점이라고 본다.

특히 최근 치위생(학)과가 신설되거나 증원됨에 따라 치과위생사의 공급이 늘어났음에도 불구하고 일부 개원가에서는 여전히 치과위생사 구인란을 호소하는 등 인력수급상의 문제점이 지적되고 있는데, 이러한 치과위생사 인력수급에 대한 문제점을 해소하기 위해서는 새로운 접근이 필요하다고 본다.

즉 인력불균형을 적절히 해소하기 위해서는 치위생학과의 증설 및 입학정원의 증원도 고려되어야 하겠지만 우선적으로 지역별 교육기관의 균형배치, 업무형태의 변화, 처우개선, 새로운 취업활로 모색 등을 통한 이직 및 전직율을 감소시키고, 기혼 치과위생사들을 활용하는 방안 등이 적극 고려되어야 할 것이다.

특히 현재와 같은 진료실 위주의 단순치과보조인력으로서 역할은 2년제에서 3년제로 연장, 4년제 신설 등 치과위생사 교육의 차이점을 반영하지 못한 채 고급인력의 낭비마저 계속 초래할 우려가 많을 것으로 여겨진다. 또한 1,500여 곳의 보건소 인력이 순환되지 않고 거의 고정되어 있는 상태여서 공중구강보건활동현장으로의 취업이 거의 불가능한 상태를 감안한다면 치과위생사의 직무활동에 대한 제고 및 새로운 활동분야의 개발은 이제 필수적이라고 본다.

대부분의 선진국의 경우 치과위생사는 예방과 구강보건교육이라는 전문적인 목표를 갖고 활동하고 있는데 비해 우리의 경우 아직도 진료실 보조역할 위주의 업무한계의 틀을 벗어나지 못하고 있는 경우가 많다는 점이 우리 치과위생사들의 현실임에 틀림이 없다.

따라서 치과위생사의 학교보건과 장애인, 노인계층을 대상으로 한 지역사회 구강보건업무의 활성화는 물론 예방적 차원에서 중추적 역할을 할 수 있는 구강보건교육사, 학교치과위생사 등으로의 분야개척이 이루어져야 할 것이다.

또한 이를 위한 제도적 여건과 정책을 마련하기 위해서는 교육기관과 대한치과위생사협회, 전체 회원들의 공동노력이 필요하며 정부의 강력한 지원도 뒤 따라야 할 것이다.

표 2-10 치과위생사 면허 취득현황

연도별	회차	응시자	1차합격	최종합격	합격률(%)	총 면허자
1971		15	-	13	86.67	11
1974	1	15	-	11	73.33	22
1975	2	21	-	18	85.71	40
1976	3	24	-	20	83.33	60
1977	4	28	-	25	89.29	85
1978	5	37	-	36	97.30	121
1979	6	177	-	132	74.58	253
1980	7	325	-	246	75.69	499
1981	8	404	325	265	65.59	764
1982	9	500	391	356	71.20	1,120
1983	10	663	440	346	52.19	1,466
1984	11	750	568	563	75.07	2,029
1985	12	772	673	646	83.68	2,675
1956	13	811	704	679	83.39	3,354
1987	14	890	803	760	85.39	4,114
1988	15	850	771	663	78.00	4,777
1989	16	993	922	735	74.02	5,512
1990	17	1,025	945	798	77.85	6,310
1991	18	1,011	933	841	83.18	7,151
1992	19	1,048	1,009	992	94.66	8,143
1993	20	1,029	970	964	93.68	9,107
1994	21	1,109	1,066	1,062	95.76	10,169
1995	22	1,102	1,043	1,001	90.83	11,170
1996	23	112	108	107	87.70	11,277*
1997	24	1,173	1,082	1,079	91.99	12,356
1998	25	1,568	1,437	1,413	90.11	13,769
1999	26	1,992	1,820	1,800	90.36	15,169
2000	27	2,224	1,538	1,535	69.00	17,104
2001	28	2,644	2,229	2,227	84.20	19,331
2002	29	2,386	2,383	2,050	85.90	21,381
2003	30	2,426	-	2,016	83.10	23,397
2004	31	2,694	-	2,340	86.90	25,737
2005	32	2,700	-	2,526	90.50	28,263
2006	33	3,007	-	2,519	83.80	30,782
2007	34	3,533	-	3,080	87.20	33,862
2008	35	3,777	-	3,216	86.20	37,078
2009	36	3,962	-	3,541	89.40	40,619
2010	37	3,943	-	3,511	89.40	44,130
2011	38	4,329	-	3,903	90.20	48,033
2012	39	4,771	-	4,158	87.10	52,218
2013	40	5,318	-	4,631	87.10	56,850
2014	41	5,350	-	5,093	90.10	61,943
2015	42	5,396	-	4,798	88.91	66,737
2016	43	5,170	-	4,539	87.80	71,276
2017	44	5,305	-	4,603	86.80	75,883
2018	45	5,690	-	4,710	83.20	80,593
2019	46	5,673	-	4,510	80.00	85,103
2020	47	5,778	-	4,890	84.60	89,993

※ 참고 : 보건복지부에서 1997년도 면허번호 발급 시 11,128번부터 번호를 부여하여야 하는데 1,000번이 누락된 12,278번부터 부여한 관계로 2017년에 62,943번까지 부여

※ 출처 ; 한국보건의료인국가시험원 : 2020.2

표 2-11 치과위생사 근무기관별 취업자 수

구분	인원수						
	2013 12.31	2012 12.31	2011 12.31	2010 12.31	2009 12.31	2008 12.31	2007 12.31
대학 부속병원	304	291	286	272	251	219	183
치과대학부속병원	361	347	328	303	284	266	237
종합병원	441	420	413	397	383	368	328
치과의원	14,356	11,196	8,741	8,299	7,983	7,475	9,745
치과병원	1,255	2,339	1,112	1,084	1,022	944	841
보건(지)소, 의료원	607	608	1,400	1,380	1,381	1,357	1,347
국·공립 시립병원	94	89	81	77	73	71	67
교육기관	410	390	359	348	219	286	243
보건기관	882	849	17	15	15	17	18
학교보건소	7	7	6	6	7	6	7
학교구강보건실	6	6	6	6	4	5	5
의무실	24	25	24	24	21	21	22
종합검진센터	9	6	6	6	4	5	5
의료관계기관	26	24	24	23	21	21	26
정부 및 지자체, 산하기관	30	1	28	28	26	23	16
군진	12	12	8	-	-	-	-
기타	344	306	276	276	216	183	151
미취업	5,841	5,757	5,754	5,721	5,798	5,839	6,377
해외	12	11	12	11	11	8	6
사망		4	4	4	4	4	3
소재불명 (미가입포함)	36,918	35,234	33,333	25,850	22,794	19,959	14,231
합계	61,943	56,850	52,218	44,130	40,619	37,078	33,862

※ 출처 : 대한치과위생사협회 자료 : 2014.2

4. 대한치과위생사협회

1977년 설립한 대한치과위생사협회는 1982년 사단법인으로 인가된 보건복지부 산하단체로, 전국 13개 시도회를 비롯한 3개의 산하단체와 4개의 학회 등의 조직으로 구성되었으며 국민의 구강건강증진과 치과위생사의 진보적인 학술연마 및 윤리확립, 권익향상, 복리증진 등의 사항을 추진한다.

1) 주요정책사업

(1) 치과위생사 권익증진 및 처우개선 사업

의료기사 등에 관한 법률, 의료법, 지역보건법, 학교보건법, 국민건강증진법 등 관련 법률연구 및 재정추진, 치과위생사 고용조건 및 근무환경 처우개선, 의료기관 직제 및 호칭 통일안 마련, 치과위생사 정원규정 법적보장 및 의료사고대책 방안 연구, 보건기관 근무회원의 처우개선, 인력수급 조사연구, 치과위생사 업무표준화 및 업무확대 추진, 전문치과위생사제도 연구 등을 통하여 치과위생사 권익증진에 주력하고 있다.

(2) 능력개발 및 교육향상 사업

교육실태 조사, 교육제도 개편을 위한 교육과정 표준(안) 마련. 업무영역 확장을 위한 교육과목 신설, 편입학제도 개선, 치과위생과 학습목표개발, 현장 임상실습 프로그램개발 및 통일안 개발, 국가시험 제도개선, 다양한 교육프로그램 개발 운영 및 보수교육의 효과적 시행 등을 추진하고 있다.

(3) 학술연구사업

종합학술대회 개최, 연구보고서 및 전문서적 발간, 산하학회 지원, 학술활동 장려 및 시상, 구강보건교육용 매체개발, IFDF 국제총회 대표단의 파견 등 학술활동 장려 및 정보교환을 하고 있다.

(4) 국제교류사업

1988년 9월 29일 세계치과위생사연맹(International Federation of Dental Hygienists)의 정회원국으로 가입 신청하여 1984년 캐나다 오타와에서 개최된 제11차 국제 총회에서 회원국으로 인증을 받았다. IFDH의 회원국은 2명의 대표가 IFDH 이사로 활동하고 있으며, 1984년 캐나다 오타와 제11차 총회와 3년을 주기로 네덜란드 헤이그(제12차), 일본 동경(제13차), 이태리 프로렌스(제14차), 호주 시드니(제15차), 스페인 마드리드(제16차) 총회에 대표단(IFDH 이사 및 회원)을 파견하였다.

IFDH회장 등 외국연사를 초빙하여 회원들에게 국제적인 학술정보 습득의 기회를 제공하고 있으며, 국제예방치과협회, 미국치과위생사협회총회 및 학술대회 등 국제대회에 대표단을 파견하였다.

또한 치위생 분야에 대하여 알려지지 않은 우즈베키스탄에 회장단이 파견되어 치위생(학)과 대학을 개설하는 등 활발한 국제교류를 펼치고 있다.

(5) 국민구강보건 향상사업

매년 6월 9일 구강보건의 날 행사를 통한 국민구강보건활동은 물론이고, 장애인들은 위한 유관단체와의 협조, 봉사위원회를 조직하여 전국적인 규모의 봉사활동을 펼치고 있다.

또한 효율적인 구강보건사업전개를 위하여 로또공익재단으로부터 이동용 차량을 지원받아 전국에 배치하였으며, 공중구강보건분야 활동자들을 위한 다양한 프로그램을 개발하고, 시각장애인들을 위한 국내 최초의 점자 구강보건매체 개발과 아동을 위한 자석판 구강보건교육자료들을 개발 보급하였다. 또한 각종 건강박람회에 참석하여 참가한 어린이들에게 인형극 공연과 불소도포 칫솔질 교육 등 다양한 행사를 진행하였다.

2) 협회조직도

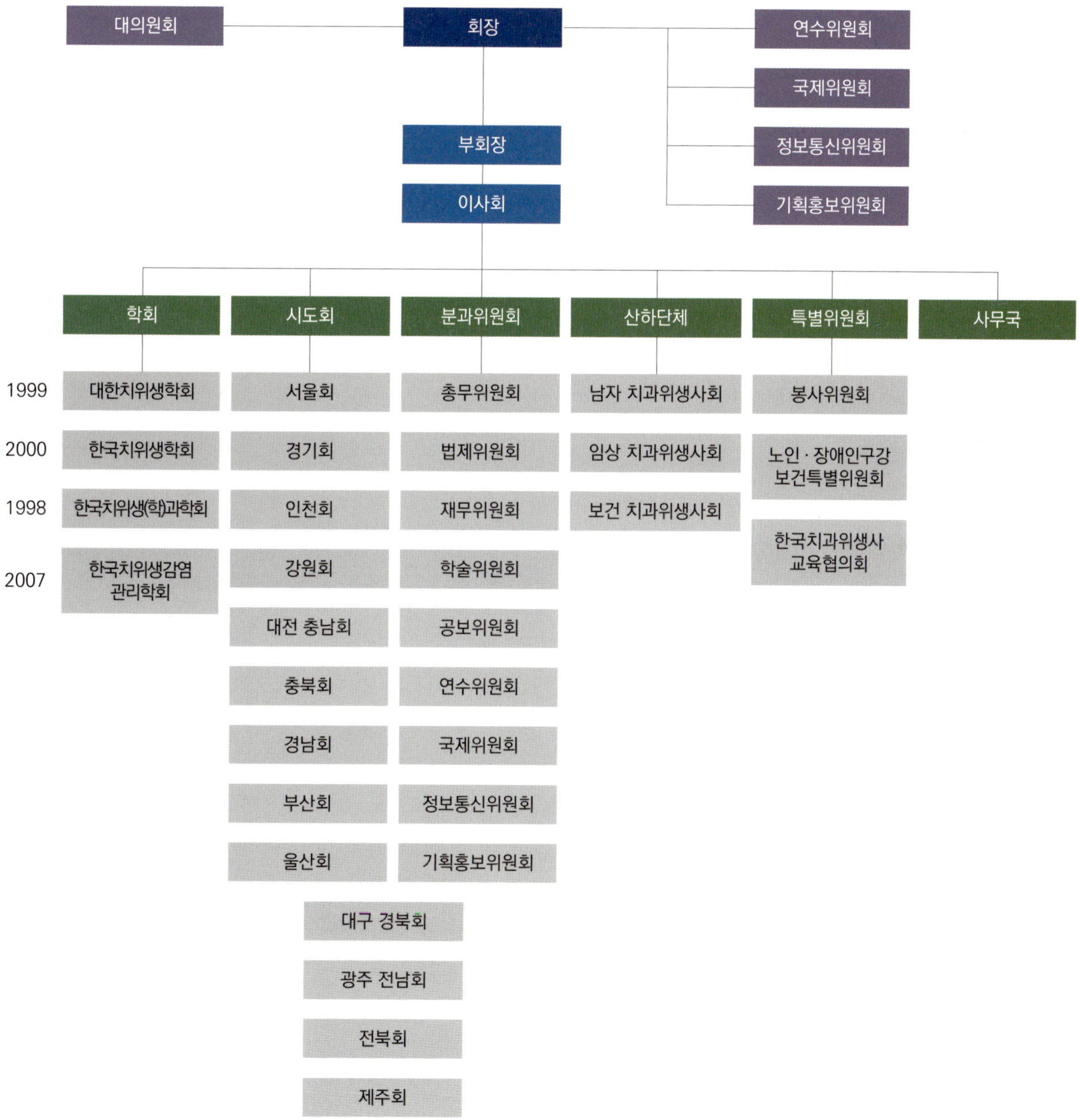
대의원회
회장
연수위원회
국제위원회
정보통신위원회
기획홍보위원회
부회장
이사회
학회
시도회
분과위원회
산하단체
특별위원회
사무국
1999
대한치위생학회
2000
한국치위생학회
1998
한국치위생(학)과학회
2007
한국치위생감염 관리학회
서울회
경기회
인천회
강원회
대전 충남회
충북회
경남회
부산회
울산회
대구 경북회
광주 전남회
전북회
제주회
총무위원회
법제위원회
재무위원회
학술위원회
공보위원회
연수위원회
국제위원회
정보통신위원회
기획홍보위원회
남자 치과위생사회
임상 치과위생사회
보건 치과위생사회
봉사위원회
노인 · 장애인구강 보건특별위원회
한국치과위생사 교육협의회

3) 연혁

연도	주요연혁(history)
1977.12	대한치과위생사협회 발기 (초대 회장 김숙향)
1978.12	제1회 종합학술대회 개최 (신라호텔)
1978.12	대한치과위생사협회 마크 및 협회기 제작
1980.1	2대 이정자 회장 선출
1981.2	치과위생사선서문 및 윤리강령제정 공포
1982.1	3대 한재희 회장 선출
1984.2	4대 (故) 문현자 회장 선출
1986.1	전국군 보건소 및 보건지소에 공직치과위생사 1406명 배치
1987.9.29	세계치과위생사연맹 가입
1988.1	6대 문경숙 회장 선출
1991.1	한국여성단체협의회에 회원단체 가입
1992.1	보건(지)소 치과위생사 지방보건직 8급으로 정규직화 확정
1996.4.19	치과위생사 업무 범위 개정 (의료기사 등에 관한 법률 시행령 제2조 6항)
1998.7.14	한국치과위생사교육협의회 발족 (초대대표위원 김숙향)
2000.1	12대 문경숙 회장 선출
2000.9	3강 보건법 제령 시행
2001.12	한국치위생교육학회 산하학회 인준
2003.6.18	치과위생사 캐릭터 상표등록 출원
2004.1	치과위생사 윤리강령 개정
2004.9.5	한국남자치과위생사회 창립 (초대회장 김태한)
2005.1	한국치위생(학)과학회 산화학회 인준
2006.1	14대 문경숙 회장 선출
2006.11.28	치과위생사 상징 문장 개발 및 상표 출원 접수
2007.1.27	치과위생사 문장 배지 제작
2007.10.2~8	몽골치과위생사 제도 및 치위생학과 신설 관련 지원 방문
2008.3	노인장애인구강보건특별위원회 구성
2009.1	15대 김원숙 회장 선출
2011.11	의료기사 등에 관한 법률 시행령 개정
2012.1	16대 김원숙 회장 선출
2013	세계치과위생사연맹 2019년 국제치위생심포지어 서울 유치
2014	대한치과위생사협회 회관 개관
2015	17대 문경숙 회장 선출, 치과위생사 등의 의료기사 면서신고제 시행, 의료기사 등에 관한 법률 시행령 본격 시행, 한국 치위생학 교육 50주년 기념사업

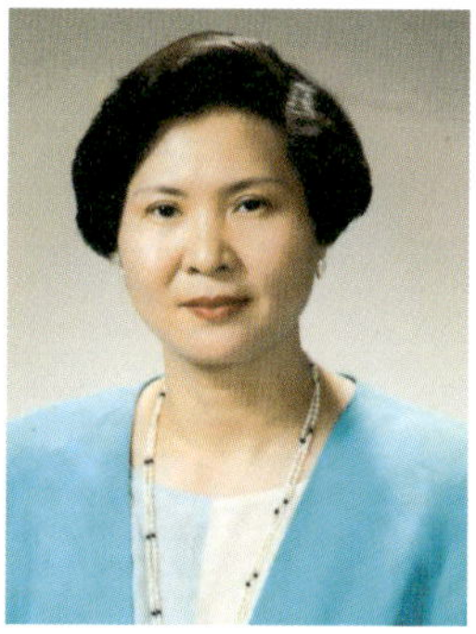

제 1,9,10,11대 김숙향 회장

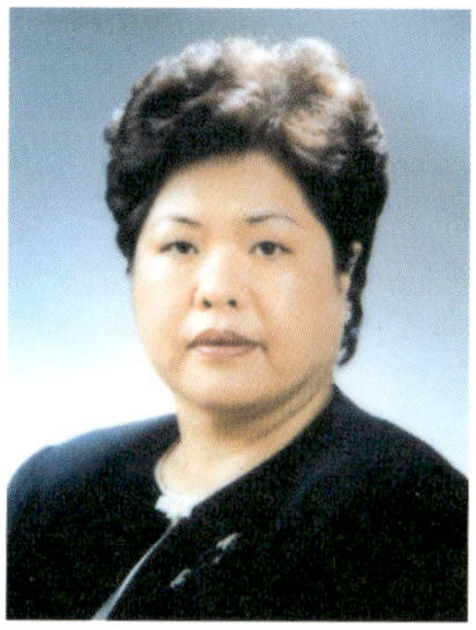

제 2대 이정자 회장

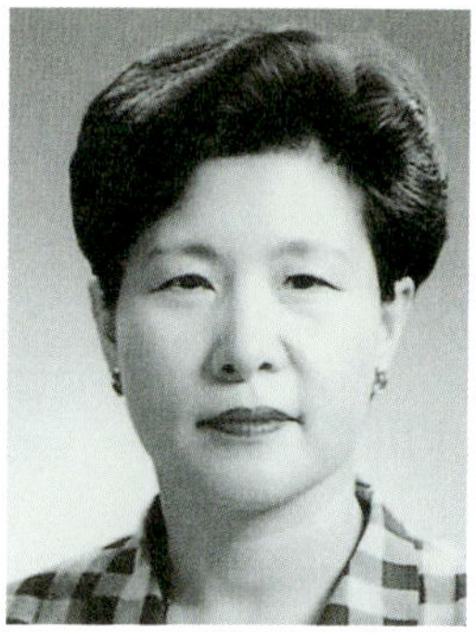

제 3대 한재희 회장

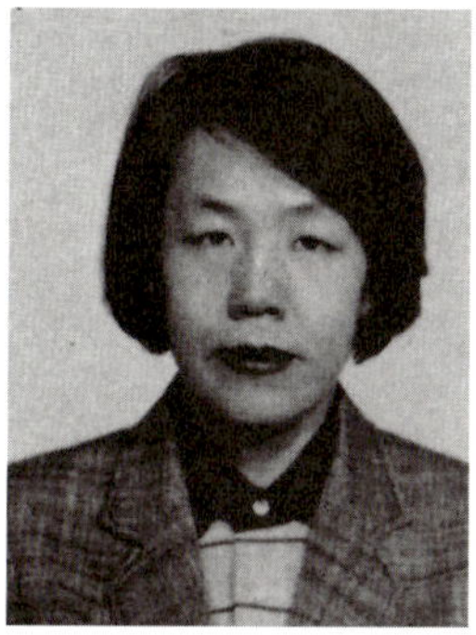

제 4,5대 (故) 문현자 회장

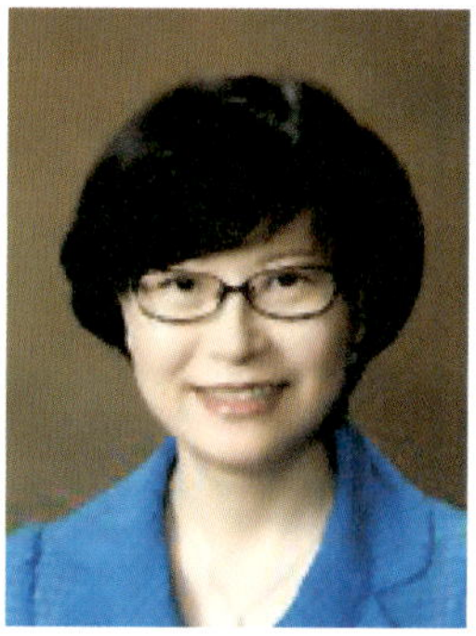

제 15,16대 김원숙 회장

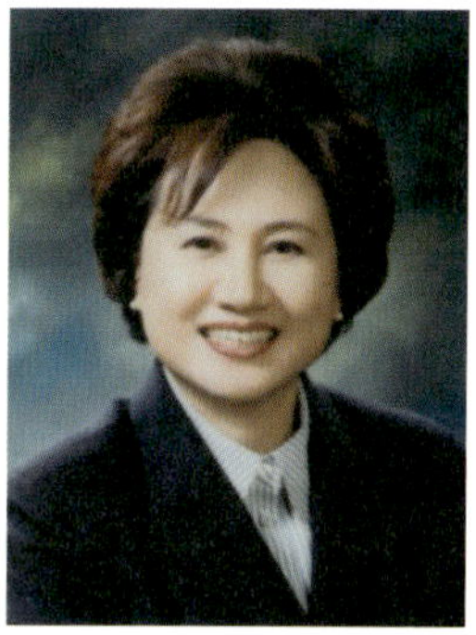

제 6,7,8,12,13,14,17대(현) 문경숙 회장

그림 2-1 역대 대한치과위생사협회장

4) 협회산하단체

대한치과위생사협회는 회원들의 권익과 유대강화 및 역할을 모도할 수 있도록 산하에 여러 단체를 구성하고 있다. 10개의 지회 및 4개의 산하단체(남자치과위생사회, 임상치과위생사, 보건치과위생사회 및 사업체 치과위생사회)를 갖고 있으며 산하 학회로는 대한치위생학회(http://www.kadh.or.kr), 한국치위생학회(http://www.ksdh.or.kr), 한국치위생(학)과학회(http://www.kdhs.or.kr), 한국치위생감염관리학회(http://www.ksicpdh.org) 등 4개의 학회가 있다.

5) 대한치과위생사 문장

한국치과위생사협회는 2007년 1월 27일(토) 제26차 정기대의원총회에서 치과위생사 문장(紋章) 공표식을 갖고 문장사용을 공식화 하였다.

(1) 의미

국민의 구강건강을 담당하는 전문 인력으로서의 고결한 직업적 사명과 헌신을 상징적으로 표현함

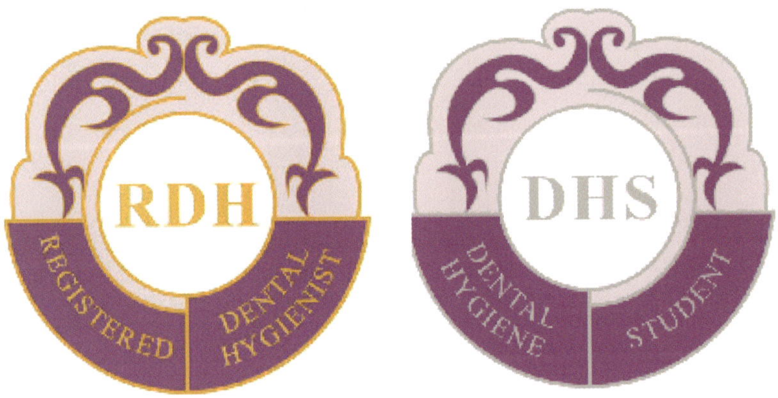

그림 2-2 치과위생사 문장

(2) 상세설명

- 색상
  white : 헌신
  gold(면허자)/silver(재학생) : 생명의 존엄성
  violet : 고결하고 신성한 치과위생사의 사명과 윤리
- 디자인
  중앙 : mirror를 형상화한 것으로 치과계를 상징
  상부외곽 : 사명, 헌신, 존귀의 의미

RDH(면허자)/DHS(재학생) : 치과위생사 initial을 mirror의 중앙에 삽입함으로써 치과위생사가 치과계의 전문인력임을 강조

(3) 치과위생사 캐릭터(협회제공)

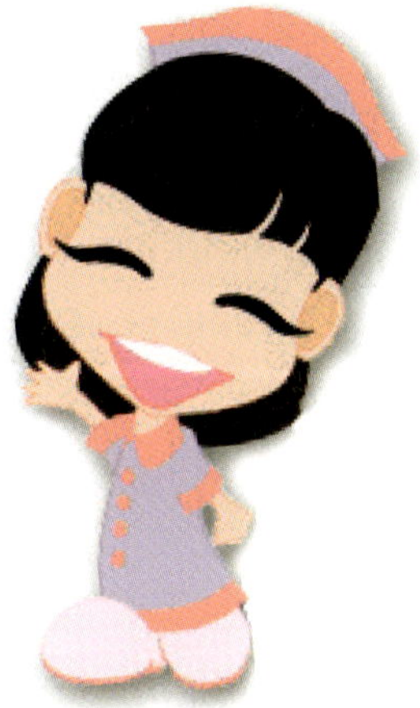

그림 2-3 치과위생사 캐릭터

제3장

외국의 치과위생사 제도

제3장 외국의 치과위생사 제도

학습목표

- 외국의 치과위생사 교육제도를 설명할 수 있다.
- 각 나라별 치과위생사 교육제도를 설명할 수 있다.
- 각 나라별 치과위생사의 업무 및 공통점을 설명할 수 있다.

1. 미국

1) 미국의 치과위생사 역사

Dr. Alfred Civilion Fones(1869~1938)는 치과위생사 제도를 처음 만들어낸 창시자이며 치과위생사라(dental hygienist)는 명칭을 처음 사용한 것이 그 초시라고 할 수 있다.

Dr. Fones의 육촌 동생인 치과보조원(dental assistant)으로 근무하던 뉴먼부인(Irene Newman)은 1906년부터 Dr. Fones로부터 기초적인 치위생 과정을 훈련받아서 1909년 치과위생사 면허시험에 응시하여 첫 번째 면허를 취득한 치과위생사가 되었다.

그 후 치과위생사 제도는 미국과 캐나다와 전 세계로 전파되어 치과위생사 제도를 도입하게 되었다.

한국의 치과위생사 제도 역시 미국의 역사로부터 찾아볼 수 있다. Dr. Fones는 1913년 치과위생사의 교육을 위한 교육과정을 세우고 1914년에 첫 졸업생을 배출시켰다. 또한 교육의 중요성을 강조하여 공중교육이라는 중요한 일을 하는 요원을 치과위생사라고 하였다.

치과위생사의 업무범위 중 질병의 예방과 공중교육에 대해 특히 강조하였다.

초창기 치과위생사 제도 도입은 Massachusetts주와 New York주 정도로 아주 소극적이고 서서히 전달되었지만 세계 2차 대전 이후 구강병 예방 및 보건 봉사의 범위는 점차 양적으로 질적으로 확대되어 그 뒤 40~50년 후 미국의 50개주 전 지역에서 치과위생사 면허를 취득할 수 있게 되었다.

교육기관의 설립도 확대되어 1962년에는 43개, 1980년에는 204개, 오늘날에는 전문대학(EN) 335개, 학부과정(DC) 55개, 대학원과정(MS) 22개의 교육기관이 운영되고 있다.

* EN ; Entry-level / DC ; Degree Completion / MS ; Masters

2) 미국 치위생(학)과의 교육목적

미국의 University of Bridgeport Fones School의 치위생(학)과 교육목적은 현대적 치과위생사의 선구자인 A. C. Fones 박사의 신념에 기초하여 치과위생사로서 갖추어야 할 자세와 기능을 바탕으로 우수한 치과위생사 양성에 그 목적을 두었다. 즉 실습과 이론에 대한 양질의 교육프로그램을 제공함으로써 시민의 치과위생예방과 건강증진계획, 숙련된 환자 간호, 구강건강증진에 이바지할 수 있도록 한 것이다.

한편 Old Dominion University의 경우는 지역사회보건전문인 양성을 위하여 다음과 같은 사항을 목적으로 하였다. 즉, 시민의 구강건강관리를 위한 치과위생사 배출을 위하여 치과위생 이론 및 실습, 공중구강보건, 연구방법론 및 교수법 등과 같은 최고 수준의 치과위생 교육프로그램을 실시하고, 구강건강연구를 육성하여 우수한 치과위생사를 양성하는 것이다.

University of Michigan 대학의 치위생(학)과 교육목적은 지역사회의 건강, 연구를 위한 사회교육, 행동교육, 생물학의 광범위한 기초지식을 제공해 주며, 치과위생사로서의 전문적인 업무 수행에 필요한 요건을 갖추도록 하는데 목적을 두고 있다.

Oregon Institute of Technology의 목적은 진정한 치과위생 전문인이 되기 위하여 사회적으로 변화하는 보건관리 및 필요를 지속적으로 배우고 적응하도록 노력하는데 있으며, 이를 위해 학교는 이러한 치과위생사의 역할에 적합한 교과과정을 제공하고 학습을 유도하는 물리적, 정서적 분위기 조성 뿐 아니라 학습경험을 최대화하여 학생들로 하여금 예리한 사고력과 자기평가의 기회를 가지도록 하는데 목적을 두고 있다.

3) 미국의 치위생학과 교육과정

치위생 기초영역에 관련되는 과목으로는 구강미생물학, 구강병리학, 치과약리학, 치과영양학, 구강조직발생학, 조직 및 병리학, 치과위생학개론, 치의학용어, 구강생리학, 생화학 및 영양학, 인체해부학, 구강해부학, 치과재료학 및 실습, 치아형태학 및 실습, 구강보건통계학, 치과장비론, 치위생학 및 실습, 치과간호학, 치위생보건 선택 등의 과목이 개설되어 있다.

치위생 임상에 관련되는 과목으로는 치과방사선학 및 실습, 구강내과학, 치위생문제, 임상실습, 국소마취학, 실습관리, 치위생확장업무 및 실습, 임상전단계실습, 치위생임상학, 치과치료, 종양학실습, 장애자개호보조실습, 여름중간실습, 관리실습, 위생학서비스, 특별환자관리 등의 과목이 개설되어 있다.

예방 및 교육관련 교과목으로는 지역사회구강보건학 및 실습, 예방치과학 및 실습, 공중보건학, 치주학, 예방관리, 치과응급처치 및 실습, 치위생기술, 치위생이론, 치위생실습, 노인치위생학 등의 교과목이 개설되어 있다.

표 3-1 미국 4년제 치위생학과 교육과정-Bridgeport University (4 years)

	Number	Course	Semester hours
First Semester	DH 123	Oral Anatomy	4
	DH 129	Clinical Practice I	3
	Bio 113	Anat. & Phys. I	4
	Chem 113	Bio Chem	4
	Engl C101	Composition & Rhetoric	3
Second Semester	DH 124	Radiology	3
	DH 127	Pharmacology	2
	DH 130	Clinical Practice II	4
	DH 140	Intro. Periodontology	1
	Bio 114	Anat & Physiology II	4
	Bio 106	Microbiology	3
Summer	Math 105	Intermediate Algebra	3
Third Semester	DH 227	Clinical Practice III	5
	DH 233	Hist / Pathology	3
	DH 241	Periodontology	2
	DH 250	Dental Materials	3
	Soc 101	Principles of Sociology	3
Fouth Semester	DH 228	Clinical Practice IV	5
	DH 232	Community Dental Health	4
	Nut 204	Principles of Nutrition	2
	MComm 110	Public Communication	3
	Psyc 103	Introduction to Psychology	3
Fifth Semester	DH 302	Inst Strategies Health Profession	3
	Hum C201	Humanities I	3
	HS 201	Introduction to Counseling	3
	FA C101	Fine Arts	3
Sixth Semester	DH 301	Dental Hygiene Practice	3
	DH 304	Dental Hygiene Internship	3-6
	Hum C202	Humanities	3
	SoSc C202	Social Science II	3
Seven Semester	DH 305	Research	3
	MK 305	Principles of Marketing	3
	Psyc 314	Educational Psychology or	
	Gero 351	Social Gerontology	
		Electives	6
	DH 306	Contemporary Dental Hygiene Practice	4
	Caps C390	Capstone Seminar	3
		Electives	6
Total Semester Hours			120

표 3-2 미국 2년제 치위생학과 교육과정-Bridgeport University (2 years)

	Number	Course	Semester hours
First Semester	DH 123	Oral Anatomy	4
	DH 129	Clinical Practice I	3
	Bio 113	Anat. & Phys. I	4
	Chem 113	Bio Chem	4
	Engl C101	Composition & Rhetoric	3
Second Semester	DH 124	Radiology	3
	DH 127	Pharmacology	2
	DH 130	Clinical Practice II	4
	DH 140	Intro. Periodontology	1
	Bio 114	Anat & Physiology II	4
	Bio 106	Microbiology	3
Summer	Math 105	Intermediate Algebra	33
Third Semester	DH 227	Clinical Practice III	5
	DH 233	Hist / Pathology	33
	DH 241	Periodontology	22
	DH 250	Dental Materials	33
	Soc 101	Principles of Sociology	3
Fouth Semester	DH 228	Clinical Practice IV	5
	DH 232	Community Dental Health	4
	Nut 204	Principles of Nutrition	2
	Inst C101	Media Aeesthetics	3
	Sosc C201	Social Sciences	3
Total Semester Hours			71

4) 미국 치위생교육 인준제도

① 치위생교육과정 인정기준

초기의 치위생 교육내용은 개원 치과의사들이 요구하는 사항과 면허시험을 치르는데 필요한 과목뿐으로 교육과정도 대개 개인치과의원에서 필요한 진료지식을 습득시키는데 중점을 두었고, 또한 각 대학의 교육내용은 54개 과목 중 5개 과목만이 공통과목으로 교육될 정도로 차이가 심하였다. 이에 각 학교 간의 수업시간, 실습시간 등을 동일하게 하려는 미국치과의사협회 치학교육위원회(American Dental Education Association, ADEA)의 꾸준한 노력으로 치위생학 교육과정에 필요한 〈최소한의 표준〉을 세워 교육표준화를 위한 기초를 수립하였고, 내용은 다음과 같다(표 3-3).

2년제 과정은 전문학사학위를 부여할 수 있다. 4년제 대학에서는 전문학사, 수료증, 학사학위를 수여할 수 있다. 심리운동영역의 기술습득과 교육내용을 습득하기 위해서는 최소 2년의 교육연한이 필요하다. 그러나 학생 개인의 능력에 따라 수업기간을 단축하거나 연장할 수 있다. 위원회는 전문학사과정과 학사과정의 연계성을 부여하고 교육과정 개발을 적극 권장하고 있다. 따라서 전문학사 과정의 일반교육, 사회과학, 생의학(biomedical science)과목에 준하여 개설하도록 규정하고 있다. 4년제 대학의 편입과정은 전공과목과 비전공과목의 학점을 균형있게 배분하여야 한다.

② 미국의 전공 전 교육과정의 특성

대학 교육과정에서 가장 기본적인 내용영역은 해당 전공영역과 전공전(교양)영역으로 크게 대별되며 한국의 경우 3·4년제를 기본으로 총 졸업학점은 120~140학점 정도이고, 학기당 평균 20~24학점을 이수하며, 교양은 14~18학점 정도 이수하는 것이 일반적 사항이다. 그리고 전공 대 교양의 비율은 전체적으로 77:23의 비율을 나타내고 있다. 반면 미국이나 캐나다의 경우 4년제를 기준으로 대부분 120학점 정도를 이수하고 있으며 전공전 과정에서 53~54학점, 전공과정에서 66~70학점을 이수하고 있다.

이수학점은 전공전(교양)의 학점이 상대적으로 높게 나타나고 있으며 그것도 치위생 전공과 관련된 기초적 수준의 전공 전(교양)과목들이라는 것이 매우 특징적이다. 한국에 비해 전공 이수학점 비중과 과목수가 적다. 향후 교과목 개설이 전공과 유관한 전공 전(교양)을 강조하는 방향으로 개설되어야 할 것이다.

표 3-3 치위생 교육기관 인정기준 중 교육과정 표준(미국 치의학계열 교육인준위원회, 2004)

교과목의 영역	필수 과목	우리나라의 관련 교과영역
일반교육 General Education	구두 및 문서 커뮤니케이션 심리학 사회학	교양과목에 해당
생체의학 Biomedical Science	해부학 생리학 화학 생화학 미생물학 면역학 일반병리학 영양학 약리학	기초과학 계열기초과목에 해당 (보건계열의 공통기초과목)
치의학 Dental Science	치아형태학 두경부 및 구강해부학 구강발생학 및 조직학 구강병리학	구강생물학 영역에 해당
	구강방사선학 치주학 치과재료학 동통관리학	치과임상학 영역에 해당
치위생학 Dental Hygiene Science	구강보건교육 및 예방상담 건강증진 지역사회 구강보건	공중구강보건 영역에 해당
	임상치위생 특수환자 치료 및 관리 응급처치 감염 및 위험관리 혈액성 감염 질환자의 치료	임상구강위생영역에 해당
	환자관리	치과의료관리 영역에 해당
	의료법 및 윤리	의료관계법규에 해당

미국의 경우 4년제 교육과정의 편제는 크게 전공 전 과정(pre-dental hygiene program)과 전공과정(Dental Hygiene program)으로 구분된다. 전공 전 과정에서는 주로 일반교육, 사회과학, 생의학 과목을 이수하게 된다. 전공과정에서는 치의학과 치위생학 과목을 이수하며 기초임상교육과 임상실습을 하게 된다.

전공 전 교육과정에서 일반교육(학부 공통필수)과 생의학 과목을 이수한 학생을 전문학사학위 과정과 학사학위 과정을 선택할 수 있다. 또한 전문학사학위 과정을 졸업한 후 1년 간의 학위완수 과정에 편입하여 학사학위를 받을 수 있는 길이 열려있다.

5) 미국 치과위생사교육제도

미국 치과위생사 교육연한은 대부분 2년 과정이며, 치과대학 부속기관으로 운영되고 있거나 대학교 내에 2년제 전문대학 과정으로 설립되어 있는 치과위생사 교육기관 중 정규과정인 2년 이외에 추가로 2년과정의 교과목을 더 이수하면 학사학위(BS)를 받을 수 있으며(약 30개 대학), 그 후 다시 치과대학이나 보건대학원에서 대학원 과정을 수료하면 일반석사(MS), 공중보건석사(MPH)를 받게 되고, 더 공부를 계속하여 박사(Ph.D)나 공중보건박사(Dr.PH) 학위를 취득할 수도 있다.

초기의 치과위생사 학교에서 가르치는 내용은 개원 치과의사들이 요구하는 사항과 면허시험을 치르는데 필요한 과목 뿐으로 교육과정도 대개 개인치과의원에 필요한 진료지식을 습득시키는데 중점을 두었고, 또한 각 학교간에 교육내용의 차이가 대단히 심하여 54개 과목 중 5개 과목만 공통된 과목으로 교육되었다. 이에 각 학교간의 수업시간, 실습시간 등을 동일하게 하려는 미국치과의사협회 치과교육위원회의 꾸준한 노력으로 치위생(학)과 학교의 교육과정에 필요한 〈최소한의 표준〉을 세워 교육표준화를 위한 기초를 수립하였다.

치위생(학)과 학교의 입학자격은 최소한 4년제 대학에 응시할 수 있는 자격을 부여한 고등학교 과정을 수료했거나 이와 동등한 자격을 가진 사람으로 규정되어 있으나 일부 특수한 학교는 예과과정으로서 자연과학 분야의 초급대학에서 2년 이상 교육을 받은 사람에 한해서 입학자격을 부여하고 있기도 하다.

미국의 법정 치과위생사 면허를 받기 위해서는 최소한 2년 간의 치위생(학)과 필수과목을 이수해야 가능한 것으로 되어 있으며, 일반적으로 학사나 석사학위를 취득한 치과위생사들은 주로 치과위생사 교육기관이나 연구기관 및 연방정부나 주 정부의 공중구강보건사업의 선두주자로서 종사하게 된다.

미국의 치위생학 전공과 관련 있는 대학원은 다음과 같다.

1. University of North Carolina(Raleigh, North Carolina. 1789년 개교)
2. Idaho State University(Pocatello, Idaho)
3. University of California San Francisco (San Francisco, California)
4. University of Southern California (Los Angeles, California)
5. University of Bridgeport Bridgeport, Connecticut)
6. MCPHS University (Boston, Massachusetts)
7. University of Michigan. Ann Arbor, Michigan
8. Metropolitan State University (St. Paul, Minneapolis)
9. University of New Mexico (Albuquerque, New Mexico)
10. Ohio State University (Columbus, Ohio)
11. N East Tennessee State University (Elizabethton, Tennessee)
12. Texas Woman's University (Denton, Texas)
13. U of Texas Health Science Center at San Antonio (San Antonio, Texas)
14. Eastern Washington University (Spokane, Washington)
15. University of Washington (Seattle, Washington)
16. University of Tennessee Health Science Center(Knoxville, Tennessee)
17. University of Missouri(Kansas City, Missouri)
18. University of Minnesota(Minneapolis and Saint Paul, Minnesota)
19. University of Maryland(Adelphi, Maryland)
20. Texas A&M University Baylor College of Dentistry(Dallas, Texas)
21. Old Dominion University(Norfolk, Virginia)
22. West Virginia University School of Dentistry(Morgantown, West Virginia)

(1) 미국의 면허제도 및 업무현황

미국 치과위생사에 대한 최초의 면허법은 1917년 Connecticut주에서 통과된 것을 시작으로 각 주에서 치과위생사들이 진료를 행할 수 있는 법령을 공포하여 치과위생사의 업무한계 및 진로에 중요한 역할을 하고 있으며 일반적으로 모든 면허법령을 보면 치과위생사들의 진료업무는 반드시 면허증을 소지한 치과의사의 지시와 감독을 받도록 규정되어 있어 단독 개원은 불가능한 상태이다.

치과위생사 면허를 위한 시험은 1948년 9월 New Jersey에서 최초로 시행되었으며, 1차로 필기시험을 국가시험(National Board Examination)으로 치루어 합격

표 3-4 미국의 치위생학 전공 대학원(석사 학위과정)에서 갖추어야 할 8개 핵심 역량 (미국치과위생사협회 미국치의학교육협의회, 2010년)

핵심 역량	내용
1. 다양형, 사회문화적 수용력	다양한 지역성과 문화적 배경을 가진 개인 또는 집단과 원만한 관계를 형성하고 소통할 수 있는 능력
2. 보건정책, 전문가 간의 협력, 옹호	건강 증진·교육·치위생전문직 등에 관련된 정책과 전문가 간의 협력 관계를 이해하고, 개인이나 지역사회의 권리를 옹호할 수 있는 능력
3. 건강정보와 정보기술	연구·건강관리·교수학습 등의 발전을 위해 관련 정보와 기술을 활용할 수 있는 능력
4. 건강 증진과 질병예방	전신건강과 관련지어 개인·가족·지역사회의 구강건강을 증진할 수 있도록 위험요소를 사정하고, 경감하며, 교육할 수 있는 능력
5. 리더십	개인·지역사회·단체의 수월성을 발굴하고, 비전을 세워 공유하며, 목표를 성공적으로 달성할 수 있도록 변화를 이끌어 낼 수 있는 능력
6. 전문성	지식과 행동을 통하여 높은 수준의 역량과 윤리의식, 진실성, 책임, 의무 등을 담보할 수 있는 능력
7. 프로그램의 개발과 운영	교수학습·교육·봉사 등과 관련된 프로그램을 사정, 계획, 수행 및 평가할 수 있는 능력
8. 학술 조사와 연구	과학적 이론과 연구방법을 활용할 수 있는 능력

※ ADHA & ADEA, Core Competencies for Graduate Dental Hygiene Education, 2011.)

표 3-5 미국 치위생학 전공 대학원의 '석사 학위과정' 개설 교과목 현황(2014년)

주제	편성률(%)
연구방법	88
보건교육	88
리더십	82
치위생 실무의 법적·윤리적 현안	71
치과의료관리	59
재무관리와 부채상환	52
인적 자원과 지도감독	47
치위생진단과 계획수립	29
국소마취의 적용과 감시	24
수복치료	6

※ ADHA, Dental Hygiene Education Facts (Curricula, Program, Enrollment and Graduate Information), Octobver 21, 2014.

하면 주단위 또는 주별 연합단위별로 실기시험인 2차 시험을 보게 되고 면허는 주 정부에서 발급하게 된다.

또한 치과위생사 면허를 소지한 자중 약 16%는 여러 주에서 일할 수 있는 복수의 자격증을 가진 것으로 나타났으며, 21개 주에서는 치과위생사도 소정시간의 보수교육을 받아야 하는 것으로 되어 있다.

미국 치과위생사의 업무범위는 주마다 약간의 차이가 있으나 치과위생사가 처음 등장했던 동부에서는 예방치과처치나 구강보건교육에 중점을 둔 반면 캘리포니아를 중심으로 한 서부에서는 국소마취하의 치은판막술, 간단한 우식와동 형성 및 충전 등 비교적 적극적인 업무도 인정하고 있다.

미국 치과위생사의 대부분은 여성으로 현재 80% 이상이 개인치과진료기관에서 활동하고 있으며 주요 업무는 환자에 대한 개별구강보건교육, 칫솔질교습, 스케일링, 불소도포, 치면열구전색 등의 예방진료와 구내방사선촬영 및 현상, 계속구강관리제도 운영 등을 들 수 있고 10~20% 정도는 공공단체나 연방정부 및 주 정부의 공중구강보건사업에 종사하고 있다.

미국치과위생사협회는 1923년에 창립되었고 53개의 중앙조직과 350개의 지방조직으로 구성되어 있다.

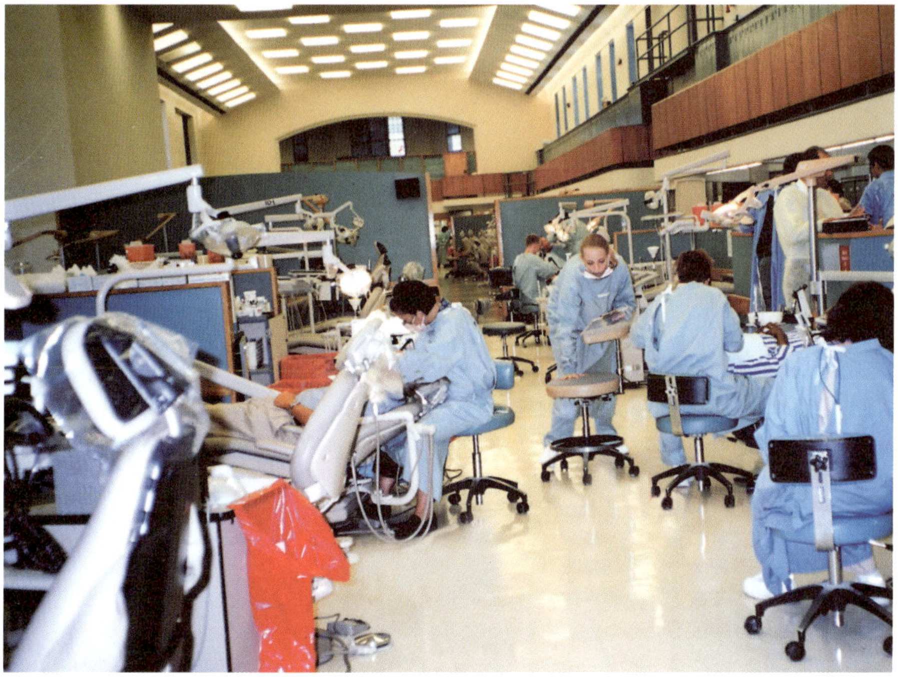

그림 3-1 미국의 치과위생사

(2) 미국 치과위생사협회 (ADHA / America Dental Hygienists Association)

1923년 9월 오하이오 클리브랜드에서 주를 대표하는 46명의 치과위생사들이 임시회의에서 Mrs. Hart가 연방정부의 미국 치과위생사협회 초대회장으로 확정되었다.

1925년 켄터키 루이스빌에서 ADHA가 열렸고 각주에서 치과위생사들의 활동에 대한 보고서를 제출하였다.

Mrs. Hart 회장의 제안으로 명예회원제도를 수립 후 치과위생사 교육을 처음 시작한 Dr. Fones의 부인인 Mrs. Fones를 ADHA의 첫번째 명예회원으로 선정하였다.

① 치위생 전문잡지 발간

1927년 "Journal of the American"이 발간되고, 1972년 "Dental Hygiene"으로 명칭 개정되며, 1988년 "Journal of the Dental Hygiene"으로 미국치과위생사협회에서 계속 발간되고 있다.

전 세계의 치과위생교육과 훈련 등에 관한 정보와 치위생관련 연구를 촉진시키는 중요한 역할을 하며 세계치과위생사 교육의 방향을 제시하는 전문잡지로 성장하였다.

1988년 ACCESS의 새로운 잡지를 발간하게 되었다. 치과위생사의 최신의 뉴스를 제공하며 신기술과 periodontal 경향, 감염통제, 유전자공학, 여성 건강 등 최신의 전문적 이슈, 건강, 법률발전, practice 관련 정보에 대해서도 다루고 있다.

표 3-6 미국치과위생사 면허시험 과목과 문항 수

분야	세부분야	문항수
치과위생훈련을 위한 기초학 (60)	해부과학 - 해부학 (12) - 조직학, 태생(발생)학 (5)	17
	생리학	5
	생화학, 영양학(영양결핍포함)	6
	미생물학, 면역학	10
	병리학 - 일반(감염, 회복, 종양) (5) - 구강 (7)	12
	약리학	10
임상치과위생 services의 규정 (120)	환자의 특징을 평가 - medical, dental history (5) - 머리, 목의 검사 (4) - 치주평가 (9) - 구강평가 (3) - 교합평가 (1) - 임상시험 (1)	23
	방사선사진의 획득과 해석 - 방사선 생물학과 radiophysics의 기본요소 (4) - 방사선학 보건의 기본요소(방사선 방호와 계량) (5) - 기술(방사선사진의 질평가 포함) (5) - 정상과 비정상에 대한 인지 (5)	19
	치위생관리를 처리하는 계획하는 - 감염조절(적용) (6) - 응급상황의 인지 및 적절한 환자관리 준비 (5) - 개개인에 적절한 환자교육 (13) - 불안(걱정), 통증조절 (3) - 환자와의 약속관리법과 인식 (3)	30
	치주과정을 실행할 수 있는 - 치주질환의 발병학, 원인학 (7) - 규정된 치료(기구, 기구술, 부속치료 포함) (15) - 재평가와 유지 (5)	27
	Preventive Agents의 사용 - 불화물 : 체계와 총론 (7) - 치면열구전색제 (4) - 다른 예방제제들 (1)	12
	치료서비스에 대한 도움 제공들 - 치과재료의 성질과 조작 (3) - 자연치와 수복치의 연마 (2) - 인생채득 및 study casts 준비 (2) - 그 외 다른 도움들(임시회복물, 러버댐, 매트릭스, debonding) (2)	9
지역사회보건 /학술조사 원칙 (20)	그룹을 포함한 질환예방과 보건증진(광고매체와 대화의 자질포함)	4
	지역사회 프로그램에 참여하는 - 주민들에 대한 평가와 주제의 명확성 (3) - 프로그램에 대한 평가, 수행, 계획 (5)	8
	분석과학 문헌, 통계적인 개념 이해, 문헌결과에 대한 적용	8

표 3-7 각국 치과위생사면허·자격제도 및 국가시험

나라 구분	A. 일본	B. 미국	C. 한국	D. 영국	E. 호주	F. 캐나다
1. 학제 및 교육기관	◎ 학제 ·최소한 2년제 또는 3년제 ◎ 지원자격 ·고등학교를 졸업한 자 또는 졸업예정 자 ·12년간의 학교 교육을 이수한 자	◎ 학제 ·2년제 전문 대학과정, 약 70%(입학하기 전 1년동안 교양 및 기초과학과목 들을 이수해야 하므로 3년과정) ◎ 교육기관 ·치과위생관련 교육자, 연구자, 및 영자 양성을 위한 대학원 과정. 약 12개 대학에 있음	◎ 학제 ·최소한 3년제 또는 4년제 ◎ 지원자격 ·고등학교를 졸업한 자 또는 졸업예정 자	◎ 학제 ·2년제 과정으로 치과위생과는 영국의 치과 대학이 있는 대학에 모두 있음 ◎ 지원자격 ·년령:17세 이상 ◎ 성적 ·3등급의 5Scottish standard(higher) grade가 C이상 ·5 GCSE pass가 C 이상 ·치과 간호사 자격증 소지자	◎ 학제 ·5개주에 6개 대학에서 치과위생과가 개설되어 최초 2년제 또는 3년제 과정 ◎ 지원자격 ·각 대학별로 입학자격을 별도로 규정하여 조금씩 차이가 있음	◎ 학제 ·2년제 전문대학 또는 4년제 학부 및 대학원 과정 ◎ 지원자격 ·Commission on Dental Accreditation of the American Dental Association에서 인정한 전문대학 이상에서 최소한 2~3년간 치과위생과 과정을 이수한 자
2. 면허 자격 제도	◎ 개인 인증제도 ◎ License system(면허제도)	◎ Licencing system(면허제도)	◎ Licencing system(면허제도)	◎ Qualification system(자격제도)	◎ 개인 인증제도 Qualification system(자격제도)	◎ 개인 인증제도 : 캐나다의 관할 구에 따라 면허제, 자격제, 및 승인(인증) 등으로 다르게 주어진다.
3. 시행 기관	◎ 면허 발급 : 후생 노동성 ◎ 시험 시행	◎ 면허발급 ·각 주의 지역치과시험기관위원회 ◎ 시험시행 ·필기시험을 위한 기관명 : 미국치과의사협회(AADE)의 전국치과시험연합위원회(The joint commission-on National Dental Examination) ·실기시험을 위한 기관명 (Regional dental Eaxmination Boards) : 4개 권역별 치과시험기관 위원회와 1개의 독자적 치과시험 기관 위원회로 구성	◎ 면허시험 시행 및 발급 기관 ·한국보건의료인 국가시험원	◎ 자격인증 : General Dental Council	◎ 자격인증 : Australian Dental Council (호주 치과 협의회)	◎ 면허시험 시행 및 발급기관 = National Dental Hygiene Certification Board (전국 치과 위생자격시험 위원회)

※출처 ; 한국보건의료인 국가시험원, 연구과제, 치과위생사 시험과목 타당성 연구, 2003.

표 3-8 미국과 일본 치위생학과의 교육목적

학교	교육 철학 및 목적	주요개념	교육목표	주요개념
동경치과대학 치위생학 전문학교	1. 치과위생사에게 필요한 질적인 학과를 교수함과 동시에 풍부한 교양과 높은 인격을 갖춘 인재를 양성하고자 한다.	(C) 질적인 교육 (A) 풍부한 교양 (B) 높은 인격		
동경의과치과대학 치학부 부속 치과위생사학교	1. 예방처치의 지식, 기술이 숙련 되고, 상대방의 입장에서 교육 가능하며, 치과진료 장에서 치과의사와의 공동 작업을 원활히 할 수 있는 기술의 습득뿐만 아니라, 사람을 대상으로 하는 직종이므로 특히 풍부한 인간성을 기르고, 또한 전문인으로서 응용력 있는 치과위생사를 양성한다.	(C) 지식, 기술 (B) 풍부한 인간성 (A) 전문인	치과위생사의 업무로서 법률이 정하고 있는 것을 충실하게 이행 할 수 있도록 한다. 1. 치과위생사는 보건소, 치과진료서 병원, 기타 시설 등에서 치과의사와 함께 진료 대상자의 상태를 파악하고 그에 알맞은 치료 방법을 검토한다. 2. 구강건강을 도모하고 충치와 치주질환에 대한 예방처치 및 질병을 진행되지 않도록 예방책을 검토, 교육시킨다. 3. 치과의사의 진료가 원활이 진행되고 환자가 쾌적한 치료를 받을 수 있도록 진료 보고를 행하는 것도 치과위생사의 중요한 역할 중 하나이다.	(D) : 구강건강을 도모 (A.E) : 예방 처치 및 질병으로 진행되지 않도록 예방책을 검토, 교육
Old Dominion University	1. 가장 기본적인 철학은 학생들에게 우수성, 연계성, 목적성에 강조를 두고 자기인식과 지속적인 개인발전과 전문성 개발을 촉진시키는 풍부하고 전문적인 교육을 제공하는 것 질적인 치과 보건치료는 모든 시민들의 권리이며, 치위생학은 이러한 사회의 치과보건에 대한 필요를 충족시키고자 존재 사회의 구강 보건의 욕구를 만족 시키고자 치과위생사는 치과위생과정, 평가, 계획, 실행, 검토 평가로 이루어지는 치과위생 진료에 대한 체계적인 접근 사용 이러한 과정은 비평적인 사고, 자기의 종합화, 의사 결정 및 행동에 대한 개인적인 책임감을 요구한다.	(B) 우수성, 연계성 (C) 지속적인 개인발전 (C) 전문성 개발 (A) 구강 보건의 욕구를 만족	1. 인문학, 사회심리학, 기초과학, 치위생학에 대한 견고한 이론적 기초 2. 문제 해결, 의사결정 능력 및 평생교육 동기부여 3. 특수 인구 계층의 치과위생 욕구 충족 4. 치과위생, 치위학, 사회내에서의 책임감, 윤리적 행동양식 5. 임상가, 연구가, 관리자 및 감독자, 교육자 및 보건증진자의 역할 수행 6. 전문 업무 참여와 전문성 장려 7. 국가, 지방 주 치과위생시험 준비-자격있는 전문인으로	(A) 이론 기초 (E) 평생교육 (C) 책임감, 윤리성 (D) : 특수 인구계층의 치과위생욕구충족 (B) 보건증진자
University of Bridgeport	1. 자아지향적 학습 책임감 중시 다양성 인정 최적의 임상기술, 판단기술, 의사전달 기술 성취 능력 배양 팀차원의 노력, 적극적인 융통성 기초적인 과학지식 제공 및 인생 경험 및 직업 경험과 관련있는 이상 경험 제공	(A) : 자아지향적 학습 (C) : 기초적인 지식	책임감 있는 보건 치료 제공자 1. 우선 요소를 인식, 결정 2. 효과적인 의사전달 기술 3. 비차별적인 진료수행 4. 지속적인 학습 동기, 기술향상, 유능 5. 치과위생 실무의 다양성의 필요성 이해 6. 지역사회 진료활동에 참여 7. 계속해서 새로운 목표 설정	(C) 책임감 (B) 의사기술 (A) 지속적인 학습 (D) : 지역사회 진료활동 (E) 목표지향
Ownes Community College	1. 양질의 교육을 제공하고자 한다 학생, 고용인, 치과 보건의 소비자들의 욕구를 충족 본 교과과정은 졸업생들이 치과위생 전문직에서 성공하고 사회에서 긍정적으로 공헌하며, 사회내에 급속도로 변화하는 보건문제를 발의하고 지지하며 적응하도록 돕는다.	(C) : 양질의 교육 (B) : 보건 문제를 발의하고 지지	1. 예방적이고 숙련된 진료 2. 질병 예방과 지역사회 서비스 3. 문제해결, 비판적 사고, 의사결정 기술 4. 양질 교육, 윤리, 통합 활동, 계속 교육, 고등교육과 연계, 전문인 협회의 적극적인 참여, 업무 기회를 넓힘.	(A) 양질 교육 (B) : 예방적이고 숙련된 진료 (E) : 전문인 협회의 적극적인 참여 (C) : 윤리

※ 출처 ; 한국보건의료인 국가시험원, 연구과제, 치과위생사 시험과목 타당성 연구, 2003.

6) 미국의 치과치료사(Dental Therapists)

미국치과위생사협회는 버몬트주에서 2016년 새로운 구강보건인력제도의 도입으로 치과치료사의 도입이 시작되었다.

치과위생사 면허소지자가 치의학인증위원회(Commission on Dental Accreditation, CODA)에서 승인을 받은 교육기관에서 교육을 이수해야 한다.

(1) 업무

구강병의 예방과 구강상태의 평가, 교육, 완화 치료와 같은 구강건강관리를 제공하는 역할을 수행한다.

치과의사의 감독 하에 수복치료를 수행할 수 있다.

(단, 유치와 영구치의 수복, 영구치의 crown, bridge, veneer 또는 denture 제작은 제외)

(2) 치과치료사의 수행 업무

치과치료사가 수행할 수 있는 진료범위 내에서 환자 개인에게 적절한 치료계획을 세우고 그 범위를 벗어나는 경우 적절하게 의뢰를 한다.

- 국소마취
- 유치발치
- 불소바니쉬
- 치면열구전색
- 방사선 사진 촬영
- 임시수복, 임시치아장착
- 예방제제의 국소적 도포
- 구강병에 대한 예방처치, 구강병에 대한 평가
- 구강보건교육, 영양상담과 식이분석을 포함한 질병예방교육
- 이산화질소마취(FDA가 분류한 약물중 심리적 신체적 의존성이 발생할 가능성이 있는 약물인 II 또는 IV를 제외한 진통제, 항염증제, 항생제를 처방)

2. 일본

1) 일본 치과위생사의 교육 및 제도

일본의 치과위생사의 교육은 1922년 1월 동경의 Lion아동 치과의원에서 처음으로 시작되었으며, 이때 고등학교 이상을 졸업한 25세 이하를 대상으로 선발하여 6개월간 치과진료협조자로서의 기능 및 지식을 부여하고 첫 졸업생은 15명을 배출하였다.

교육연한은 초급대학, 전문대학, 사립으로 운영되는 3년제 학교가 전국 157개(2017년 기준), 4년제 대학 11개, 총 168개이다.

1997년 보건소법, 보건소 업무가 추가되며 1948년 치과위생사법이 제정되어 지역사회보건 치과위생사는 예방적업무 · 치면세마를 중심으로 발전하였으며 치과위생사법을 독립적으로 보유하고 있고 고등교육 도입 및 운영과 전문화에 있어서는 다소 늦은 경향이 있으나 최근에는 인정 치과위생사제도를 두어 치과위생사의 전문분야의 치과위생사의 영역을 확대하고 있다(www.pmet.or.jp).

1951년 일본치과위생사협회 설립과 2006년 일본치과위생학회설립, 2008년 일본치과위생사협회에 의한 인정치과위생사제도가 설립되었다.

일본에서 치과위생사의 주요 업무는 치과 병 · 의원의 치과의사들의 요구에 의해 주로 치과진료협조업무에 주력하고 있으며 구내방사선 촬영업무는 법적으로 허용되지 않고 있다. 일본 치과위생사 업무 중 가장 큰 특징은 치과보건지도 업무로서 유아기부터 고령기 까지의 생애주기별 건강관리로 와병생활자, 요양간호자 등에 대한 방문구강케어 업무이다. 최근에는 구강재활(Oral Rehabilitation)로 음식의 섭식태도개선, 요양간호자의 저작이나 삼키는 힘을 강하게 하는 섭식, 삼킴, 구강기능 훈련으로 구강보건분야의 주요 업무로 대두되며 병태별 새로운 치과보건분야의 치과위생사의 주요 업무로 운영되고 있다.

일본치과위생사협회 등록자 수는 2020년 271039명으로 집계되며 취업기관별로는 치과진료실이 가장 많고 그 다음이 병원, 보건센터, 보건소, 장애인 진료시설 등으로 나타났다.

*** 인정 치과위생사**

A 인정 분야 - 생활습관 예방(일본치과위생사주최)
섭식연하제한(일본치과위생사주최)
재택요양지도 · 구강기능관리(47년 지역치과위생사회 주최)
당뇨병 예방지도(토쿠시마대학 치학부 위탁)
의과 치과 연계 · 구강기능관리(큐슈치과대 위탁)

B 인정 분야 - 장애인 치과(일본장애인치과학회)
노년 치과(일본노년치과학회)
지역치과보건(일본구강위생관리)
구강보건관리(일본구강위생관리)

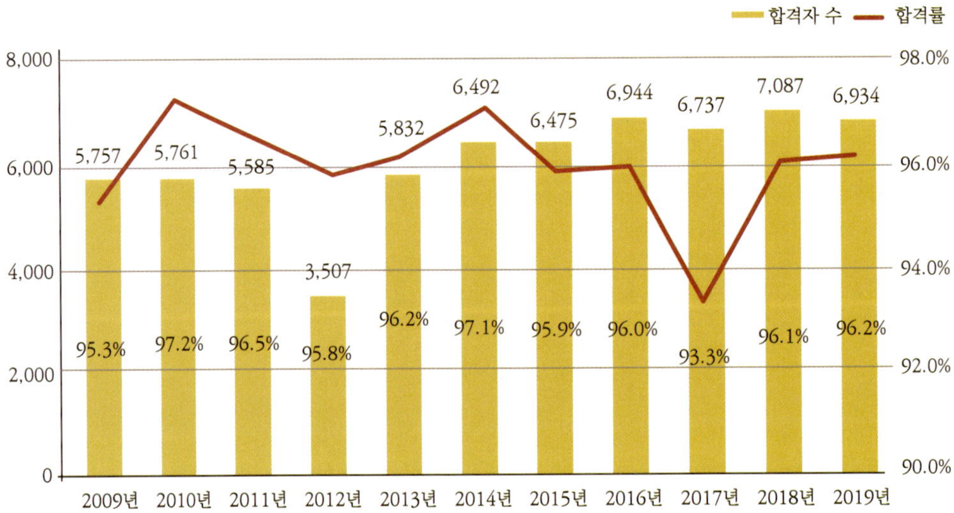

그림 3-2 **일본의 치과위생사국가시험 합격자 수 및 합격률**

2) 일본 치위생학과의 교육제도

일본의 치과위생사 제도는 1920년 치의학 전문학교의 설립이 증가됨에 따라 진료 보조인력의 수요가 많아지게 되었고, 미국의 영향으로 치료중심에서 구강병 예방과 구강보건교육의 중요성을 인식하게 되면서 치과위생사 규정에 대한 논의가 있어 왔다. 그러나 치과위생사의 교육은 1922년 1월 동경의 Lion아동 치과의원에서 처음으로 시작되었다.

1948년 치과위생사법이 공포되었고 1949년에 최초의 치과위생사 학교가 여섯 학교 설립되었다. 이 학교는 모두 1년제 학교였으며, 1950년에 58명의 치과위생사가 처음으로 졸업하였고, 1951년 일본 치과위생사협회가 설립되었고 1966년에 사단 법인이 되었다.

1997년 지방자치보건소와 요양기관 등에서 일하는 치과위생사의 수가 증가하였는데 이는 출산율이 낮아지고 노령화는 증가하는 시대에 도래하게 되었으므로 "평생구강보건관리(lifelong dental health maintenance)"의 개념이 보다 나은 삶의 질을 추구하는데 직결되게 되어진 것이다.

우리나라와 마찬가지로 일본 치과위생사의 업무도 예방치과진료와 구강보건교육 이외에 치과진료 협조업무를 하고 있다.

3) 일본대학의 교육목적

(1) 후쿠오카 치위생전문학교(複岡齒衛生專門學校)

치과질환의 예방을 위해 직접 환자에 행하는 기술적 처방과 치과진료가 유효하도록 치과진료를 보조하도록 하는 것과, 환자 등에 대해 구강위생 의식의 보급활동, 보건지도 및 교육을 할 수 있는 치과위생사를 양성함과 동시에 직업의식을 갖고 치과의료팀의 일원으로서 사람들과 친화할 수 있는 인격을 기르고, 인간애와 봉사정신을 가지도록 한다.

(2) 사이타마 치위생전문학교(琦玉齒衛生專門學校)

인간의 건강을 좌우하는 치아와 구강의료에 관해 높은 능력을 요구하고, 무엇보다 사회에 잘 적응하고 모든 인간과 더불어 성장해 갈 수 있도록 포괄적인 교육을 하는데 중점을 준다.

(3) 동경의료전문학교 치과위생학교(東京醫療專門學校 齒科衛生學校)

치위생 예방처치의 지식·기능을 인간에 적용함에 있어서 대상자의 입장에서 지도가 되어야하며, 치과진료의 경우는 치과의사와 함께 공동작업이 되도록 노력하며 인간성이 풍부한 전문가로서의 치과위생사를 양성하는데 목적을 둔다.

(4) 동경의과치과대학 치학부 부속 치과위생사학교

치과위생사의 업무는 법률이 정하는 것을 충실하게 이행 할 수 있도록 한다.

첫째, 치과위생사는 보건소, 치과진료소, 병원, 기타 시설 등에서 치과의사와 함께 진료 대상자의 상태를 파악하고 그에 알맞은 치료방법을 검토한다.

둘째, 구강건강을 도모하고 충치와 치주질환에 대한 예방처치 및 질병으로 진행되지 않도록 예방책을 검토, 교육시킨다.

셋째, 치과의사의 진료가 원활히 진행되고 환자가 쾌적한 치료를 받을 수 있도록 진료보조를 행하는 것도 치과위생사의 중요한 역할 중 하나이다.

(5) 동방치과의료전문학교(東方歯科醫療專門學校)

치위생에 관련된 풍부한 이론적 지식을 담고 있는 교육과정을 통해 수업, 임상실습, 보육원에서의 지도 등을 통해 전문적인 치과위생사를 양성한다.

(6) 동경치과위생전문학교(東京歯科衛生專門學校)

교육기본법 및 학교교육법에 기초하여 치과위생사 양성에 필요한 전문교육을 실시하고 봉사·근로·창조의 정신을 가지고 지역사회에 공헌할 수 있도록 육성하는 것을 목적으로 한다.

4) 면허

3년~4년의 교육과정을 마친 뒤 국가시험을 거쳐 면허를 취득하게 된다.

국가시험으로는 실기시험은 없고 필기시험만 실시하며 시험관리는 후생성에서 하고 있다. 국가시험 합격률은 약 95% 정도이고 취업률은 100%로서 아직도 수요에 비해 공급이 부족한 상황이다.

현재 활동중인 치과위생사는 약 1/3인 5만명 정도이다. 그 중 총 면허자의 1/3 정도만이 활동 중에 있다.

일본 치과위생사의 역사는 세계에서 4번째(1948)이고 면허 취득자수는 세계 2위에 속하며 2020년 일본치과위생사협회의 등록자수는 271039명이다.

5) 업무

우리나라와 마찬가지 일본 치과위생사의 업무도 예방치과진료와 구강보건교육 이외에 치과진료협조 업무를 하고 있다.

일본에서 치과위생사의 업무는 보건복지부의 공인에 의한 것이다.

치과위생사의 주요 업무는 치과 병·의원의 치과의사들의 요구에 의해 주로 진료협조업무에 주력하고 있으며, 구내방사선 촬영업무는 법적으로 허용되지 않고 있다. 일본에서의 치과위생사의 주 활동분야는 치과병·의원이며 개원 치과의사들의 요구에 의해 주로 진료보조업무에 주력하고 있는 것이 현실이며, 구내방사선 촬영업무도 우리나라에서는 법제화되어 허용되고 있으나 일본에서는 법적으로는 허용되지 않고 있다.

그러나 보건소에서의 치과위생사 활동은 우리나라에 비해 상당히 활성화 되어 있으며, 특히 만 1.5세부터 초등학교 입학전까지의 아동을 대상으로 구강보건교육 및 정기적인 예방진료 서비스를 제공하여 국민구강건강증진에 크게 기여하고 있다.

치과의사의 직접 지도하에 치아우식증이나 치주질환에 대한 예방처치, 진료보조, 구강보건교육, 감염관리, 보조업무, 치과기자재, 기구관리 등의 업무를 한다.

1947년 보건소 업무에 치과위생이 추가되도록 보건소법이 개정되고 1948년 7월에는 치과위생사법이 제정되었다. 1949년 동경치과대학에 치과위생사 학교가 1년 과정으로 설립되면서 차츰 치과위생사학교가 늘어났으며, 1950년 일본여자위생단기대학, 동경의과치과대학 치과위생사학교가 신설되었다.

1955년에는 치과위생사법이 개정되어 치과진료보조가 치과위생사의 업무로 규정되어, 예방치과처치, 구강보건교육, 치과진료보조 업무에 종사하도록 되어 있다. 1983년 4월 치과위생사 교육기간이 2년으로 정해지고 현재 총 135개의 교육기관이 존재하며 이 중 교육부 산하에는 19개 학교(College, University), 보건부 산하에는 116개 학교(전문학교)가 있으며, 이 중에서 국립치과대학 부속학교가 5~6개 학교이고, 치과의사협회에서 각 도마다 하나씩 운영하는 학교의 규모가 가장 큰 것으로 알려져 있다.

135개의 학교가 모두 2년 과정으로 1965시간~2600시간의 기초 및 전문과목을 이수하도록 운영되고 있으나 2000년 Dental Hygienist School에서 3년제 교육과정이 개설되었다. 2002년도에는 센다이 대학 야마구찌, 니키타, 동경치과대학 등 4개의 대학이 3년제로 승격되었으며, 2004년 동경의과대학 치과대학에 4년제 교육과정이 개설되었고 2010년 모든 2년 과정이 3년제로 전환되었다. 2020년 일본의 치위생사 교육기관은 168개이다.

또한 각 학교에는 임상실습을 위한 부속치과진료기관이 설치되어 학생들의 임상실습을 원만히 할 수 있도록 뒷받침하고 있다.

6) 일본의 치위생학과 교육과정

치과위생 기초에 관련되는 과목으로는 치과영양학, 구강생리학, 치과약리학, 구강미생물학, 구강조직발생학, 구강병리학, 치과위생학개론, 생화학 및 영양학, 구강해부학, 인체해부학, 치과재료학 및 실습, 치과간호학, 구강보건통계학, 위생행정학, 사회복지학 등이 있다.

치위생임상에 관련되는 과목으로는 치과방사선학 및 실습, 구강진단학, 개호(간호학)개론, 임상실습, 임상전단계실습, 구강외과학, 치위생임상학, 치과교정학, 소아치과학, 노인치위생학 인간관계 및 의료기술, 임상검사실습, 관리실습, 국소마취학, 여름중간실습, 장애자 개호보조실습, 치과보조학, 치과보철학 및 실습, 의료보험 및 실습 등이 있다.

예방 및 교육관련 교과목으로는 예방치과학 및 실습, 공중보건학, 공중구강보건학, 치주학, 치면세마론 및 실습, 치과응급처지 및 실습 등이 개설되어 있다(표 3-9).

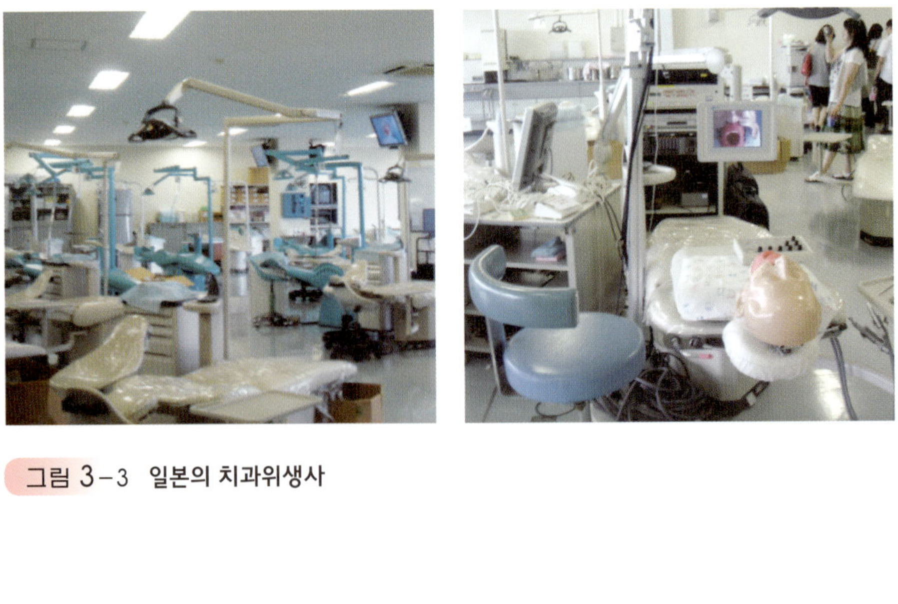

그림 3-3 일본의 치과위생사

표 3-9 동경의과치과대학교 구강보건학과 교육과정

구분	교과목	단위 수			이수학년							
					1학년		2학년		3학년		4학년	
		필수	선택	자유	1학기	2학기	1학기	2학기	1학기	2학기	1학기	2학기
전공기초분야	과학 영어1(구강보건학)	1					○					
	과학 영어2(구강보건학)			1				○				
	인체의 구조와 기능 및 질병	4										
	구강의 구조와 기능	6					○	○				
	질병의 성립과 회복과정의 촉진	6					○	○				
	공중위생학	1				○						
	사회보장1	2				○						
	사회보장2	2					○					
	보건의료서비스	2						○				
전문분야	구강보건과 전문직	1			○							
	치과위생학총론	1				○						
	임상치과의학	7					○	○	○	○		
	팀 의료와 기초	1								○		
	팀 의료와 실천	1								○		
	구강기능관리실습	1								○		
	고령자치과학	1								○		
	장애자치과학	1								○		
	임상의학	1						○	○			
	구강질환 예방학	8					○	○	○	○		
	임상구강보건응용학	1									○	
	보건교육과 기초	2					○	○				
	메디아 정보학	1				○						
	식생활 교육	1					○	○				
	건강교육의 기획과 실천	3							○	○	○	○
	생체재료학	1					○					
	임상검사	1						○				
	치과진료보조론	5					○	○	○			
	임상구강보건위생실습	2										
	치과위생임지실습	13								○	○	○
	치과위생임지실습	6									○	○
	임상체험실습	1				○	○	○				

통합분야	치과위생과정	2						○	○			
	사회조사와 기초	2							○			
	졸업연구	4							○	○	○	○
	아동 · 가정복지1		1				○					
	장애아 · 지 복지1		1					○				
	지역복지1		1				○					
	고령자복지1		1				○					
	개호복지1		1				○					
	상담원조(지원하는)의 기반과 전문직1	1					○					
	상담원조 연습1		1					○				
	상담원조 연습2								○			
	구강보건과 국제협력								○	○		
	치과위생학연습	1									○	○
구강보건위생선택과목 · 사회복지선택과목	치과위생임상, 임지응용론			1							○	○
	치과위생연구			1						○	○	
	구강보건위생 인턴쉽			1						○	○	○
	구강보건위생 매니지먼트론			1							○	○
	보건행동과학			1							○	○
	지역구강보건론			1							○	○
	재택방문, 상해구강보건의료			1							○	○
	선진치과의료학			1							○	○
	아동 가정복지2			1				○				
	장애아 · 지 복지2			1				○				
	지역복지2			1			○					
	공적부조			2					○			
	커뮤니티워크			2					○			
	상담원조의 기반과 전문직2			1					○			
	상담원조의 기반과 전문직3			2					○			
	개호복지2			1					○			
	고령자복지2			1				○				
	현대사회와 복지1			2			○					
	현대사회와 복지2			2				○				
	소셜(사회)워크1			4								
	소셜(사회)워크2			4								
	권리옹호			1								
	사회복지행정			2						○		
	복지계획											
	사법복지											
	복지운영관리											
	취업지도서비스			1					○			
	상담 원조연습3			3					○	○	○	○
	상담원조연습지도3			2					○	○	○	○
	상담원조실습			4					○	○	○	○
계		98	7	49								

표 3-10 일본의 치위생(학)과 교과과정-Kagawa현 치과기술전문학교(香川縣齒科技術專門學校)

학과목		총시간	1년		2년	
			전기	후기	전기	후기
인문과학	심리학	60		30		
사회과학	사회학		30			
자연과학	생물학	60	30			
	화학		30			
외국어		60	30	30		
체육		30	30			
간호학		30		30		
치과위생사개론		15	15			
해부학	일반해부	164	30			
	구강해부		20			
	치아해부		30			
	일반조직		14			
	구강조직		30			
	발생		10			
	치아해부실습		30			
생리학		30	30			
병리학		36	36			
미생물학		40	40			
약리학		30		30		
구강위생학	구강위생	90	30	20		
	공중치과위생			20		
	치과위생통계			20		
위생학·공중위생학		30	30			
영양지도	생화학	60		30		
	영양지도			30		
위생행정 및 사회보험	위생행정	40			20	
	사회복지				10	
	사회보험				10	
치과임상개론						
치과보존학	보존수복	60		20		
	치내요법			10	10	
	치주요법			10	10	
치과보철학		30		30		
구강외과학		30		20	10	
소아치과학		30		10	20	
치과교정학		30		10	20	
치과예방처치		180	60	60	60	
치과진료보조	치과진료보조	180	40	60	20	
	치과방사선				30	
	임상검사			30		
보건지도		120	40	60	20	
임상실습		700	40	40	270	350
합계		2,165	705	600	510	350

표 3-11 Ogaki Women's College, 3년제 교과과정 - 1

<table>
<tr><th colspan="3" rowspan="2">분야</th><th colspan="2">개강시기</th></tr>
<tr><th>전기</th><th>후기</th></tr>
<tr><td rowspan="11">교양과목</td><td colspan="2" rowspan="9">교양 기초</td><td>향토의 역사와 문화</td><td>심리학</td></tr>
<tr><td>일본국 헌법</td><td>육아 입문</td></tr>
<tr><td></td><td>음악치료 입문</td></tr>
<tr><td></td><td>생활 환경론</td></tr>
<tr><td>생명과학</td><td>미용과 건강</td></tr>
<tr><td>국어표현 I</td><td>국어표현 II</td></tr>
<tr><td>외국어 커뮤니케이션 I</td><td>외국어 커뮤니케이션 II</td></tr>
<tr><td>스포츠 연습 I</td><td>스포츠 연습 II</td></tr>
<tr><td>정보과학</td><td>정보활용</td></tr>
<tr><td colspan="2" rowspan="2">사회인기초</td><td>종합교양 연습</td><td>경력 세미나</td></tr>
<tr><td>사회활동 연습</td><td></td></tr>
<tr><td colspan="3" rowspan="6">전문기초과목</td><td>해부학</td><td></td></tr>
<tr><td>생리학</td><td></td></tr>
<tr><td>구강해부학 I</td><td>구강해부학 II</td></tr>
<tr><td>병리학</td><td>약리학</td></tr>
<tr><td>미생물학</td><td>영양 생화학</td></tr>
<tr><td>구강위생학</td><td>구강위생학</td></tr>
<tr><td rowspan="10">전문과목</td><td colspan="2" rowspan="2">임상치과의학</td><td>치과위생사개론</td><td>치과임상개론</td></tr>
<tr><td></td><td>소아치과학</td></tr>
<tr><td rowspan="8">구강 보건학</td><td rowspan="3">치과예방처지론</td><td></td><td>치주질환예방 기초</td></tr>
<tr><td>치주질환예방 기술방법 I</td><td>치주질환예방 기술 방법 II</td></tr>
<tr><td></td><td>우식예방조치 방법 I</td></tr>
<tr><td rowspan="3">치과보건지도론</td><td>치과보건지도 기초</td><td>보건지도법 I</td></tr>
<tr><td></td><td>발달 구강보건 실습 I</td></tr>
<tr><td></td><td>커뮤니케이션 연습</td></tr>
<tr><td rowspan="2">치과진료 보조론</td><td>진료보조 기초</td><td>진료보조 기초 II</td></tr>
<tr><td>진료보조 총론</td><td></td></tr>
</table>

표 3-12 Ogaki Women's College, 3년제 교과과정 - 2

분야				개강 시기	
				전기	후기
교양과목	사회인기초			사회활동 연습	
전문기초과목				위생 공중 위생	위생행정 사회복지학
전문과목	임상치과의학			보존과학	의료보험
				치아의 치료학과	임상의학 I
				치과보철	임상의학 II
				구강외과	
				교정치과	
				고령자 · 장애인 · 외부사람 치과	
	구강보건대학	구강보건대학	치과예방처치론	치주질환예방 기술방법 III	구강관리 기술법
				우식예방조치 방법 II	섭식 · 연하 재활학과
			치과보건지도론	보건지도법 II	치과 건강 교육 I
				발달구강보건연습 II	
			치과진료보조론	진료보조실습 I	진료보조실습 III
				진료보조실습 II	진료보조실습 IV
				간호기술연습	
				간호연습	
					임상치과 총론
				임상임지실습	임상임지실습

분야			개강시기	
			전기	후기
전문과목			사회활동연습	
	구강보건학	치과예방처치론	구강건강지원법 기초	구강건강 지원법 응용
		치과보건지도론	치과건강교육	
		치과진료보조론	심미치과	
			임상임지실습	임상임지실습
			졸업 연구	
			치과종합연습	치과종합연습

표 3-13 일본의 치위생(학)과 임상실습 교육과목

대학명	임상(현장)실습과목/학점·시간	비고
히로시마대학교 (4년제)	기초 간호학 임상실습(양호교사)	3년제 임상실습 시간은 990시간, 4년제는 900시간 이상을 실시(2005년 법적으로 규정)
	구강보건위생 임상·임지실습	
	구강보건위생 임상·임지실습	
	구강보건관리 및 임상실습	
	양호 실습지도론	
	양호 실습	
	구강보건위생 임상·임지실습	
	구강보건관리학 임상실습	
	교직실천운동(양호교사)	
매화여자대학교 (4년제)	임상·임지실습Ⅰ(일반치과병원) - 3학년	
	임상·임지실습Ⅱ(전문치과병원) - 3학년	
	임상·임지실습Ⅲ(대학병원 치과) - 4학년	
	지역치과 보건실습Ⅰ(장애인·노인 시설) - 3학년	
	지역치과 보건실습Ⅱ(보건 시설) - 4학년	
	지역치과 보건실습Ⅲ(교육기관) - 4학년	
	임상간호실습	
	구강보건실습	
	구강보건연구연습Ⅰ	
	구강보건연구연습Ⅱ	
	3학년 후기부터 다양한 시설에서 학외 실습시작 실습을 통해 사회의 요구에 대응할 수 있는 실천능력 익힘	
동경치과대학 단기대학 (3년제)	임상·임지실습Ⅰ - 2학년	
	임상·임지실습Ⅱ - 3학년	
	임상·임지실습Ⅲ - 3학년	
	연습Ⅰ(장애인치과·수요기능식)	
	연습Ⅱ(지역치과위생)	
	연습Ⅲ(치과보건지도)	
	지역치과위생	
	보건의료복지론	
	2년차 후기 900시간 임상실습 2·3학년 지역보건실습 홋카이도 의료 대학에 편입학도 가능	
오사카치과대학 치과위생사전문학교(3년제)	임지실습 2학년(8학점)	
	임지실습 3학년(12학점)	
신오사카치과위생사전문학교 (3년제)	임상실습 - 일반치과·대학병원·종합병원 다양한 현장실습	
	임지실습 - 유치원·초등학교·노인시설 방문 TBI 지도·치면세마 실시 연극·소품제작	
	(치과위생사로서의 지식과 응용력과 더불어 환자관리 방법을 익힌다)	

※ 출처: 한국치위생(학)과 임상실습표준안 개발, 한국치위생학회 연구보고서, 2018.

3. 캐나다

1) 캐나다 치위생학과의 교육제도

캐나다 치과위생사의 시작은 법적으로 제도를 만들기 전인 1940년대 후반 미국에서 교육받은 치과위생사들이 이미 개인치과의원 등에 고용되고 있었다. 그러나 Ontario주에서 1947년 치과법 수정조항(Amendment of the Dentistry Act)에 의해 치과위생사 제도를 법적으로 인정한 것이 치과위생사의 효시이다.

그 후 Saskatchewan주에서 1948년에, Prince Edward Island - 1950, British Columbia - 1951, Manitoba - 1952, New Brunswick - 1953, Novascotia - 1955, Yukon - 1958, Alberta - 1959, Quebec - 1962, Northwest Territories - 1967, 그리고 Newfoundland 주에서 1968년에 치과위생사를 법적으로 인정하였다. 이후 1963년도에 처음으로 알버타주와 온타리오주에서 연합하여 캐나다치과위생사협회가 설립되고 그 이후 각 주별로 위생사협회가 설립되기 시작하였다.

치과위생사가 캐나다에서 취업하려면 미국 및 캐나다의 전문대학 혹은 대학에서 최소 2년 혹은 4년의 교육과정을 졸업하여 국가치과위생사 자격시험(National Dental Hygienist Certification Examination)을 볼 수 있는 자격요건을 갖추어야 한다.

치위생학과의 교육기관은 총 34개 이며 이 중 4곳의 대학에서 학사과정을 수료할 수 있다. University of British Columbia 에서만 4년의 전체학사과정을 수료할 수 있고 나머지 3곳은 Degree-completion 과정이다.

2014년도에 알버타대학교 (University of Alberta) 에서 석사과정이 설립이 되었다.

2) 면허

치과위생사 자격시험(NDHCE)에 합격하여 각 주에서 실시하는 치위생법규 시험을 통과한 치과위생사 자격 취득자에게는 각주의 건강등록센터와 연계하여 실습과정이 실시되는데 치과위생사 자격시험(NDHCE)이란 캐나다 치과위생사 면허취득과정을 위해 치과위생사의 교육과정을 이수하였는지를 평가하는 시험이다.

시험을 볼 수 있는 자격으로 정규대학 및 전문대학에서 최소한 2~3년간의 교육과정을 마쳐야 하며, 치과위생사로서의 전문적인 지식과 기술을 가지고 있는지를 평가하게 된다.

National Certificate Part A(필기시험)는 “치과위생사 자격시험”을 통과한 후에 획득하게 되는데 현장실습과정을 잘 마쳤는지 평가하게 된다.

치과위생사 면허취득은 주마다 심사기준이 다르다. 심사기준은 각주의 치과위생사 협회에서 상담을 통해 도움을 준다.

임상실습은 치과위생사 면허취득 후 각주의 건강등록센터와 연계해 실습을 하게되며 임상치료, 건강증진, 교육, 행정, 조사 등으로 이루어져 있다.

3) 업무

캐나다 치과위생사의 임상범위는 크게 5분야로 나누어 볼 수 있다.

① 임상(clinical services) 75%
② 구강보건교육(dental health education) 20%
③ 구강보건 교육분야에서 학생교육(teaching of student in dental health field) 50%
④ 행정(administration) 20%
⑤ 기타(연구와 상담)(other services, research and consultion) 15%

캐나다 치과위생사의 업무는 우리나라의 경우보다 훨씬 광범위한 부분이 법적으로 허용되고 있다.

또한 몇 개 주에서 치과진료조무사의 업무는 우리나라에서 치과위생사에서 법적으로 허용되지 않은 부분까지도 합법으로 적용되고 있는 것을 알 수 있다.

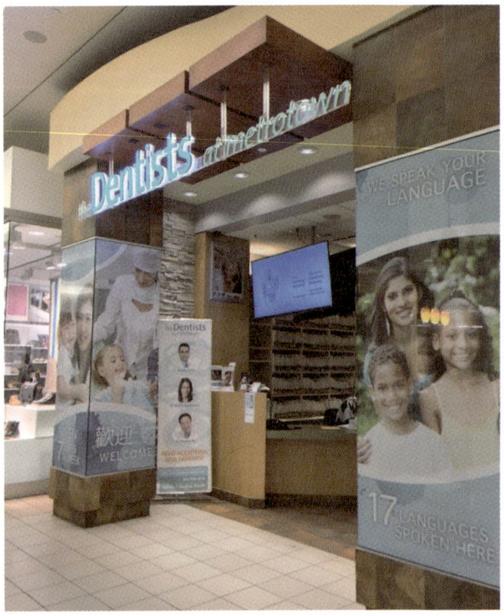

그림 3-4 캐나다 치과병원

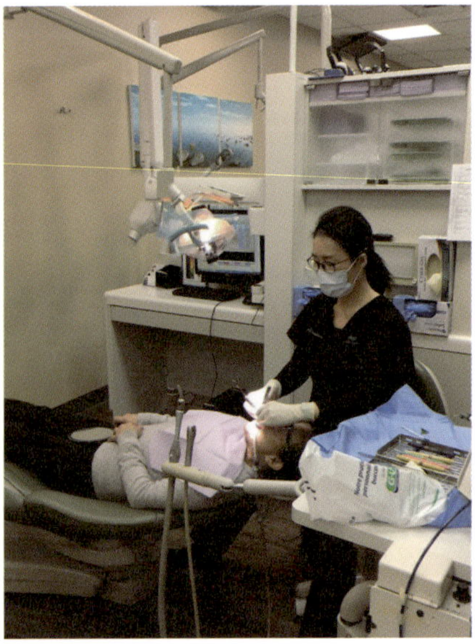
그림 3-5 캐나다의 치과위생사 진료

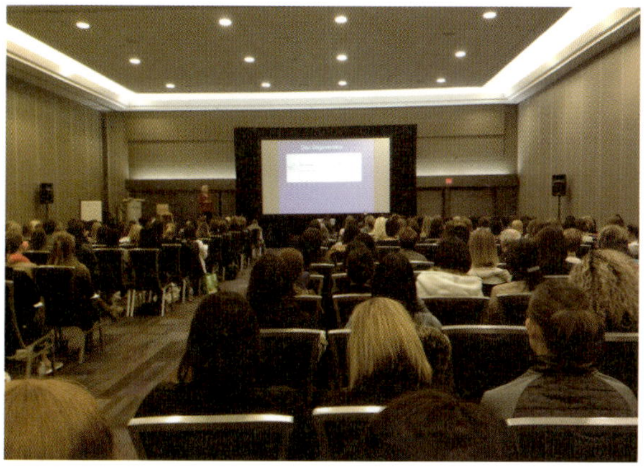

그림 3-6 캐나다의 치과위생사 보수교육

표 3-14 캐나다 치과위생사의 법적 임상업무

	업무내용
환자관리 과정	환자병력 수집, 구강상태 진찰, 치과에 포함되는 두경부진찰, 치수생활력 검사, 활력징후 기록, 구강 내·외 방사선 촬영, 인상채득 및 모형준비, 치과응급치료 관리, 치석제거 및 치근 활택술, 치면연마, 항우식성 도포제 적용, 치아홈메우기, 지각과민성 치아처치, 국소약 적용, 아말감 수복 연마, 치주처치 소독, 봉합사 제거, 러버댐 장착 및 철거
치과건강 교육과정	구강건강 관리에 대한 환자상담, 공공 치과건강교육 프로그램 계획, 지도와 평가
보존 과정	매트릭스 밴드와 wedge의 장착과 제거, 임시충전, 노출되지 않은 치수에 이장재 도포
교정 과정	separation 장착과 제거, 접착 전 교정용 밴드 맞추기, 교정용 밴드 접착, 교정 장치의 제거, 교정밴드 접착 시 과잉 시멘트 제거, 교정용 인상채득, 공간 유지장치, 초기 교합상태 기록, 교합상태 분류, 가철성 교정 장치의 장착과 제거
기타	국소마취, 소치주 수술 시행, 보철과정 시행

4. 호주(Australia)

1) 치과위생사 제도

(1) 교육제도

호주의 치과위생사는 주로 개원치과의사들의 필요에 의해 만들어진 구강진료분담인력으로서 개원치과진료기관에서 환자에 대한 구강보건교육, 예방진료, 환자관리 등을 위한 고급인력이 필요하여 1974년에 치과위생사 교육기관이 설립되었으며 대부분 각 주에 1개 이상의 교육기관이 있다. 현재 총 9개의 교육기관에서 치과위생사를 배출하고 있다.

치과위생사가 되기 위해서는 최소 2년 과정의 치위생관련 구강 Diploma를 받아야한다. 2년 디플로마 과정은 Adelaide, South Australia 지역의 학교에서만 제공되며 New South Wales 지역의 대학들에서 학사과정을 제공하고 있다.

3년 full-time 학사과정을 제공하는 학교는 다음과 같다.

1. The University of Newcastle; Ourimbah Campus
2. The University of Sydney; Cumberland, Sydney Dental Hospital and Westmead campuses
3. Charles Sturt University

국가시험은 호주, 뉴질랜드, 영국 대학의 치위생(학)과를 졸업한 자는 국가시험 없이 Dental Board of Australia에 치과위생사로 등록된다.

이외의 국가에서 치위생(학)과를 졸업한 사람이 호주에서 치과위생사로 취업하기 위해서는 외국치과위생사를 위한 Registration Examination(등록시험)이 있다.

(2) 업무현황

치과위생사 교육기관에는 치과병원이 반드시 설립되어 있어 지도치과의사의 지도하에 어린이의 예방진료와 성인대상의 스케일링 등의 임상실습장으로 이용되고 있으며 치과치료사 교육과는 달리 주로 임상적인 기술위주의 반복된 실습교육이 이루어지고 있다(그림 3-7).

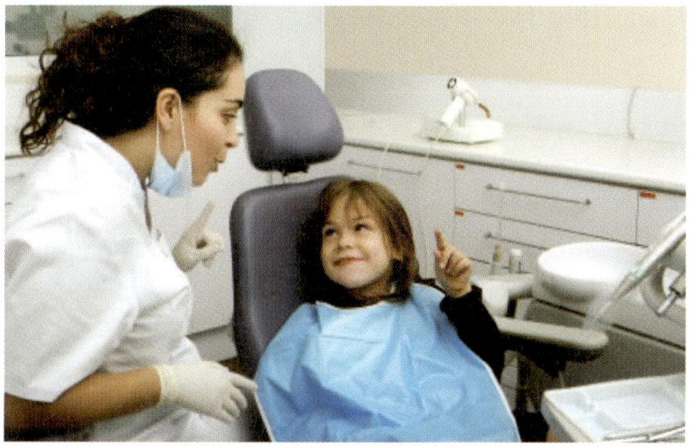

그림 3-7 호주의 치과위생사

호주에서는 치과위생사사 되기위한 교육과정을 이수한 후 모든 지원자들은 필기 및 구두시험에 통과해야 하며 통과된 후에는 치과병의원, 지역사회 주립치과병원에서 전임 또는 시간제로 근무하고 있다. 주로 진료실 내의 칸막이가 설치된 별도의 장소에서 환자교육 및 관리, 불소도포, 치면세마, 치면열구전색 등 예방진료와 구내방사선 촬영 및 현상, 인상채득 후 모형제작업무 등을 수행한다. 치과치료사처럼 치료와 관련된 시술은 못하게 되어 있고 물론 진료보조업무도 하지 않는다.

호주의 경우 치과치료사제도가 있어 치료와 관련된 시술은 수행할 수 없다.

2) 치과치료사제도

(1) 교육제도

치과치료사제도는 호주에서 처음으로 시작되었다. 호주의 치과치료사제도는 뉴질랜드의 학교치과간호사(School Dental Nurse) 제도가 호주로 도입되면서 치과치료사로 개칭되었으며 현재는 이 용어가 뉴질랜드로 역수출되어 뉴질랜드에서도 공식적으로 치과치료사로 부르게 되었다.

치과치료사는 학교구강보건사업만을 전담하기 위하여 정부기관에서 양성한 인력이며, The University of Sydney에서 3년 과정의 구강건강학사를 취득하면 치과치료사 겸 치과위생사 이중학사를 취득하게 된다.

주 교육내용은 진단, 예방진료 및 우식병소 충전, 유치발치 및 국소마치 등으로 임상실습과 더불어 짧은 기간동안 예방과 조기치료까지 할 수 있도록 집중적인 교육을 실시하고 있다.

또한 학교내에는 소규모의 지역사회 주립치과병원이 있어 학생들의 임상실습은 물론 치과대학생들의 공중구강보건진료 실습장으로도 활용되고 있으며, 학교치과의와 치과치료사 간의 분업진료체계를 익히고 있다. 졸업 후에는 반드시 주 정부에서 채용하여 각급학교의 구강진료실에 발령을 내고 있다.

(2) 업무현황

호주의 치과치료사는 6세 이상부터 18세 미만인 1학년부터 12학년 학생까지의 구강건강을 관리하는 학교구강진료실에서 근무하고 있으며 근무하는 동안 치과진료에 대한 지시와 감독은 각 지역사회 공중보건치의사와 학교치과의사로부터 받고 있다.

학교구강보건실에서의 진료내용은 개별구강보건교육, 불소도포, 치면세마, 치면열구전색 등의 예방진료와 초기우식병소충전 등 간단한 치료 및 국소마취하에서의 유치발치 등을 실시하기도 하나 예방진료에 가장 우선순위를 둔다.

근무현황은 학생수와 규모에 따라 3~4개의 학교 중 한 개의 학교를 정하여 학교구강보건실을 설치하고 2명의 고정 치과치료사와 1~2명의 시간제 치과치료사, 1명의 치과진료조무사가 근무하며 1명의 학교치과의사가 5~8개의 학교구강진료실을 관리하면서 치과치료사가 하기 힘든 시술을 미리 약속하여 시행한다.

또한 치과치료사는 거의 인사이동이 없어 수 십년씩 같은 학교에 근무하면서 정기적인 recall system을 효과적으로 운영하고 있다.

호주 국민의 구강건강향상에 기여한 이러한 성공적인 치과치료사 제도를 보고 동남아시아 몇 개국에서는 정부 차원에서 국비로 유학을 보내고 있다.

5. 뉴질랜드

1) 치과위생사제도

(1) 교육제도

치과위생사 교육은 일부 개원치과의사들이 치과진료시 예방진료와 구강보건교육을 담당한 인력의 필요성을 주장하여, 1955년 더네든시에 있는 Polytech에서 처음으로 설립하여 매년 소수의 신입생을 선발하여 15개월 간 교육시킨 것으로 시작되었다(그림 3-8).

1994년부터 정식으로 치과위생사 교육이 시작되었으며 현재 뉴질랜드에서 치과위생사 과정에 등록하기 위해서는 지정된 대학(Bachelor of Oral Health from Otago UniversityBachelor of Health Science in Oral Health from Auckland University of Technology.)에서의 학사학위가 요구되고 뉴질랜드에서 구강전문인력으로 일하기 위해서 필요한 APC(Annual Practicing Certificate)를 취득해야 한다. 그 후 선수과목을 수료한 다음 해당 학교의 치위생사과정에 지원할 수 있다.

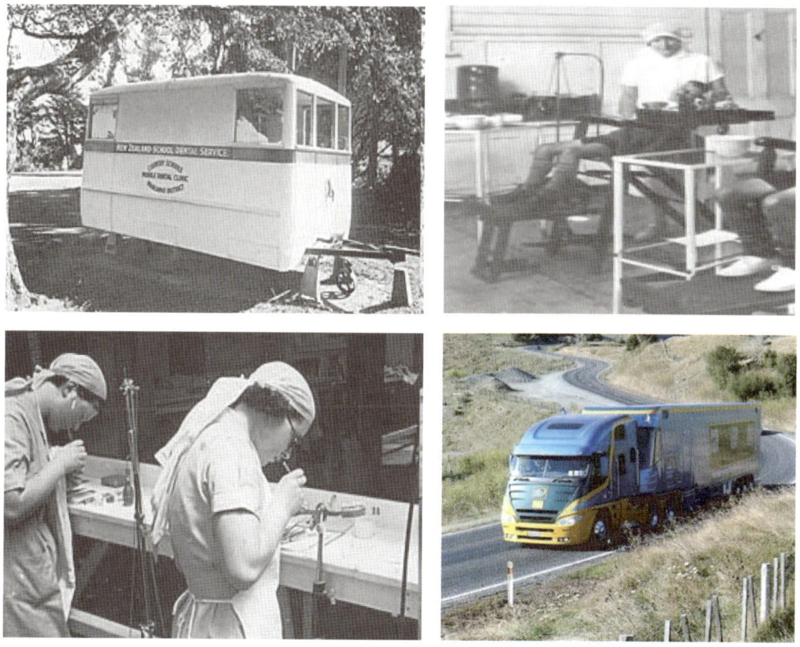

그림 3-8 뉴질랜드의 학교치과 간호사 실습장면

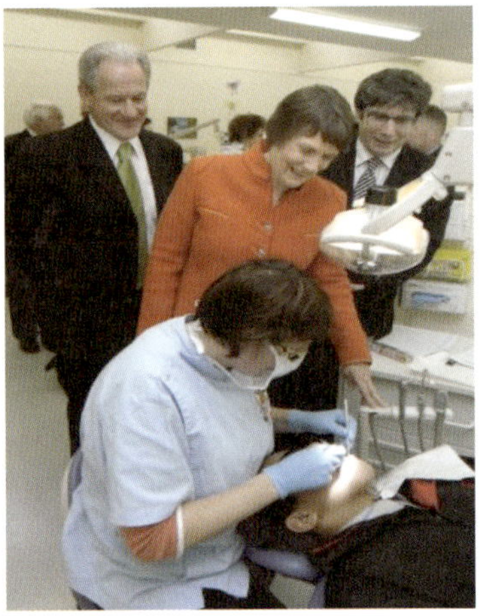
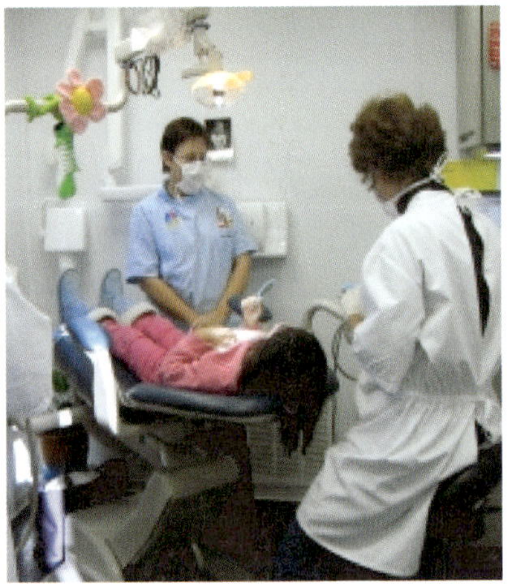

그림 3-9 뉴질랜드의 치과위생사

(2) 업무현황

개인치과의원에서 구강보건교육, 예방진료, 방사선 촬영 및 현상업무를 맡고 있으며, 치과진료협조 업무는 하지 않고 있다.

2) 치과치료사 제도

치과치료사는 치과의사 및 구강전문인력들과 협동하여 18세 미만의 아동, 청소년들에게 진단, 예방, 치료, 관리 등의 서비스를 제공하는 인력이다.

(1) 교육제도

뉴질랜드는 1921년 학교치과간호사제도가 가장 먼저 만들어졌다. 배경은 국토가 넓어 인구밀도가 낮다 보니 도시에서 멀리 떨어진 오지 초등학생들의 구강보건관리가 치과의사의 순회진료만으로는 충족되지 못하였기 때문에 이를 전담할 수 있는 인력의 필요성에 의해서 이다.

근래에는 모든 초등학교에 전부 배치된 상태이며, 또한 초등학생들의 평균우식경험영구치 지수가 낮아짐에 따라 업무량이 줄어든 반면에 정년까지 활동하려는 사람이 많아짐에 따라 교육기관의 개폐가 탄력적으로 운영되고 있다.

현재 치과치료사가 되기 위한 자격은 치과위생사 과정과 동일하고, 해당 학교의 치과치료사 과정에 선수과목을 이수한 후 지원할 수 있다. 교육과정은 총 3년이다.

웰링턴 치과치료사 학교에서는 2년 교육과정으로 여학생을 선발하여 교육시키고 있으며, 최근에는 관할이 보건부 산하에서 교육부 산하로 바뀌면서 전문대학 수준의 과정이 Polytech라는 전문직업교육기관의 한 학과로 운영되고 있다. 또 명칭도 치과치료사라고 하였으며, 동시에 전국의 학교치과 간호사를 개칭하여 치과치료사로 명명하게 되었다.

한편 어린이 치과병원으로 명명하는 부속치과병원이 보건부 산하로 설치되어 있어 학생들의 임상실습 교육장으로 활용되고 있다.

(2) 업무현황

치과치료사의 주 업무는 호주와 유사하며 주로 초등학교에서의 구강검사와 개별구강보건교육, 불소도포, 치면열구전색, 치면세마 등의 예방진료와 초기우식병소충전, 국소마취하의 교환기 유치발치, 노출된 치수의 처치 등 예방과 치료업무에 종사하고 있으며 구내방사선 촬영은 1주일에 한번씩 순회하는 방사선 차량에 의존하고 있다.

한 개의 학교구강진료실에 1명의 치과치료사가 전임제로 근무하면서 3~5개의 학교를 담당하고 있으며 치과치료사에 의한 학교구강보건사업의 성공으로 아동들의 우식경험영구치지수를 낮추게 되었다고 한다.

한편 호주와 뉴질랜드의 경우 치과치료사의 면허제도가 따로 있는 것이 아니라 졸업장으로 면허를 대신하고 있다.

6. 싱가폴의 구강건강치료사 제도

1) 교육제도

2003년도부터 싱가폴에는 치과위생사와 치과치료사가 구강건강치료사라는 직업으로 통합되었다. 현재 Nanyang Polytechnic 에서 3년과정의 구강건강치료사 과정을 제공하고 있다. 해외 지정된 학교에서 프로그램을 수료한 치과위생사와 치과치료사에게도 싱가폴 내 전문인력으로 등록할 수 있는 자격을 준다.

2) 업무현황

싱가폴의 치과치료사와 치과위생사의 업무영역은 치면열구전색, 치면세마, 구강보건교육 등의 예방업무와 교환기 유치발치 등의 치료업무 등 거의 동일하지만 치과치료사만 치아우식병소충전이 가능했다. 하지만 2003년부터 생겨난 구강건강치료사는 이 모든 업무가 포함이 된다.

구 치과치료사와 치과위생사는 전원 공무원으로서 국가에서 운영하는 공공기관에서만 취업이 가능했고 민간부분에서는 활동할 수 없었으나 최근에는 구강건강치료사에게 라이센스를 주는 법안이 통과되면서 개인치과 등 민간부분에서도 치과의사의 감독하에 일을 할 수 있게 되었다.

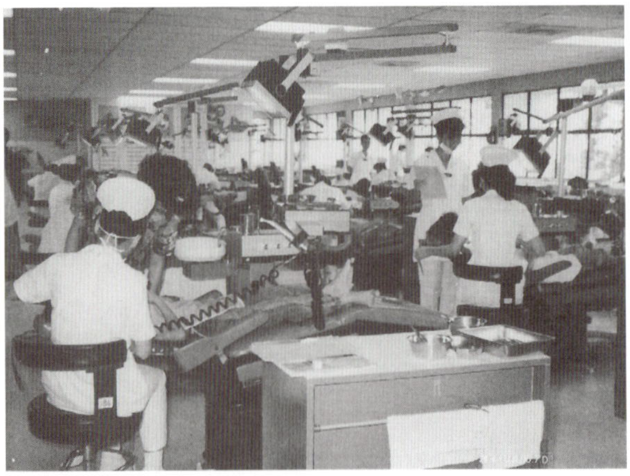

그림 3-10 싱가폴의 학교치과간호사

7. 말레이시아의 치과치료사 제도

1) 교육제도

말레이시아에는 뉴질랜드의 학교치과간호사 제도가 도입되었으며 학교치과간호사 학교로서는 피냉에 아시아에서 가장 규모가 크다고 알려져 있는 Dental Traning School이 있다(그림 3-11).

교육과정은 3년이며 2년의 학교교육과 1년의 실무교육과정을 거쳐 자격시험에 합격한 후 초등학교 구강보건실에 배치된다.

학교구강보건사업은 1948년부터 시작되었다.

2) 업무현황

말레이시아 학교치과간호사의 주 업무는 구강보건교육, 불소도포, 치면세마, 치면열구전색 등의 예방업무와 유치·영구치의 우식와동충전, 응급성 치통제거 등의 1차 구강진료를 시행하고 있다.

자격시험에 합격한 후 학교와 보건소에 배치되는, 즉 공공부문에 종사하는 자원이다. 이들의 명칭은 2000년부터 치과치료사로 명칭이 바뀌었다.

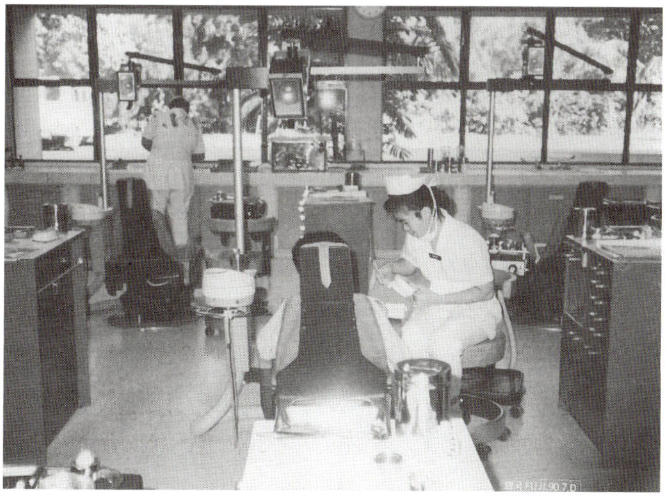

그림 3-11 말레이시아의 학교치과간호사

8. 영국

영국에서는 1949년 7월 6일에 런던소재의 Eastman Dental Clinic에서 12명의 치과위생사로 구성된 첫 치과위생사협회가 시작되었다. 여기서 협회의 이름을 BDHA(British Dental Hygienists Association)라 정하고 정기적인 모임을 갖기 시작하였다. 그후 2006년에 British Society of Dental Hygiene and Therapy로 개명되었다.

1) 교육제도

영국에서는 1942년 제 2차 세계대전 중에 공군에서 치과위생사를 양성하기 시작하였고 1949년에는 민간 치과의료기관에서도 양성을 개시하였으며 1959년에는 최초의 민간 치위생학교가 Manchester 치과병원에 설립되었다.

현재 총 22개의 교육기관에서 치과위생사 프로그램을 제공중이며 그 중 치위생 Diploma 과정은 2년, 치위생학과 치과치료사 통합과정은 3년, 구강건강과학 학사는 3년, 일반과학 학사는 4년과정이다. 대부분의 학교들이 치과위생사 과정과 치과치료사 과정을 함께 제공하고, 기존의 치과위생사들 중 치과치료사 과정을 수료하고자 하는 사람들도 많이 생겨나고 있다.

치과위생사와 치과치료사의 구분된 업무영역은 치수절단술, 발치, 약처방, 크라운 배치(Place pre-formed crowns), Carry out direct restorations on both primary and secondary teeth 등이 있다.

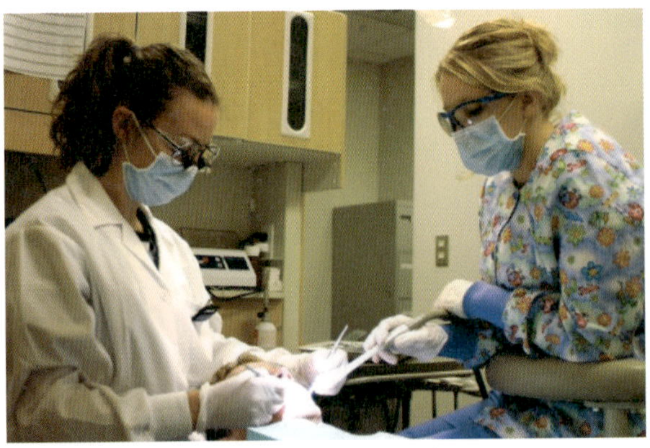

그림 3-12 영국의 치과위생사

2) 업무

치과뿐만 아니라, 병원, 교육기관, 건강증진기관, 지역사회 등에서 환자에 대한 구강보건교육과 예방진료를 담당하며, 개인진료소도 운영할 수 있다.

9. 스웨덴

1) 교육제도

스웨덴에서는 1968년부터 치과위생사 교육이 시작된 이래 현재 3년의 과정으로 양성되고 있으며, 지역사회 구강보건소에도 치과위생사 교육기관이 설립되어 있다.

2) 업무

공공의료기관인 지역사회 구강보건소에서 예방진료와 구강보건교육뿐만 아니라 개인치과병원, 사립치의료기관, 병원, 연구기관 등에서 일하고 있다. 또한 독립적인 치과위생사 진료소를 운영할 수도 있다.

10. 중국

1) 교육제도

우리나라 치과위생사와 치과기공사를 통합한 형태의 인력으로 위생의사라 부르며 3년제 학교 44개에서 3000명 정도가 배출되고 있다.

중국의 경우 치과의사가 부족한 관계로 이들의 역할이 중요시되며 약 4만명에 이른다.

2) 업무

구강보건교육과 치과진료보조업무를 행하며 필요시에 치과기공업무도 시행한다.

11. 홍콩

치과위생과 학교가 1개 설치되어 있으며 학생 수는 30명 정도이며 치과위생사 수는 1,600명에 이르나 자국에 있는 경우가 드물어 업무를 수행하지 못하고 있다. 치과위생사 대신 치과진료조무사들이 주로 치과보존 업무를 담당하고 있다.

12. 핀란드

핀란드는 4개의 치과대학에서 3년 반 과정으로 교육시키며 현재 1000여명에 이르고 있다. 업무는 주로 공중구강보건업무에 종사하고 예방진료와 구강보건교육을 담당하며 일부는 진료실에서도 근무한다.

13. 스위스

스위스의 치과위생사 교육은 1975년에 시작되었으며 현재 4개의 교육기관에서 매년 70명 정도의 치과위생사가 배출이 되고 있다. 치과진료조무사가 있으며 그 수는 1만 여명에 이른다.

개인치과병원, 독립치과위생사진료소, 교육기관, 병원, 학교, 공중산업 등에서 일할 수 있다.

14. 남아프리카 공화국

Oral hygienist라고 불리며 1978년엔 구강위생사협회가 설립되었고, 검진, 진단, 교육, 진료 등 다양한 분야의 업무가 포함된다.

전국의 5개의 치과대학에서 2년 과정으로 치과위생사를 교육하고 있다.

15. 독일

독일에 The praxis Hochschule-University 대학이 치위생과가 2013년에 생겼다. 하지만 독일에 치과위생사의 수가 다른 나라보다 현저히 적은 것을 들어서 향후 꾸준히 늘려나갈 계획이라고 말하고 있다.

16. 치과진료조무사 제도

미국에서는 치과진료조무사(Dental assistant)제도가 활성화되어 있어 진료보조 업무는 전적으로 치과진료조무사에 의해 행해지고 있다. 미국의 치과진료조무사는 20만명 넘게 있으며 치과진료협조 업무를 담당한다. 교육은 사설교육기관이나 공공교육기관에서 단기 교육과정으로 양성되거나 치과대학에서 단기과정(6개월)으로 양성한다. 주에 따라 자격시험을 통과하여 자격증을 갖고 업무에 종사한다. 업무는 예방 및 진료보조영역을 확장부여한다.

캐나다에도 상당 수의 치과진료조무사가 있으며 미국과 비슷한 과정으로 양성되고 있다.

일본에서는 치과진료조무사제도가 별도로 없고 일부 개원치과의사들의 필요에 의해 단기간 실무능력을 습득시켜 치과에서 활용하고 있다.

싱가폴과 말레이시아에는 학교치과간호사학교에 치과진료조무사 과정을 부설로 설치하여 치과진료협조 업무를 담당할 인력을 전문적으로 양성하여 활용하고 있다.

이 밖에도 치과위생사가 치과진료협조 업무까지 담당하고 있는 한국과 일본을 제외한 대부분의 국가에서는 치과진료보조만을 전담하는 인력을 그 나라 특성에 알맞게 양성하여 활용하고 있다.

표 3-15 국가별 치위생학 교육 및 치과위생사 업무 법제화의 개시 시기

국가	치위생학 교육의 개시(년)	치과위생사 업무의 법제화(년)
미국	1913	1907[a)], 1917[b)]
노르웨이	1923	1979
일본	1948[c)], 1951	1948
캐나다	1951	1947[a)], 1952[b)]
영국	1954	1954
한국	1965	1973
네덜란드	1968	1974
스웨덴	1968	1991
덴마크	1972	1986
남아프리카	1972	1969
스위스	1973	1975[d)], 1991[d)]
호주	1975	1972
핀란드	1976	1972
이탈리아	1978	1988
이스라엘	1979	1978
중국(홍콩)	1982	1982
포르투갈	1983	1983
스페인	1989	1986
뉴질랜드	1993	1988

a) 미국의 한 개 주에서 법률에 의해 치과위생사를 전문직으로 처음 인정함 / b) 미국 최초로 치과위생사 면허 발급 / c) 전후 일본에 주둔한 미군 연합사령부에서 1946년부터 치과위생사 양성을 주도하였음(1948년에 치과위생사에 관련된 법률이 처음 공포됨 치과위생사 교육이 1949년에 1년 과정의 디플로마(diploma) 프로그램으로 처음 시작하여, 1951년에 동경의과치과대학교에 1년 과정의 치위생과가 설립됨 / d) 일본 치과위생사 협회는 1951년에 설립됨 / e) 스위스의 일부 주에서 선택적으로 먼저 법제화가 된 후에 1991년에 모든 주로 확대됨

※ Luciak-Donsberger C. Aldenhoven S. Dental hygiene in Australia : a global perspective. Int J Dent Hygiene 2. 2004: 165-171.

17. 세계치과위생사연맹 (International Federation of Dental Hygienists. IFDH)

세계치과위생사연맹(IFDH)은 1986년 6월 28일 노르웨이의 오슬로에서 처음으로 발족되었다. 국제적이고 비정부적이며, 정치적 인종적 혹은 종교와 무관한 단체이며 치과위생을 증진시키기 위한 목적으로 세계의 치과위생사협회와 연합하고 있다. 관련 회원국이 참여하는 국제심포지엄을 매 3년마다 개최한다.

1) 업무

각 나라에서 치과위생사 교육 및 훈련기관이 다르고 내용이 다를 수 있을지라도 치과위생사의 전문적인 기본업무들은 같으며 다음과 같은 것을 포함한다.

① 치면세마　② 구강검사 및 기록, 치아와 치은의 유지관리
③ 예방치과 관리　④ 치아우식병과 치주병 예방
⑤ 구강보건교육　⑥ 구강건강의 역학 연구

2) IFDH의 목적

- 치과위생사의 직업적 이익추구 및 보호
- 회원 및 목적이 유사한 조직과의 전문적 제휴
- 홍보, 지식, 직업, 교육과 실천에 대한 정보교환
- 예방적 구강건강서비스의 질 향상에 대한 홍보
- 구강질환예방에 대한 대중의 인식수준 향상노력
- 치과위생에 관한 이해와 문제에 대한 포럼

3) 세계치과위생사연맹에 가입된 국가

한국, 캐나다, 오스트리아, 호주, 미국, 일본, 뉴질랜드, 스웨덴, 덴마크, 독일, 영국, 스위스, 이스라엘, 이탈리아, 라트비아, 네덜란드. 아랍에미레이트, 남아프리카공화국, 노르웨이, 포르투칼, 핀란드, 체코, 피지, 아일랜드, 몰타, 싱가폴, 네팔, 러시아, 슬로바키아, 스페인으로 주로 2~3년 과정으로 양성되고 있으며 독일과 오스트리아는 제도적 교육과정은 없는 상태이다.

이 밖에도 국제치과위생사 연맹에 등록된 국가들은 아니지만 태국, 홍콩, 케냐, 인도 등의 국가에서도 치과위생사가 양성되고 있다.

한국은 1987년 세계치과위생사연맹에 가입하여 1989년 IFDH 정식회원국으로 인정되었으며 회원국들 중 5위 이내에 해당될 정도로 치과위생사 수가 많은 국가이다.

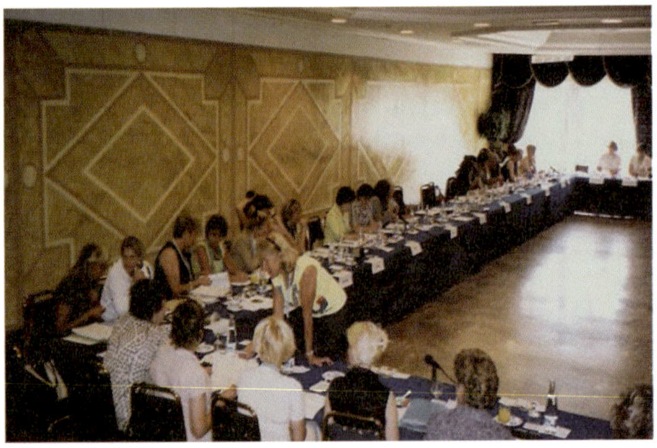

그림 3-13 IFDH 총회 및 국제심포지움

세계치과위생사연맹 가입국(IFDH, 2017, 30개국)

Australia	Dental Hygienists Association of Australia Ltd
Austria	Austrian Dental Hygienists Association (VDHO)
Canada	Canadian Dental Hygienists Association (CDHA)
Czech Republic	Asociace Dentalnich Hygienistek CR (ADH CR)
Denmark	The Danish Association of Dental Hygienists (Dansk Tanplejerforenging)
Fiji	Fijian Dental Hygienist Association
Finland	Finnish Association of Dental Hygienists (FADH)
Germany	German Dental Hygienists Association (DDHV e.V.)
Ireland	The Irish Dental Hygienists Association (Irish DHA)
Israel	Israeli Dental Hygiene Association (Israel DHA)
Italy	Associazione Igienisti Dentali Italiani (AIDI)
Japan	Japan Dental Hygienist Association (JDHA)
Korea	Korean Dental Hygienists Association (KDHA)
Latvia	Latvian Dental Hygienists Association (LDHA)
Malta	Malta Association of Dental Hygienists
Nepal	Dental Hygienist Association Nepal (DHAN)
Netherlands	Dutch Dental Hygienist Association (NVM)
New Zealand	New Zealand Dental Hygienist's Association (NZDHA)
Norway	Norwegian Dental Hygienists Association (Norsk Tannpleierforening)
Portugal	Portuguese Dental Hygienist Association (APHO)
Russia	Professional Society of Russian Dental Hygienists
Singapore	Association for Oral Health Therapists
Slovak Republic	Association of Dental Hygienists of Slovak Republic (ADHS)
South Africa	Oral Hygienists' Association of South Africa (OHASA)
Spain	Spanish Association of Oral Hygienists (ESPANA HIDES)
Sweden	Swedish Dental Hygienist Association (Sveriges Tandhygienistforening)
Switzerland	Swiss Dental Hygienists
United Arab Emirates	Emirates Dental Hygienists Club (EDHC)
United Kingdom	British Society of Dental Hygiene and Therapy (BSDHT)
United States of America	American Dental Hygienists' Association (ADHA)

Part 2

전문직으로서의 치과위생사 업무

제4장

치과위생사의 활동현장

제4장 치과위생사의 활동현장

학습목표

- 임상치과의료분야의 종류를 나열할 수 있다.
- 각 임상치과의료분야의 특성을 설명할 수 있다.
- 치과위생사의 활동현장을 나열할 수 있다.
- 각 활동현장의 특성을 설명할 수 있다.

치과위생사의 활동현장은 크게 치과의료 분야와 공중구강보건 분야로 구분할 수 있다. 치과의료현장으로는 치과의원, 치과병원, 종합병원 치과, 치과대학 부속치과병원 등이 있고 공중구강보건 현장으로는 보건소, 보건지소, 학교구강보건실 등이 있다. 이밖에도 국공립기관 및 산업체 의무실, 치과위생사 교육기관, 국민건강보험관리공단, 학교보건원, 대학교부설 보건소, 기타 의료관계기관 등에서 소수의 치과위생사가 활동하게 되며 각 활동현장의 특성에 따라 진료 및 구강보건활동 등 업무체계에 약간의 차이가 있는 것이 현실이다.

치과의료란 개개인의 치아나 구강에 발생한 질병이나 이상 상태를 치료하거나 예방하기 위하여, 치과의사를 비롯한 전문인에 의해서 어떠한 형태나 수단으로 행해지는 전문적인 시술을 말하며, 이러한 의료행위가 행해지는 장소를 치과임상이라고 한다.

구강보건활동이란 치과의료와 같이 특정질병이 전제되는 것이 아니라 심신상의 장애가 없으며 건전한 일상생활을 유지하도록 건강을 유지·증진시키려는 계속적인 노력과정을 말한다. 치과의료와 구강보건활동이 원활하게 시행되기 위해서는 여러 사람의 공동노력이 필요하며 치과위생사는 그 중 한사람으로 구강질환의 예방 전문인력 또는 협조자로서 중요한 역할을 수행하게 된다. 이에 본장에서는 임상치과의료분야를 살펴보고, 치과위생사의 활동현장을 구체적으로 파악해 본다.

1. 임상치과의료 분야

1) 보존치료(operative treatment)

보존치료란 주로 치아에 발생한 치아우식증의 치료를 담당하는 분야이다. 치아의 보존을 목적으로 시행하는 일체의 치료를 총칭하는 것으로, 가능한 치아를 발거하지 않고 치료하여 저작기능을 유지·회복시키는 치료법이다.

흔히 치아의 경조직에 발생한 병적 손상 부분을 완전히 제거하고 인공재료로 결손 부분을 회복시키는 충전(filling), 인레이(inlay) 등의 충전치료가 있고, 치아우식증이 깊이 진행되어 치수까지 침범된 경우 노출된 치수부분을 제거하고 약제나 인공재료로 잔존치수를 안전하게 보존하는 치수복조술(pulp capping), 치수절단술(pulp otomy)이 있으며, 치수염 또는 보철치료를 위해 치수를 완전히 제거하고 인공재료로 근관충전을 하는 근관치료(entodontic treatment)가 있다. 보존치료에 있어서 치과위생사는 치료준비, 임시충전 및 제거, 충전물 연마 등의 진료협조와 구강보건 교육 활동을 담당하게 된다(그림 4-1).

2) 보철치료(prosthodontic treatment)

보철치료란 치아우식증, 치주질환, 사고 등으로 결손된 치아의 형태와 기능을 인공재료로 회복시켜주는 치료이다. 치과보철물은 금관(crown)과 가공의치(bridge), 임플란트(implant) 등의 고정성 보철물과 국소의치(partial denture)와 총의치(full denture) 등의 가철성 보철물이 있다. 금관(crown)이란 치아우식증이나 치관파절로 치질의 결손이 큰 경우 치관을 완전히 덮어서 정상적인 형태와 기능을 하게하는 고정성 보철물을 말한다.

가공의치(bridge)란 치아가 상실된 경우 상실치아 양쪽의 건강한 치아를 금관으로 제작하고 결손부위는 인공치아로 연결한 보철물이며, 상실치 좌우측의 건강한 치아를 지대치라고 하고 인공치아를 가공치라고도 한다. 임플란트(implant)란 치아가 상실된 부위에 티타늄(titanium)과 같은 금속으로 만들어진 인공치근을 심은 후 그 위에 치관이나 의치를 고정시켜 치아의 기능을 회복시키는 보철물로써, 상실치 양쪽 건강한 치아의 삭제를 하지 않아도 되며, 가철성 의치 사용을 힘들어 하는 경우 고정성 보철물을 사용할 수 있으므로 저작기능과 심리적 안정감을 높일 수 있는 술식이다.

국소의치(partial denture)는 여러 개의 치아를 상실하거나 상실치아 후방에 지대치가 없는 환자에게 시행하는 가철성(removable) 보철물이며, 총의치(full denture)는 치아가 모두 상실되고 없는 무치악 환자에게 적용하는 가철성 보철물이다.

오늘날은 이러한 모든 보철치료 과정에 CAD/CAM(Computer-Aided Design And Computer-Aided Manufacturing System) 즉 컴퓨터를 응용하여 설계하고 제조하는 디지털시스템이 도입되고 있다. 2000년 이후 상용화되면서 특히 치과에서는 기존의 복잡하고 장시간이 소요되는 기공과정이 간소화되었다. 이와 더불어 장비나 새로운 재료(Zirconia, Ceramic, Composite, PMMA, Titanium 등)의 발전이 함께 이루어짐에 따라 새로운 치과산업이 활성화되는 효과를 얻고 있으며, 치과의료 종사자들의 인력 및 조직구성에 영향을 초래하고 있다. 또한 환자는 보철치료를 위한 치과방문 횟수 및 진료시간 단축 등의 장점을 통해 진료만족도가 높아지는 효과를 얻고 있다.

보철치료에 있어서 치과위생사는 인상채득, 구강위생관리 및 보철물관리법 교육, CAD/CAM과 같은 진보된 보철치료과정에서 진료협조를 수행할 수 있어야 하며, 치과기공물 관리를 위하여 치과기공소와의 협력관계도 잘 유지할 필요가 있다.

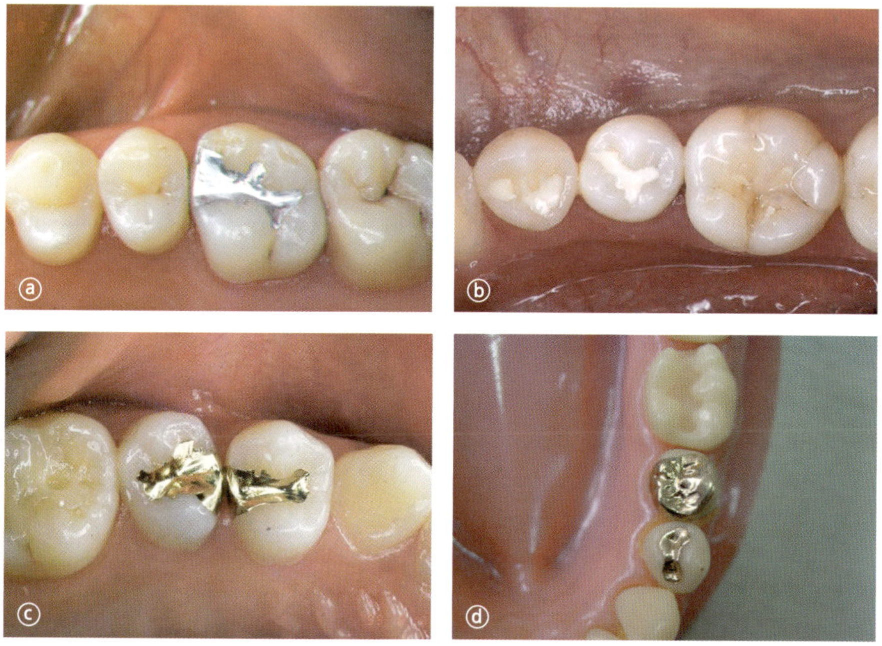

그림 4-1 보존치료

a. 아말감 충전(amalgam filling)
b. 복합레진 충전(composite resin filling)
c. 금인레이(gold inlay)
d. 금인레이 및 온레이(gold inlay & onlay)

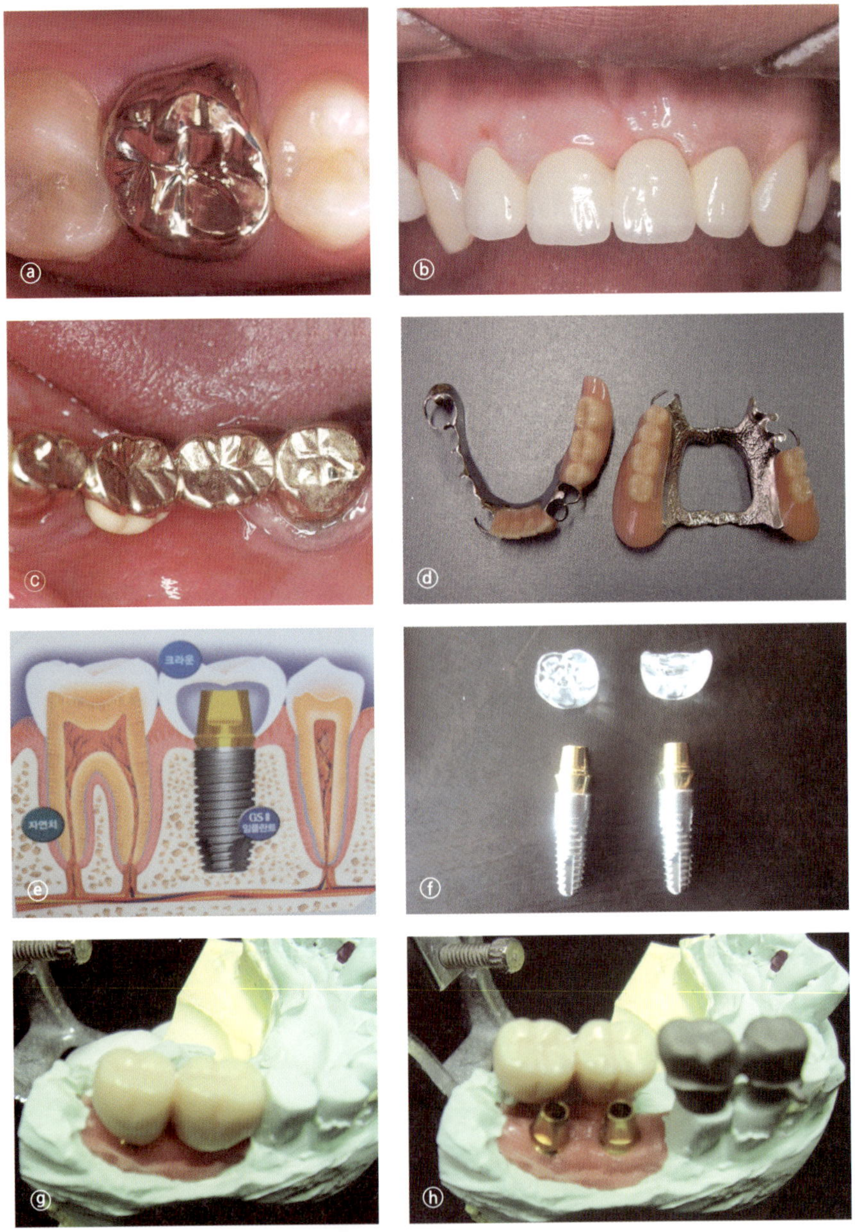

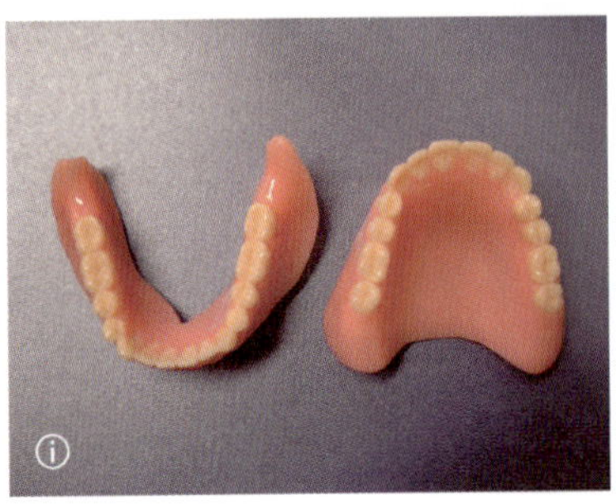

그림 4-2 보철치료
a. 단금관(gold single crown)
b. 세라믹관(ceramic crown)
c. 관교의치(crown & bridge)
d. 국부의치(partial denture)
e, f. 임플란트(Implant) 도해
g, h. 임플란트(Implant)
i. 총의치(full denture)

3) 구강악안면외과치료 (oral maxillo-facial surgery treatment)

구강악안면외과치료란 보존 불가능한 치아를 발거하거나 구강악안면 영역인 턱과 얼굴 부위의 각종질환에 대한 원인과 병변의 제거, 악골 및 연조직 질환 등을 치료하여 질환의 진전을 억제하고, 형태를 개선하며 상실된 기능을 회복시키는 치료를 말한다.

이 분야에서 치과위생사는 활력징후 측정(vital sign check), 감염관리, 진료협조, 시술 후 주의사항 등을 교육하는 역할을 수행한다(그림 4-3).

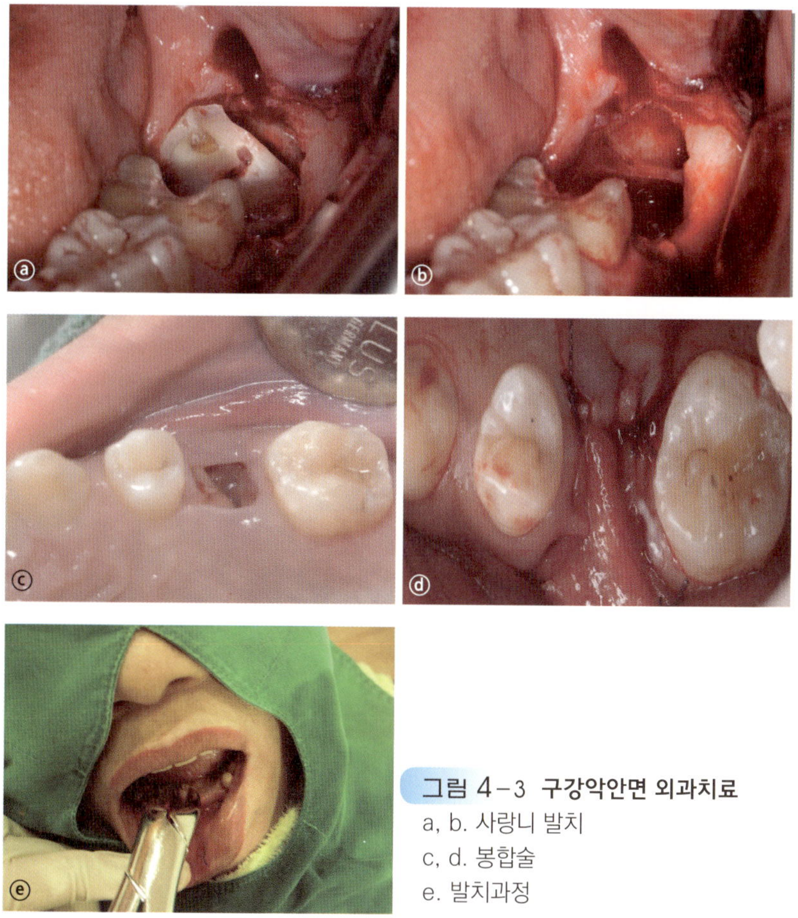

그림 4-3 구강악안면 외과치료
a, b. 사랑니 발치
c, d. 봉합술
e. 발치과정

4) 치과교정치료(orthodontic treatment)

치과교정치료란 부정치열이나 부정교합을 정상치열 및 정상교합에 가깝게 치료할 뿐만 아니라 악골과 안면의 발육을 정상적 형태로 유도하여 심미적 개선과 저작 및 발음 등의 기능회복과 치아 및 치주조직의 건강을 유지하는 치료를 말한다. 교정치료는 서서히 치아의 이동을 시행하기 때문에 일반적으로 치료기간이 장기화되는 경우가 많다.

치과교정치료분야에서의 치과위생사는 인상채득 및 모형제작, 방사선사진 촬영, 환자상담, 구강위생관리교육, 진료협조, 교정장치 사용 및 관리법 교육 등의 역할을 담당하게 된다(그림 4-4).

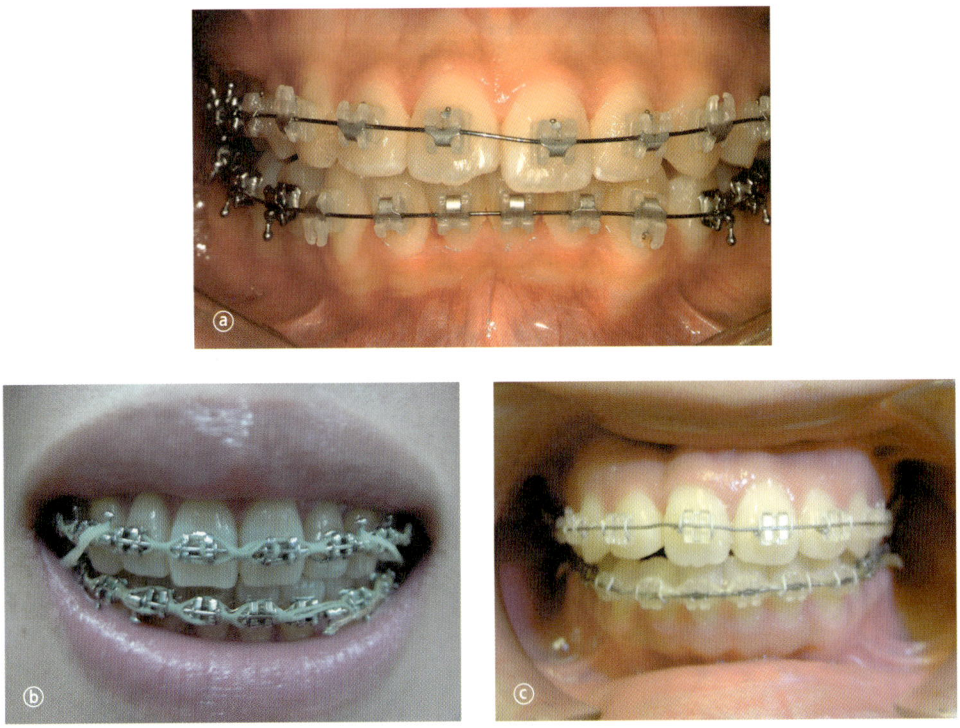

그림 4-4 **치과교정치료**

a. 자가결찰 세라믹장치

b. 금속장치(metal bracket)

c. 세라믹장치(ceramic bracket)

5) 소아치과치료(pedodontic treatment)

소아치과치료란 소아를 대상으로 유치 및 초기영구치의 성장발육을 저해하는 요인을 예방하고 발생된 구강병을 조기발견·치료하는 진료분야이다.

특히 소아는 성인과는 다른 독특한 신체적·정신적 조건을 가지고 있기 때문에 특별한 관리가 필요하며 진료의 직접적 대상은 소아일지라도 그 보호자와 함께 치료를 진행시켜 나가야 할 필요가 있다는 점도 특징적이다. 소아치과 치료에 있어서 치과위생사는 어린이관리(child management)가 특히 중요하며 칫솔질 교습, 치면열구전색 및 불소도포 등의 예방처치, 진료협조 등의 역할을 하게 된다(그림 4-5).

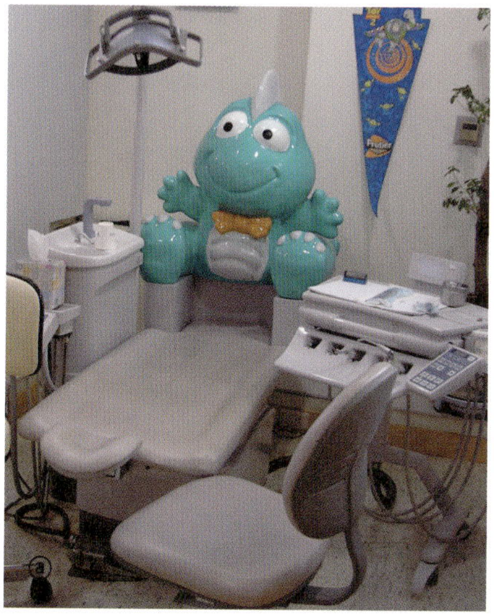

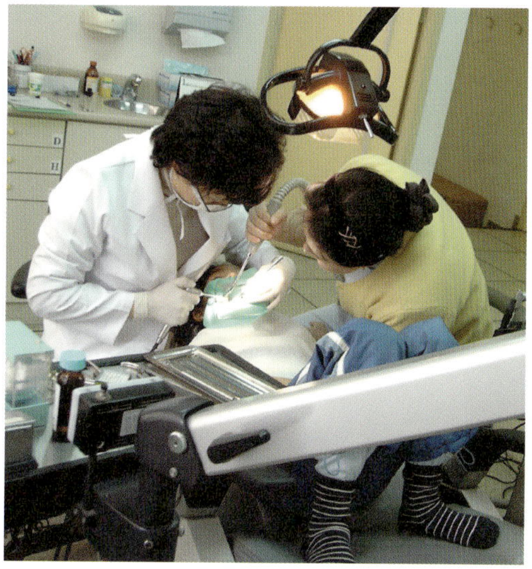

그림 4-5 **소아치과치료**
a. 소아진료의자 b. 소아진료과정

6) 치주치료(periodontic treatment)

치주치료란 치아주위조직에 발생되는 병변의 예방 및 치료를 말하며 최근 고령화 사회가 급속도로 진행되면서 치주조직관리의 중요성이 더욱 강조되고 있다.

초기의 치주질환은 올바른 칫솔질, 치석제거(scaling), 치근활택술(root planing) 등의 비외과적인 치주치료를 통해 호전되며, 중등도 이상으로 진행되면 외과적 치주수술과 교합조정 등의 치료가 필요하게 된다.

치주치료에 있어서 치과위생사는 칫솔질 교습, 치석제거(scaling), 수술후 환자교육, 기구소독 및 감염방지, 치주수술 시 진료협조 등의 역할을 수행하게 된다(그림 4-6).

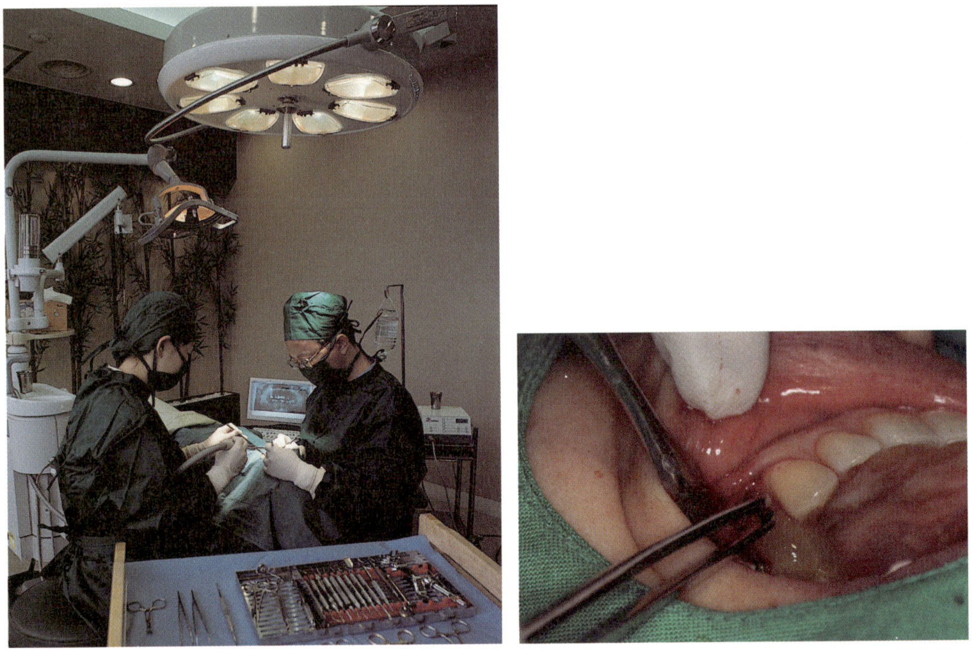

그림 4-6 치주수술과정

7) 예방처치(preventive treatment)

예방처치란 구강병의 발생을 예방하기 위한 각종 처치를 말하며 구강병의 유병률을 감소시키는데 크게 기여하는 분야이다. 이 분야에서는 구강위생관리에 따른 칫솔질 교습, 각종 구강위생용품 사용법 교습, 불소도포, 치면열구전색, 지각과민처치, 구취관리, 치아우식활성검사, 식이조절 등이 주로 치과위생사에 의해 수행된다(그림 4-7).

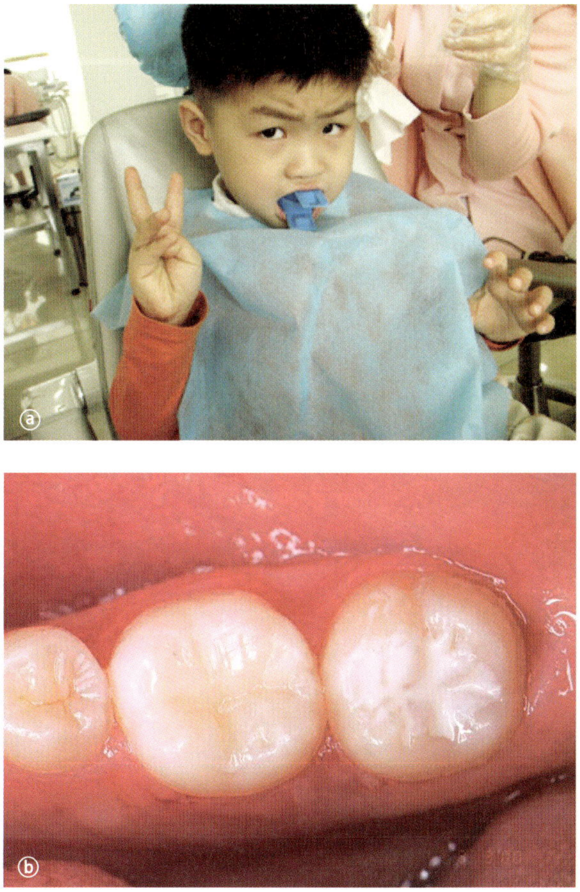

그림 4-7 **예방처치술**
a. 불소겔 도포 b. 치면열구전색

8) 구강내과(oral medicine)

구강내과란 구강병의 진단, 구강내 감염질환, 구강점막병변, 구강안면 동통 및 측두하악장애, 타액성 질환, 구취와 수면과 관련된 코골이 장애치료, 전신질환자의 치과적 관리, 구강내과 영역의 물리치료 및 행동치료 등을 하는 분야로, 질병의 추세와 사회적 환경이 변함에 따라 최근 들어 더욱 관심을 받고 있다.

구강병의 진단은 내원환자에 대한 진료를 개시함에 있어 문진, 시진, 촉진, 타진, X선 촬영, 기타 임상검사 등의 진찰과정을 종합하여 정확한 진단과 치료방침을 결정하는 과정을 말한다. 문진을 통해 환자에 대한 주소(chief complaint), 현증(present illness), 기왕력(past history), 만성질환 및 약물 알러지(allergy) 유무 등을 조사한다. 치아의 형태, 동요도, 색조착색, 우식치 유무, 치주조직상태 및 교합상태 등을 검사하며, 육안으로 확인이 불가능한 병변은 구강내·외 X-선 촬영을 통해 확인한다. 활력징후 검사를 통해 전신건강상태를 점검하며, 기타 생활조직검사, 치수생활력검사, 혈액 및 뇨검사 등 특수검사를 통해 정확한 진단을 하게 된다. 이 과정에서 치과위생사는 문진사항 기록, 구강검사를 통한 구강내 상태기록, 구강검사 준비, X선 촬영 및 현상 등을 수행하며, 측두하악장애 환자의 인상채득, 물리치료 및 관리법 등을 교육한다(그림 4-8).

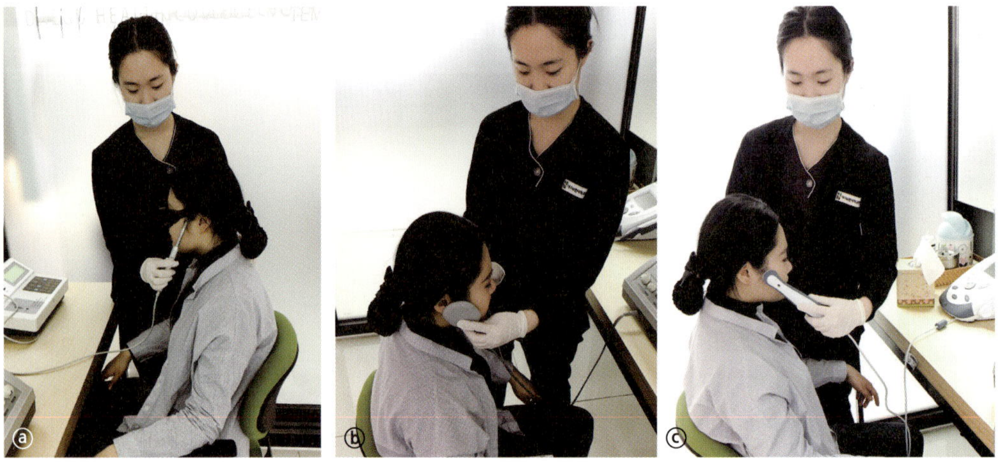

그림 4-8 구강내과 진료

a. 레이저치료 b. 바이오스텐치료 c. 초음파치료

9) 구강악안면 방사선과(oral maxillo-facial radiology)

구강악안면 방사선과란 육안으로 확인이 불가능한 구강 내·외부의 병변을 방사선사진 촬영을 통해 정확한 병명을 결정하는 진단의 보조적 자료를 수집하는 분야이다. 이 과정에서 방사선사진 촬영 및 현상업무는 거의 전적으로 치과위생사에 의해 이루어지며 이 과정에서는 특히 방사선 방호에 대한 특별한 주의가 필요하다(그림 4-9).

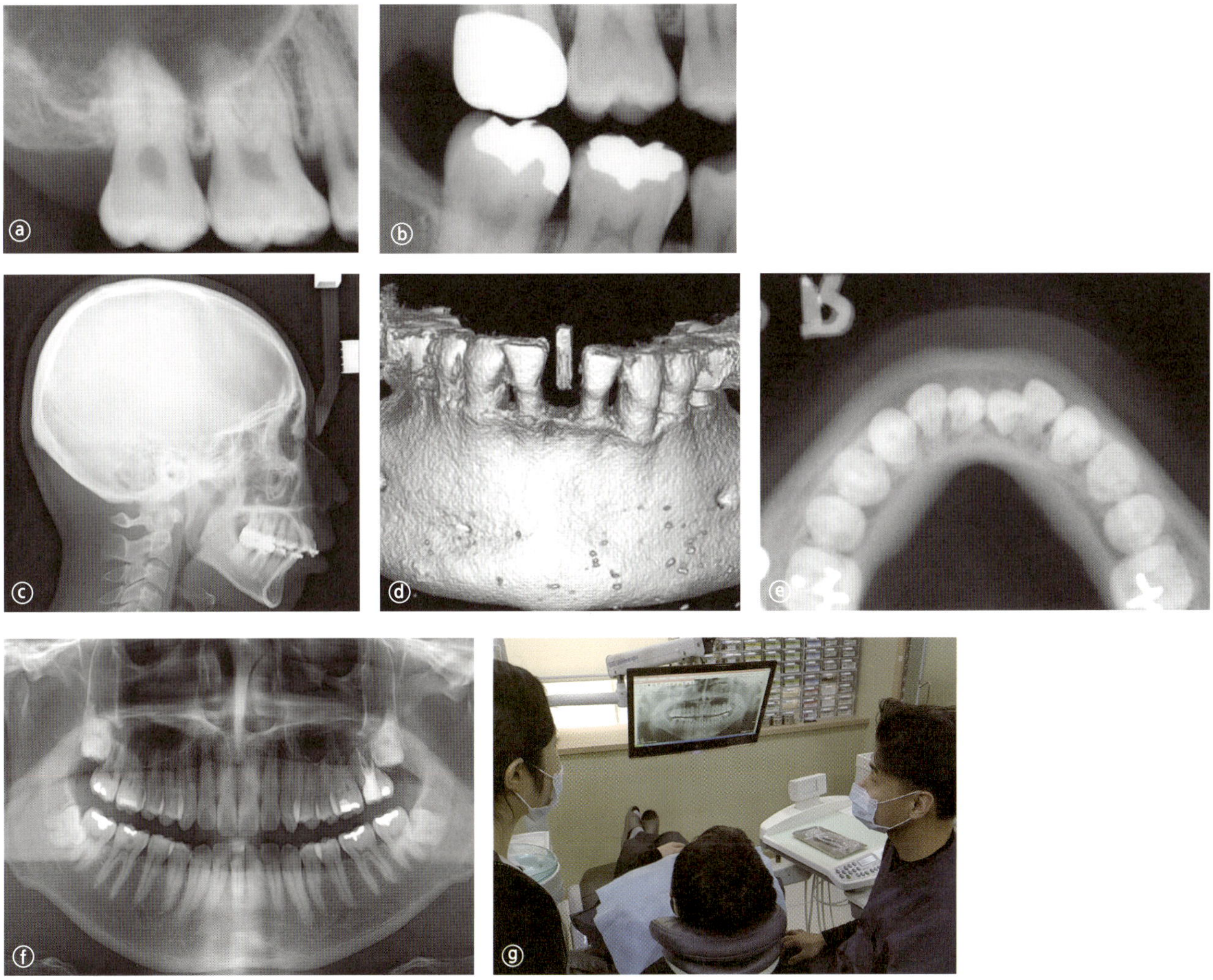

그림 4-9 **구강방사선사진**

a. 구내 표준필름방사선사진
b. 교익필름 방사선사진
c. 측방 두부규격방사선사진
d. 콘빔 CT영상
e. 교합필름 방사선사진
f. 파노라마
g. 엑스레이 영상 설명

2. 활동현장의 종류

1) 치과의원(dental clinic)

치과의원은 구강질환에 대한 일반적인 치료가 이루어지는 주된 현장으로 대개의 경우 그 규모가 작고 대부분 치과의사의 자영에 의해 운영되고 있다. 치과의원의 규모가 크지 않은 이유는 대부분의 치과환자가 평소에 일상생활을 영위할 수 있으며, 전신적으로 움직일 수 있는 상태이며 외래환자로서 통원할 수 있으므로 입원시설에 대한 제한규정이 없기 때문이다. 치과의원의 구성요소는 입지조건, 진료범위, 치료방침에 따라 약간의 차이가 있다(그림 4-10).

(1) 진료분야

치과의원에서는 여러 분야의 진료가 포괄적으로 이루어지고 있으며 최근에는 치과의료가 고도로 전문화되고 있는 추세에 따라 어느 특정분야만을 중점적으로 진료하는 치과의원이 점차 늘고 있다.

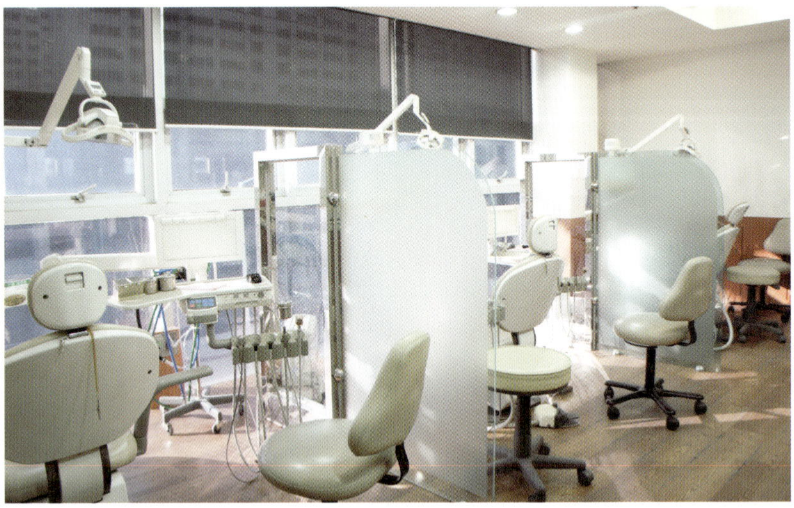

그림 4-10 치과의원 진료실

현재 의료법에 규정된 진료과목은 구강악안면외과, 치과보철과, 치과교정과, 소아치과, 치주과, 치과보존과, 구강내과, 구강악안면방사선과, 구강병리과 및 예방치과를 표방할 수 있게 되어 있으나 단순히 〈치과〉라고만 표방하는 경우에는 이들 진료분야를 거의 포함하고 있다.

한편 〈○○○치과〉라고 표방하고 있으나, 특히 교정, 임플란트, 보철치료만을 전문으로 시행하는 치과의원도 점차 늘어나고 있는 추세이다. 특정분야만을 전문으로 진료하는 치과의사가 어떤 형태로든 그 전문분야를 진료한다는 것은 환자입장에서 치료선택에 따른 편의성이 증가되는 것은 사실이다.

(2) 구성인력(dental team)

원활한 치과의료를 위해서는 여러 사람의 공동노력이 필요하며 구성인력은 치과의원의 특성에 따라 다소 차이가 있으나 대개 치과의사 1~2명(그룹치과에는 2명이상), 치과위생사 3~4명, 간호조무사 1~2명, 접수담당 1명 등으로 구성되어 있다. 이중 치과위생사는 대부분의 치과의원에 상근하고 있으나 반드시 채용해야 된다는 법적 규정은 없는 것이 현실이다.

또한 치과의원에 있어서 치과위생사는 대부분 미혼여성이 주류를 이루고 있으며, 근래에는 기혼자 및 남성도 점차 늘어나고 있으나 잦은 이직과 결혼 등으로 양질의 진료와 인력수급에 지장을 초래하는 경우도 있다.

치과의원에 있어 치과위생사의 업무는 치과의원마다 다소의 차이는 있으나 일반적으로 내원환자의 접수에서부터 구강검사, 진료협조, 진료과정에서 상담자 및 환자교육자로서 역할을 해야하며, 특히 전문직업인으로서의 업무를 개발·확장해 나가야 함은 물론 환자나 진료팀과의 원만한 의사소통에 있어 주도적 역할이 요구된다.

(3) 설비내용

치과의원의 내부구성은 의료법에서 규정하고 있는 소독시설을 제외하면 법적 규정은 거의 없다. 다만 치과의료의 기능을 다할 수 있는 조건을 갖추고 환자와 의료종사자가 쾌적하게 지낼 수 있는 시설이 요구된다. 그리고 치과의원의 기본 설비에는 진료장비와 기구를 사용하기 위한 수도, 배수, 전기, 가스, 공기조절, 조명, 방음, 방진시설 등이 필요하다.

최근에는 치과마다 경쟁적으로 특징적인 시설이나 공간을 갖추고 있는 곳도 많으나 일반적인 치과의원의 내부구성은 다음과 같다.

① 입구, 현관
② 대기실
③ 접수대, 회계 등의 사무를 보는 곳
④ 진료실, 수술실
⑤ X선 촬영실
⑥ 치과기공실
⑦ 기타 (소독실 및 준비실, 상담실 및 구강보건교육실, 주사실, 탈의실, 원장실, 치과위생사실 등)

2) 치과병원

치과병원은 의료법상 병원급 의료기관 중 입원시설의 제한이 없는 것이 특징이다. 치과병원은 1~2인의 치과의사에 의해 진료분야가 구분되지 않고 포괄적인 진료가 행해지는 치과의원에 비해 그 시설 및 규모가 크고 여러 명의 치과의사가 각각의 전문분야의 진료를 분담하는 형태의 치과의료현장으로 최근 수요자의 욕구에 부응하여 점차 그 수가 늘어나고 있는 추세이다(그림 4-11).

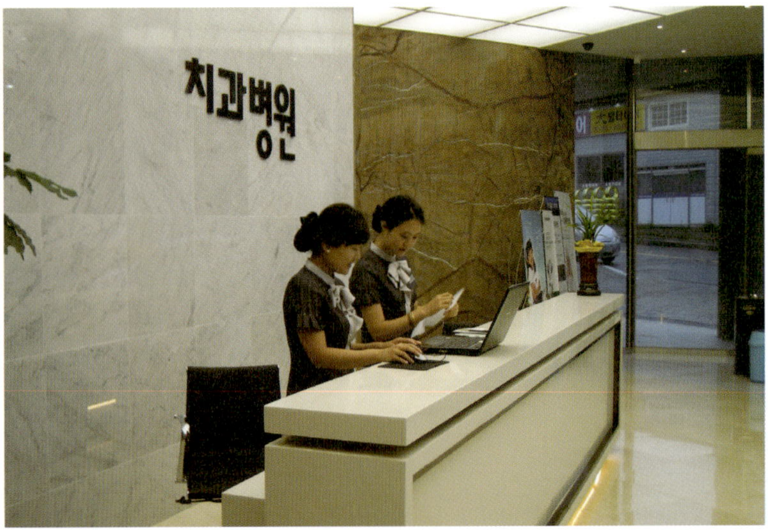

그림 4-11 치과병원 접수대

(1) 진료분야

진료과목은 의료법에 명시된 과목을 표방할 수 있으며 일반적으로 보존과, 소아치과, 악안면구강외과, 치주과, 교정과, 보철과, 예방치과 등으로 구분되어 전문성을 띤 진료가 복합적으로 이루어지고 있다.

(2) 구성인원

치과병원에는 개설된 진료과목에 따른 전공치과의사와 그에 따른 치과위생사, 간호조무사, 접수담당자, 코디네이터, 치과기공사 등으로 구성되어 있으며 그 수는 적게는 수명에서 많게는 수십명의 인원으로 구성되어 있다. 각 분야에서 치과위생사는 특정 업무를 전문적으로 수행하게 된다.

(3) 설비내용

의료법 규정에 의하면 임상검사실, 방사선장치, 의무기록실, 소독시설 등을 구비하도록 되어 있으며, 치과병원마다 차이가 있으나 대개 개방된 수납창구, 대기실, 소독실, X선실, 진료과목별로 독립된 진료실, 상담실 및 교육실, 치과기공실, 원장실, 치과위생사실 등이 설비되어 있다.

3) 치과대학교부속 치과병원

치과대학의 부속기관으로 개설된 병원으로 치과대학생의 임상실습교육을 담당하고 구강보건진료 전달체계상 1차 진료기관에서 의뢰된 환자에게 더 전문화된 치료를 제공하는 2차 진료기관의 기능을 담당하고 있다. 그러나 우리나라에서는 타 분야와는 달리 치과 의료기관은 1, 2차 진료기관의 구분이 없다. 현재 치과대학 부속병원에서는 지역주민에게 1, 2차 진료를 포괄적으로 제공하고 있다(그림 4-12).

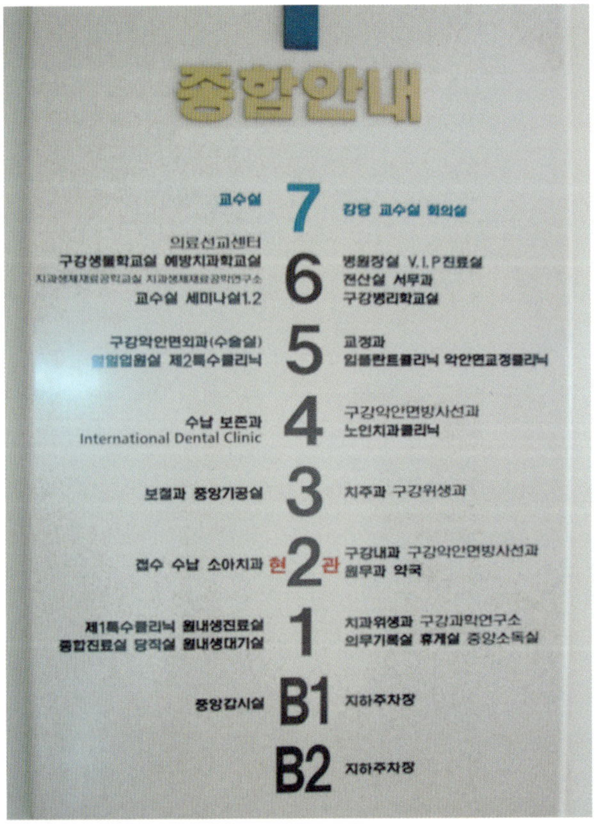

그림 4-12 대학교부속 치과대학병원

(1) 진료분야

구강내과, 구강악안면방사선과, 소아치과, 치과보존과, 치과보철과, 치과교정과, 치주과, 구강악안면외과, 구강내과, 구강병리과 및 예방치과 등으로 구분되어 각 전문분야별로 진료가 이루어지고 있다. 특히 구강내과, 구강영상학과 등 체계적인 진료시스템이 갖추어져 있으며, 예방치과는 일부 부속병원에서만 임상화되어 있다.

(2) 구성인원

진료과목별로 치과의사(치과과장, 치과의사, 수련의)와 다수의 치과위생사, 치과기공사, 그리고 방사선사, 간호조무사 등이 배치되어 있으며 그 숫자는 규모에 따라 차이가 있으나 대략 수십명에 이르고 있다.

치과위생사는 치과진료의 전문화에 따른 전문치과위생사제도가 없으나 진료과별로 구분된 업무를 하고 있다. 최근에는 학회나 연구회 차원에서 교정, 임플란트, 스케일링을 포함한 포괄치위생 업무, 치과코네이터 등의 전문치과위생사 연수과정이 이루어지고 있다.

(3) 설비내용

의료법상 치과병원의 시설 기준에 따라 진료과목별 수납창구, 대기실, 진료실 등이 별도로 구분되어 있으며 중앙공급실에서 멸균된 기재가 공급되며, 치과방사선장치, 치과기공실 등이 필수적으로 설치되어 있다.

4) 종합병원 치과

종합병원이란 의료법상 입원환자 100인 이상을 수용하는 시설과 필요한 진료과목, 진료과목별 전문의를 갖추도록 규정되어 있다. 치과는 종합병원 진료과목의 한 분야로 설치하도록 규정되어 있으며, 외래환자와 입원환자의 구강진료를 담당하고 있다.

(1) 진료분야

규모에 따라 차이가 있으나 일반적으로 규모가 작은 경우에는 구강외과, 치과교정과, 치과보존과, 치과보철과, 소아치과 등으로 구분되어 이루어지며, 규모가 큰 경우에는 치과병원이나 치과대학부속병원과 유사한 진료 분야가 각 진료과목별로 독립된 공간에서 별도로 이루어지고 있다.

(2) 구성인원

종합병원의 인적구성은 다양하며 치과에 있어서는 진료과목별 치과의사(과장, 수련의), 치과위생사, 치과기공사, 간호조무사 등으로 구성되어 있고 그 수에 있어서는 규모에 따라 차이가 있다. 치과위생사는 전체적으로 진료가 원활하게 수행되도록 역할을 해야하며, 종합병원 내 각 행정부서나 타 진료과 간에 원활한 의사소통을 할 수 있어야 한다.

(3) 설비내용

기본적인 진료실은 진료과목별로 독립되어 있는 것이 대부분이나 하나의 공간에서 칸막이나 chair별로 진료과목이 구분되어 있는 작은 규모도 있으며 방사선촬영기기, 치과기공실 등의 설비를 필수적으로 갖춘다. 개인치과의원이나 치과병원에 비해 대기실 환경이 미흡한 편이며 소독 및 기타시설은 종합병원의 공동시설을 이용하게 된다.

5) 보건(지)소

보건(지)소는 전형적인 공중구강보건활동의 현장으로 지역주민의 보건향상을 위해 실제적으로 일선활동이 전개되는 현장이다.

1979년 보건소 내에 치과를 설치하고 공중구강보건치과의사를 배치하여 진료위주의 사업이 실시되었다. 그 후 1986년 전국적으로 치과위생사를 배치하면서 예방 및 교육사업 등의 확장업무를 통해 지역주민의 구강건강을 책임지는 중추적 보건기관으로 정착되었다(그림 4-13).

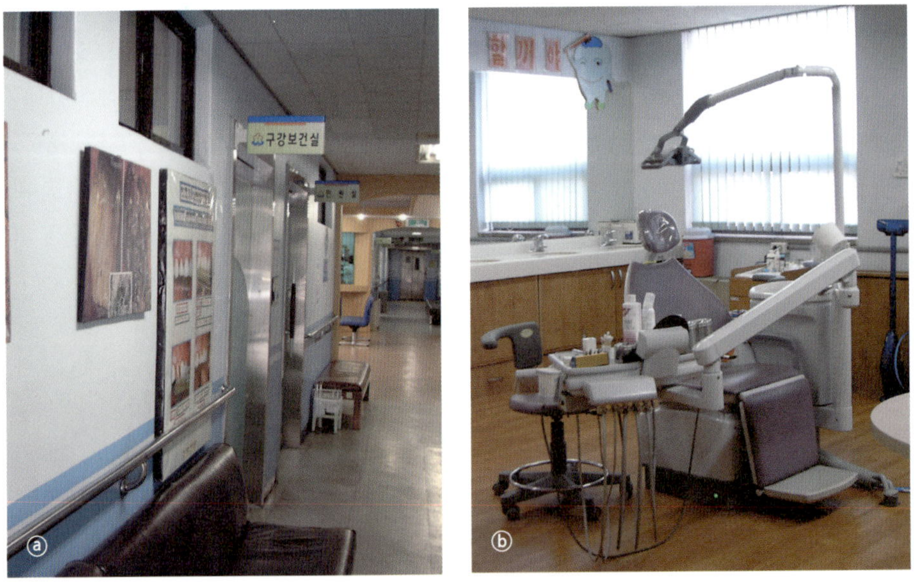

그림 4-13 보건(지)소의 구강보건실
a. 구강보건실 외부 b. 구강보건실 내부

(1) 업무영역

보건(지)소에서는 지역주민의 보건향상을 위해 다양한 사업을 관장하고 있으며 그 일환으로 구강건강사업도 포함되어 있다. 보건소 치과의 치과위생사 활동은 크게 보건소 내 활동과 외부활동으로 구분된다.

보건소 내 활동이란 보건소를 방문한 지역주민을 대상으로 1차 구강진료를 제공하고 예방치과처치 및 구강보건교육 등을 수행하는 것을 말한다.

외부활동이란 관내 유치원 및 초등학교, 복지시설 등을 방문하여 구강검진 및 상담, 예방처치, 구강보건교육 등의 구강보건활동을 말한다.

이외에도 구강보건의 날(6월 9일)에 시행되는 구강보건행사나 순회봉사활동 등에 지원을 하는 경우도 있다.

(2) 구성인원

보건(지)소에는 관장업무가 다양함에 따라 여러 직종의 사람들이 관여하고 있으며 치과영역에서는 공중보건치과의사와 치과위생사로 구성되어 있다. 그러나 치과대학의 여학생 증가로 공중구강보건치과의사가 부재한 보건(지)소도 상당수에 이르고 있다.

치과위생사는 전국 각 보건(지)소마다 거의 1명이상 배치되어 있고, 치과의사가 부재한 지역에 있어서는 통합보건지소의 형태로 구강보건실을 설치하여 수명의 치과위생사가 공동협력으로 구강보건사업을 전개하고 있기도 하다.

보건(지)소에 있어서 치과위생사는 치과예방처치나 구강보건교육 등 전문적 업무 이외에도 구강보건사업 계획수립 및 조정, 사무관리업무나 업무연락 및 조정등 행정적인 업무도 많이 수행하게 된다.

(3) 설비내용

보건(지)소 구강보건실의 설비내용은 지역마다 차이가 있고 민간구강진료기관에 비해 규모나 질이 영세한 편이지만 구강진료나 구강보건활동에 지장이 없는 시설 및 장비 등이 구비되어 있다.

6) 학교구강보건실

초·중등학교의 학생을 대상으로 하는 학교보건은 학교보건법에 근거하여 관리되고 있으며 현행 학교보건법상에는 규모에 따라 의사, 약사, 양호교사를 위촉하여 학생들의 보건관리를 하도록 되어 있으나 모든 초·중등학교에 양호교사만 배치되어 있어 아직도 형식적인 면에 치우치고 있는 것이 현실이다.

선진국의 경우 구강건강관리는 학교구강보건실이 설치되어 치과위생사 또는 치과치료사에 의해 전체 학생을 대상으로 계속관리가 이루어지고 있다. 이에 비해 우리나라는 1999년부터 정부차원에서 시범적으로 학교구강보건실을 설치하여 구강검사, 불소도포, 불소용액양치사업, 칫솔질교습, 치면열구전색, 계속구강건강관리사업 등의 학교구강보건사업을 전개하고 있으며 해마다 그 대상학교가 늘어나고 있는 추세이다. 그러나 이와 같은 학교구강보건실 운영이 관내 보건(지)소에 근무하는 치과의사나 치과위생사의 출장형식으로 운영되고 있어 상근 치과위생사가 배치될 수 있는 제도적 장치가 시급하며 이를 실현시키기 위해 관련단체 및 기관에서도 끊임없는 노력을 하고 있다(그림 4-14).

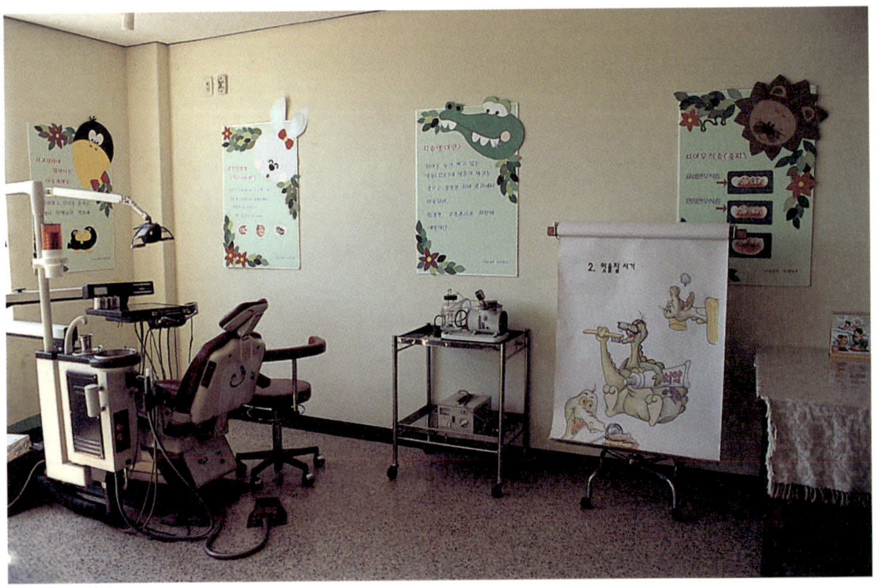

그림 4-14 학교구강보건실

7) 산업체

비교적 규모가 큰 관공서, 회사, 은행 등 각종 산업체에서는 구성원 및 가족의 복리후생차원에서 부속진료기관 또는 의무실 등을 설치하여 진료서비스 및 보건활동을 병행해 나가고 있다. 이러한 산업체 부속기관에는 치과의사가 상근하는 경우도 있으나 소규모로 운영되는 곳에서는 시간제로 방문하여 약속된 환자에 대한 진료위주의 서비스를 제공하기도 한다.

그러나 치과위생사는 부속기관이 설치된 대부분의 치과진료실에 상근하면서 구성원 및 그 가족에게 예방치과처치, 구강보건교육 등을 시행하며 기타 사무관리적인 업무도 치과위생사에게 분담되고 있다.

8) 장애인 시설

현재 우리나라의 등록된 장애 인구는 200만 명을 초과하고 있으나 장애시설에 있는 사람은 그 중 일부에 국한되어 있다. 특히 장애시설의 장애인들은 구강위생관리 부족, 열악한 진료환경으로 인해 진료수요에 비해 원활한 공급이 이루어지지 않고 있어, 구강건강상태가 비장애인에 비해 좋지 않은 상태이다. 이러한 현실에도 불구하고 치과진료팀이 상근하는 장애시설은 거의 없는 상태이며, 대부분 봉사활동에 의존하고 있는 것도 현실이다.

최근에는 장애인에 대한 사회적 책임이 강조됨에 따라 여러 측면에서 장애인에 대한 관심이 늘어나고 있으며, 그 일환으로 대한치과위생사협회에서도 협회산하에 장애인 구강보건특별위원회를 두고 구강건강향상을 위한 프로그램을 개발, 운영하고 있다.

장애인에 대한 치과위생사의 역할은 진료 시 원활한 진료를 위한 진료협조자로서의 역할이 중요하며 예방치과처치 및 구강보건교육 역시 병행하되 특수한 상황을 고려하여 여러 가지 방향으로의 접근이 요구된다. 또한 장차 치과위생사 교육기관 에서도 이 분야에 대한 교육이 강화되어야 할 것이다(그림 4-15).

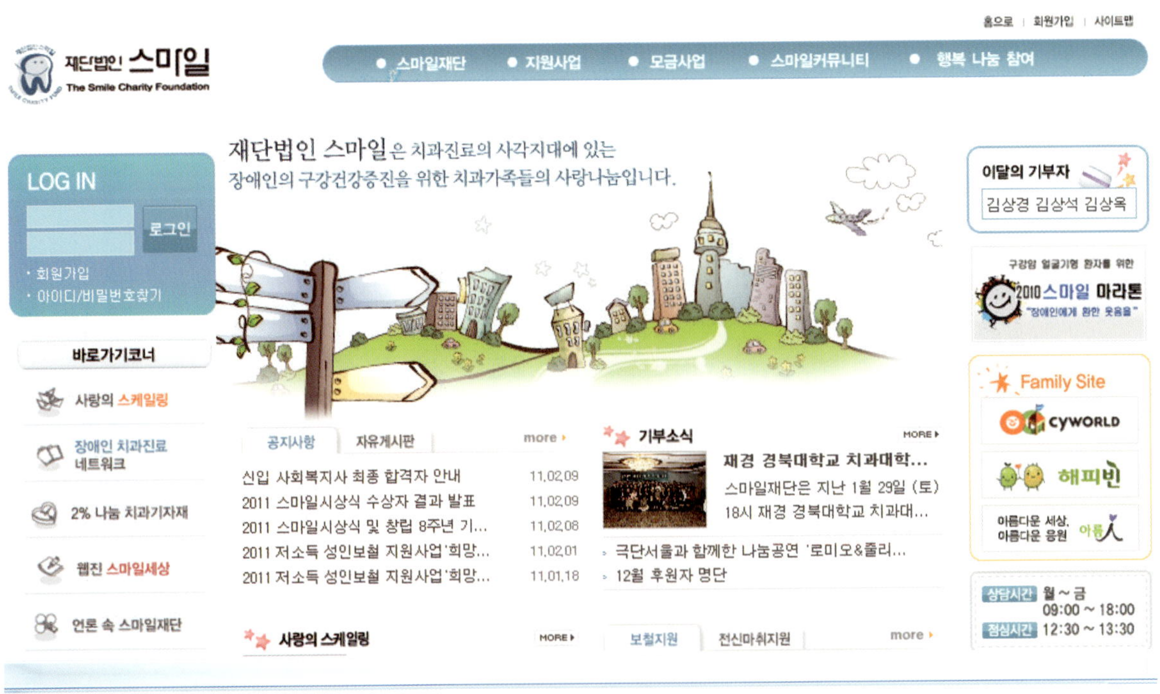

그림 4-15 심신장애자 시설 스마일 재단

9) 가정

우리나라는 치과의사나 치과위생사에 의해 가정단위로 가족전체의 구강건강을 관리하는 체계는 거의 없는 상태이다. 그러나 지역사회 구강건강증진 측면에서 가정은 지역사회 구강보건활동의 기점이며, 가장 소박한 형태이기도 하다. 치과의사와 치과위생사는 술자로서 치과의료를 제공하기도 하지만 구강보건에 대한 가족의 상담 및 교육도 수행하게 된다. 특히 일상의 주의가 필요한 치아우식이나 치주질환이 적절히 관리되기 위해서는 주부나 보호자의 역할이 큰 힘을 발휘하게 되는 바 이들을 대상으로 전문적 지식을 기반으로 하는 구강건강관리법을 교육시킨다면 그 효율성이 증가될 것이다.

이밖에도 가정에 만성질환자나 심신장애자, 와병중인 노인 등이 있을 경우 자주방문하게 되는 사회복지사 등을 통한 구강보건활동으로 발전시킬 수도 있다. 또한 외국에서는 재택 노인 등에 대한 방문 구강보건활동도 활발히 전개되는 바, 고령화사회에 접근하는 우리 나라에서도 점차적으로 시도해야 할 구강보건활동 영역이라 할 수 있다.

10) 기타

기타 치과위생사의 활동현장으로 서울특별시 산하 학교보건원이 있는데 이곳에 서는 1~2명의 치과의사와 치과위생사가 예방사업, 교육사업, 구강보건실태조사 등 학교구강보건사업을 전개하고 있다. 또한 서울특별시와 각 광역자치단체에서는 각 1대씩 이동 치과진료차를 운영하고 있으며 주로 의료취약지역 주민을 대상으로 비교적 간단한 구강진료와 예방치과처치 및 구강보건교육활동을 전개하고 있다.

대학교에서도 구성원의 복지차원에서 부설 보건소를 광범하게 설치, 운영하는 곳이 있으며 구강보건실을 별도로 운영하는 기관에는 치과위생사가 상근하면서 스케일링 등 예방처치를 시행함으로써 대학인구의 구강건강증진에 기여하고 있다. 이밖에도 노인시설 등에 방문사업의 일환으로 구강위생관리 및 의치관리 등 구강보건교육 사업이 전개되기도 한다.

제5장

예방치과처치

제5장 예방치과처치

학습목표

- 예방치과처치의 개념을 이해할 수 있다.
- 치아우식병의 예방처치 내용을 설명할 수 있다.
- 치주질환의 예방처치 내용을 설명할 수 있다.
- 예방치과처치자로서의 자세를 기술할 수 있다.

예방치과학이란 구강병을 예방하는 원리와 방법을 연구 실천하는 분야로서 구강건강을 보다 효율적으로 증진·유지시킬 필요에 따라 발전되어 왔다.

최근 치의학의 동향은 치료위주에서 한 걸음 더 나아가 치과질환의 예방과 조기발견에 중점을 두고 있고, 국가의 보건의료정책 또한 치료중심에서 예방중심으로 변화되고 있으며, 국민의 보건의식수준 향상으로 구강건강에 관련된 전문인력의 필요성이 강조되면서 전문지식과 기술을 겸비한 치과위생사의 역할이 확대되고 있다.

이에 본장에서는 활동현장에서 치과위생사가 예방치과처치를 보다 능숙하게 수행할 수 있도록 예방치과처치의 개념을 파악하고 그 내용을 검토해 보며 예방치과처치자로서 요구되는 자세를 살펴보기로 한다.

1. 예방치과처치의 개념

치과위생사는 〈의료기사 등에 관한 법률〉에 근거하여 치석제거 및 치아우식병의 예방을 위한 불소도포, 구강내 진단용방사선 촬영, 기타 치아 및 구강질환의 예방과 위생에 관한 업무 등을 치과의사의 지도하에 수행하도록 되어 있다.

이와 같이 법률에 보장된 치과위생사의 주 업무 중의 하나인 예방치과처치는 개인을 대상으로 치과질환이 발생하지 않도록 억제 또는 예방하는 한편 그 외에 구강조직을 보호하고 건강한 상태로 보존하여 구강건강을 증진시키기 위해 행해지는 전문적인 처치이다.

치과의료현장이나 공중구강보건현장에서 치과의사는 고도의 전문성을 요하는 치료에 주력하기 때문에 예방치과처치는 주로 치과위생사에 의해 행해지고 있다. 따라서 예방치과처치는 치과위생사가 환자에 대해서 술자로서 지향해야 할 가장 중요한 임무이며 환자의 구강 안에서 기구를 사용하거나 약제를 응용하는 형태로 행해진다. 특히 양대 구강병이자 중대 구강병이라 할 수 있는 치아우식병과 치주질환은 다른 질병들과 달리 사전 예방처치를 통해 대부분 예방이 가능하다.

이들 처치는 간단한 것처럼 보이지만 실은 대단히 치밀한 손기술 및 촉각을 필요로 하는 것도 있다. 그리고 좁은 구강 내에서 기구를 조작하고 치아 및 구강조직에 직접 접촉하는 행위이기 때문에 아무나 해도 되는 것이 아니라 치아 및 구강질환의 예방과 위생에 관한 지식 및 숙련된 기술적인 뒷받침이 되어야 하며, 의료종사자로서 직업에 대한 충분한 이해와 철저한 사명감 등을 전문적으로 교육을 받은 치과위생사가 행하도록 규제되고 있다.

치과위생사가 예방처치자로서의 역할을 수행하기 위해 대학별로 차이가 있지만 치면세마론 및 실습과, 예방치과학 및 실습 등 충분한 이론과 실습을 이수하도록 되어 있다.

2. 예방치과처치의 내용

치과위생사에 의해 행해질 수 있는 예방치과처치는 크게 치아우식병 예방처치와 치주병 예방처치로 대별 할 수 있다.

치아우식병 예방처치로는 치면세균막관리(plaque control), 치면열구전색(치아홈메우기, pit and fissure sealing), 식이조절(diet control), 불소도포(fluoride application), 치아우식활성검사(caries activity tests) 등이 있다.

치아우식병은 음식물 잔사, 특히 당분(sucrose)을 구강내 세균이 분해하는 과정에서 생성된 산(acid)이 치아 경조직을 탈회(용해)시키는 현상이다. 이러한 치아우식병을 예방하는 방법은 어느 한가지 방법에 의해서만 예방하는 것이 아니라 여러 가지 방법을 복합적으로 시행했을 때 그 효과가 더욱 증대된다.

치주병 예방처치로는 치면세균막관리(plaque control), 치면세마(oral prophylaxis) 등이 있다.

치주병은 청소년기부터 주로 발생되기 시작하며 성인기로 갈수록 증가하여 장·노년기의 치아상실의 주원인이 된다. 치주병의 가장 직접적인 원인으로 치면세균막과 치석을 들 수 있는데 치석은 치면세균막으로부터 형성되기 때문에 치면세균막 관리가 특히 중요하다. 치주질환의 효율적인 예방법은 치면세균막이 부착되지 않게 하거나 부착된 치면세균막을 제거하는 방법이라 할 수 있다.

1) 치면세균막 관리(plaque control)

치면세균막(치태, dental plaque)은 치아나 치은 및 기타 구강구조물의 표면에 치밀하고 끈적끈적하게 밀착하여 치아우식병과 치은염, 치주질환의 초기원인이 되고 치석형성의 초기물질로 주성분이 세균인 연성침착물이다. 치면세균막을 관리하는 방법으로는 칫솔질과 구강위생관리용품을 사용하는 방법 등이 있다.

(1) 칫솔질교습법(TBI : Tooth Brushing Instruction)

치면세균막 관리방법은 여러 가지가 있으나 가장 쉽고 경제적이고 효과적인 방법은 가정에서 개인 스스로가 매일 하고 있는 칫솔질이다. 칫솔질은 매 식후 및 간식 후와 잠자기 전에 하는 것이 효과적이며, 규칙적이고 올바른 칫솔질 습관은 치아우식병과 치주병을 예방하는 가장 최우선의 방법으로 개인에게 칫솔질을 습관화 할 수 있도록 동기유발을 주는 것도 중요하다.

칫솔질을 하는 목적은 치아와 구강을 청결하게 유지하고 치아우식병와 치주병을 예방하며 구강내 기분을 상쾌하게 하고 심미를 증진시키고 치은 마사지 효과를 증진시키는 데에 있다.

칫솔질교습법(TBI)은 대상 및 환자의 구강상태에 따라 회전법(rolling), 횡마법(scrub), 바스법(Bass), 변형바스법(modified Bass), 스틸만법(Stillmans), 챠터법(Charters), 폰즈법(Fones) 등 여러 방법이 있으나 일반 대중과 특별한 구강증상이 없는 환자에게는 회전법을 추천하고 있다(그림 5-1, 2).

회전법은 칫솔의 강모를 치은 깊숙이 치아 장축과 평행하게 위치시켰다가 교합면을 향해 칫솔 잡은 손목에 힘을 가하여 돌리면서 쓸어내는 방법이다.

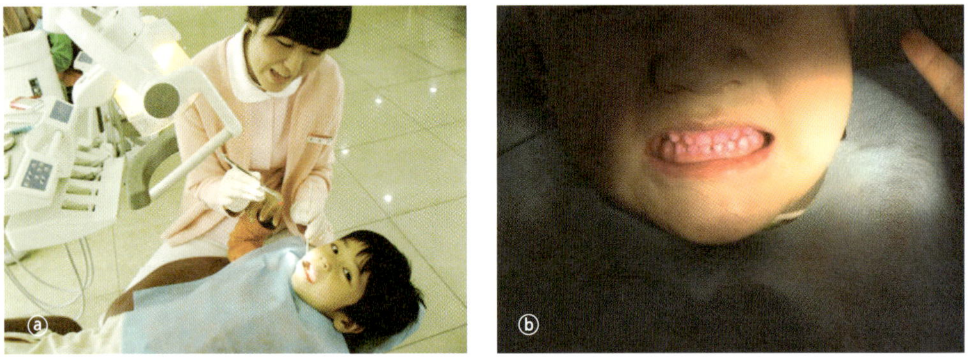

그림 5-1 **치면착색제 도포**
a. 도포과정 b. 도포 후 상태

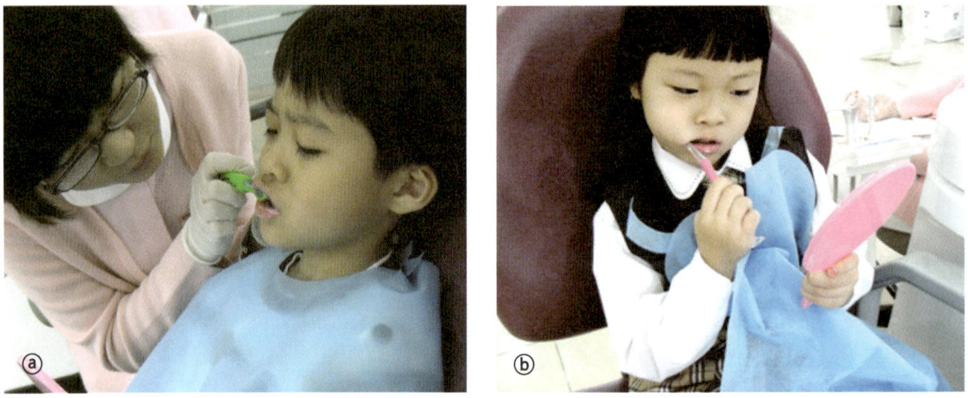

그림 5-2 **칫솔질 교습**

(2) 구강위생관리용품의 사용

구강내 치면세균막을 조절하는데는 칫솔질이 가장 효율적이나 칫솔질만으로는 완벽한 관리를 할 수 없기 때문에 개인의 구강상태에 따라 구강위생보조용품을 적절히 사용함으로써 치면세균막관리는 물론 치간청결, 치은마사지 효과, 구취제거, 구강내 장치물 청결 등의 효과를 증대 시킬 수 있다.

구강내를 청결히 할 수 있는 구강위생관리용품은 다음과 같다(그림 5-3).

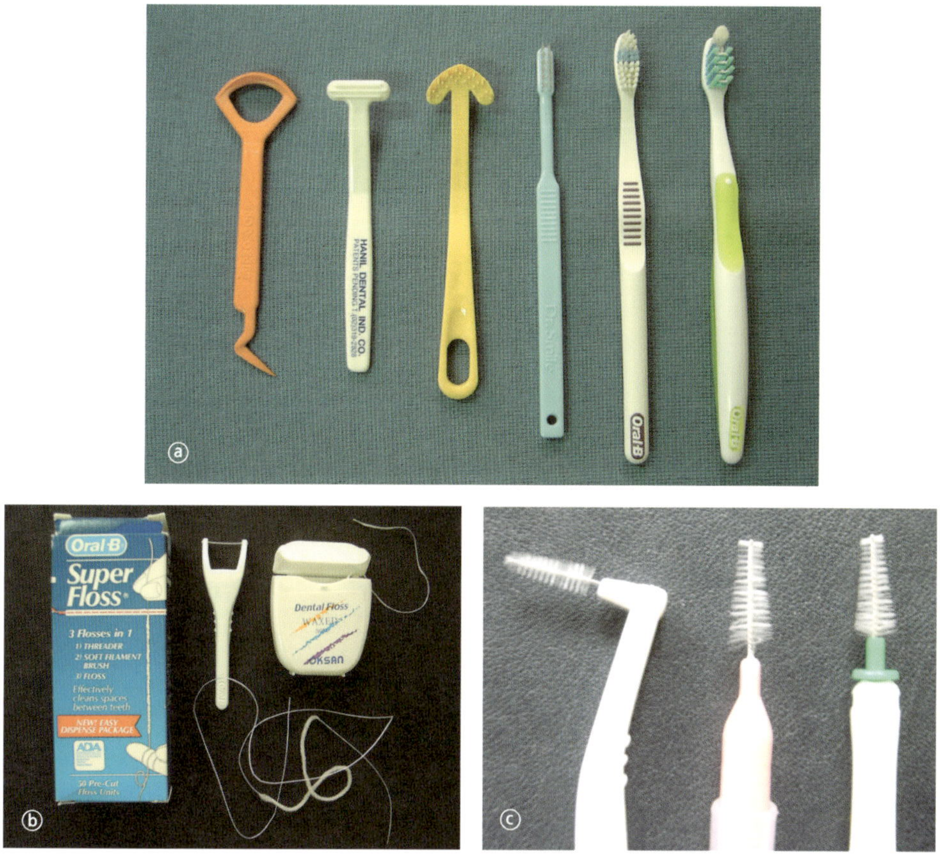

그림 5-3 구강위생관리용품
a. 칫솔 및 혀세척기 b. 치실 c. 치간칫솔

① 칫솔(tooth brush)
② 세치제(dentifrice)
③ 치실(치과용 푼사, dental floss)
④ 치실과 치실고리(dental floss silk & threader)
⑤ 첨단칫솔(end tuft brush)
⑥ 치간고무자극기(rubber tip, interdental tip stimulator)
⑦ 거즈스트립, 니팅얀(gauze strip, knitting yarn)
⑧ 물사출기(water-pick)
⑨ 치간치솔(interdental brush, proxabrush)
⑩ 혀세척기(tongue cleaner)
⑪ 구강양치용액(mouth rinse)

2) 치면세마(oral prophylaxis)

치면세마란 치아표면에서 치아우식병과 치주병의 원인이 되는 치면세균막, 음식물 잔사 등의 연성부착물과 치석 등의 경성부착물 그리고 외인성 색소 등의 국소적인 요인을 기계적으로 제거하고 거칠어진 치아표면을 활택하게 연마함으로써 부착물의 재부착을 방지하는 행위를 말한다(그림 5-4).

치면세마의 학습자세는 최종적인 대상은 인간이라는 것을 염두에 두어야 하며, 습득이 불충분할 경우 환자에게 좋지 못한 영향을 미치기 때문에 미숙한 조작을 환자에게 시행하지 않도록 충분히 숙련된 시술 뿐만 아니라 충분한 지식이 뒷받침되어야 한다. 즉, 완벽한 술식이 가능하도록 체계적인 학습과 충분한 반복 훈련이 요구되고 학습은 반드시 자기가 자신을 갖게 될 때까지 습득해야 하며 외형만의 학습은 아무런 의미가 없다.

예방적 치석제거법과 직접 관계가 있는 치아나 치아주위조직 탐침법, 치주낭 측정법, 부착물 탐지법 그리고 치면세마에 필요한 수기구나 초음파기구 등 다양한 기구의 능숙한 조작법과 환자진료기록부 작성 및 철저한 기구소독과 관리 등에 대한 폭넓은 지식과 기술을 갖추어야 한다.

일반적으로 치면세마는 6개월 또는 1년 주기로 시행하는 것이 바람직하며 대학에서 치면세마 이론 및 실습 과목을 통해 체계적으로 학습하게 된다.

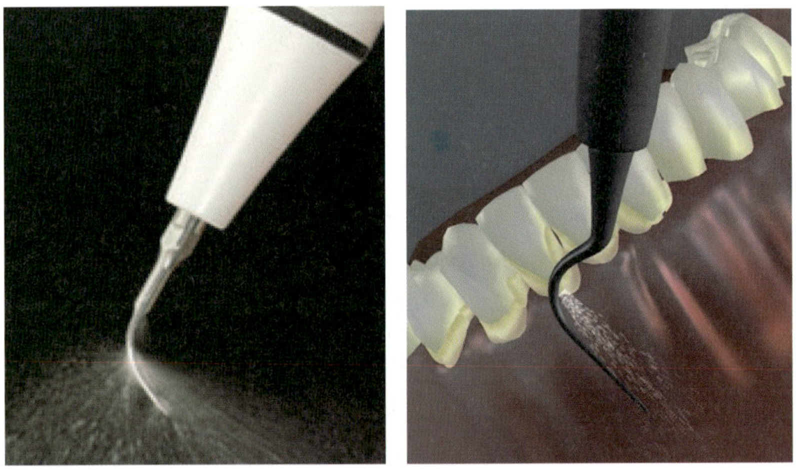

그림 5-4 초음파 치석제거기의 물분사(물은 안개(mist)처럼 분사한다)

3) 불소도포(fluroride application)

불소는 할로겐원소의 일종으로 유수한 세계 각국의 과학자들의 연구결과에 따르면 적정량의 불소는 충치 예방에 탁월한 효과가 있는 것으로 입증되었다.

불소의 충치예방효과는 치아의 구조인 수산화인회석(hydroxyapatite, $Ca_{10}(PO_4)_6(OH)_2$)을 불화인회석(fluoroapatite, $Ca_{10}(PO_4)_6F_2$)의 구조로 변환시켜 단단한 결정구조가 되도록 하여 법랑질의 강도를 높이고 세균들에 의해 치아표면에 형성된 산에 잘 견디도록 해주며, 충치를 일으키는 세균에 대해 세균 억제작용을 하여 치아우식을 예방하는 데에 있다(그림 5-5).

불소를 이용하여 충치를 예방하는 방법에는 2가지가 있는데 하나는 불소복용법으로 저농도의 불소가 든 수돗물을 마시거나 불소정제를 복용하여 소화관에 흡수 후 혈관을 타고 구강내 치아에 침착되게 하는 방법이고, 다른 하나는 불소국소도포법으로 불소화합물을 맹출된 치아표면에 도포하여 불소성분의 일부가 법랑질에 침투되도록 하는 방법이다. 불소도포는 치아에 우산을 씌워주는 것과 같으며 그 방법으로는 불소용액도포법, 불소겔도포법, 불소이온도포법, 불소용액양치법 등이 있다.

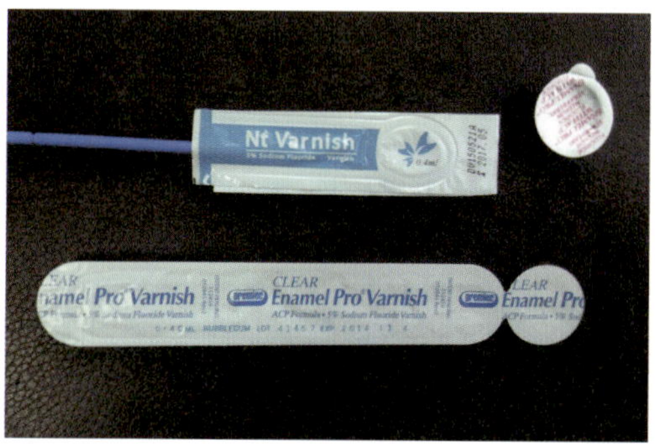

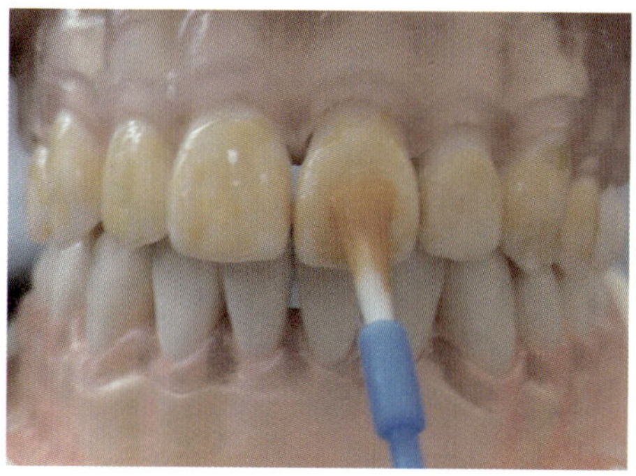

그림 5-5 불소 바니쉬 도포

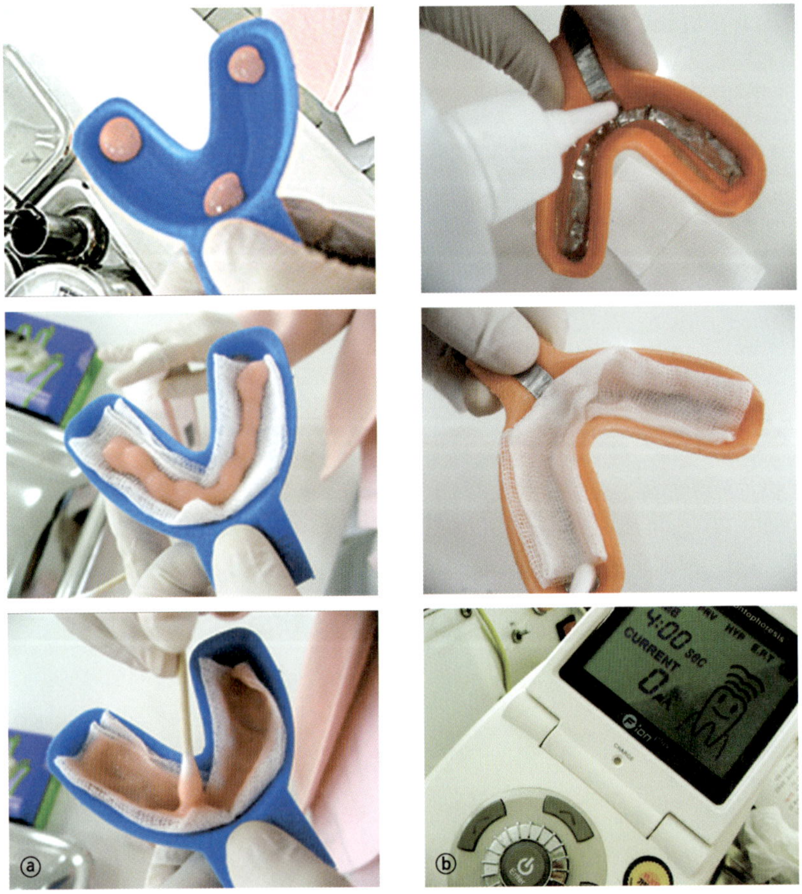

그림 5-6 불소도포
a. 불소겔도포 b. 불소이온도포

4) 식이조절(diet control)

식품의 종류는 예방치학적 측면에서 볼 때 함수탄소가 많이 함유된 우식성식품(cariogenic food)과 치아 발육 및 형성에 도움이 되는 단백질과 무기질이 많이 함유된 보호식품(protective food) 그리고 구강내 자정작용을 도울 수 있는 야채나 과일류 같은 청정식품(detergent food)으로 구분된다.

식이조절은 일일식생활 일지를 작성하게 하여 우식성식품의 섭취량 및 섭취 빈도를 조절하여 올바른 식습관을 유도하는 과정이다. 식이조절은 모든 10대 환자, 다발성우식증 환자, 교정치료를 받고자 하는 자, 치아우식예방에 각별한 관심을 가지고 있는 사람을 주 대상으로 하며, 식이조사, 식이분석, 식단상담, 식단처방의 4단계로 이루어진다.

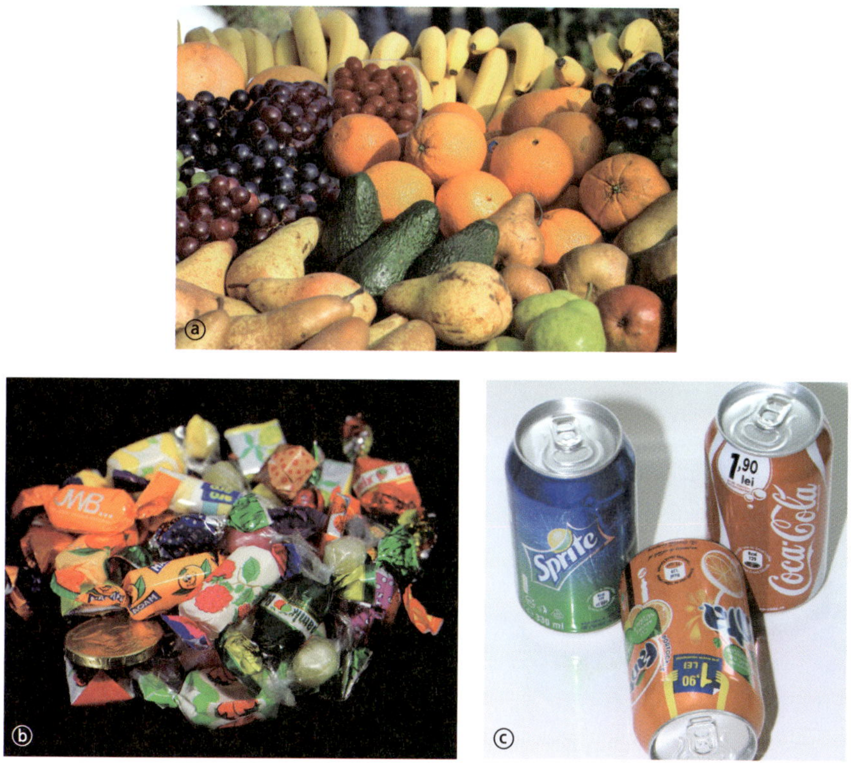

그림 5-7 청정식품과 우식성식품
a. 청정식품 b, c. 우식성식품

5) 치면열구전색(치아홈메우기, pit and fissure sealing)

치아의 교합면에는 골짜기처럼 패인 소와(pit)와 열구(fissure)들이 있으며 이 열구와 소와에는 음식물 찌꺼기나 미생물들이 남아있기 쉬운데다 칫솔의 강모가 들어가지 않아 잘 닦이지 않기 때문에 이 부분에서 대부분의 치아우식이 생기기 시작한다. 치면열구전색이란 우식이 발생하기 이전에 또는 아주 초기의 우식이 있는 구치부 교합면의 깊고 좁은 소와나 열구를 미리 합성수지인 인공재료로 메워 주는 치아우식 예방법이다. 불소국소도포는 주로 인접면과 교두 같은 평활면의 우식예방효과가 좋은 반면에 소와열구우식 예방률이 낮으나 65~90%의 교합면 우식예방효과가 있다.

치면열구전색방법은 자가중합법(auto-curing)과 광중합법(light-curing)이 있다. 자가중합법은 전색재의 base와 catalyst를 혼합하면 중합반응을 일으켜 경화되는 방법이고, 광중합법은 이미 혼합되어 있는 전색재를 충전한 후 광선을 조사하여 경화시키는 방법으로 술식은 두 방법 모두 비슷하다(그림 5-6).

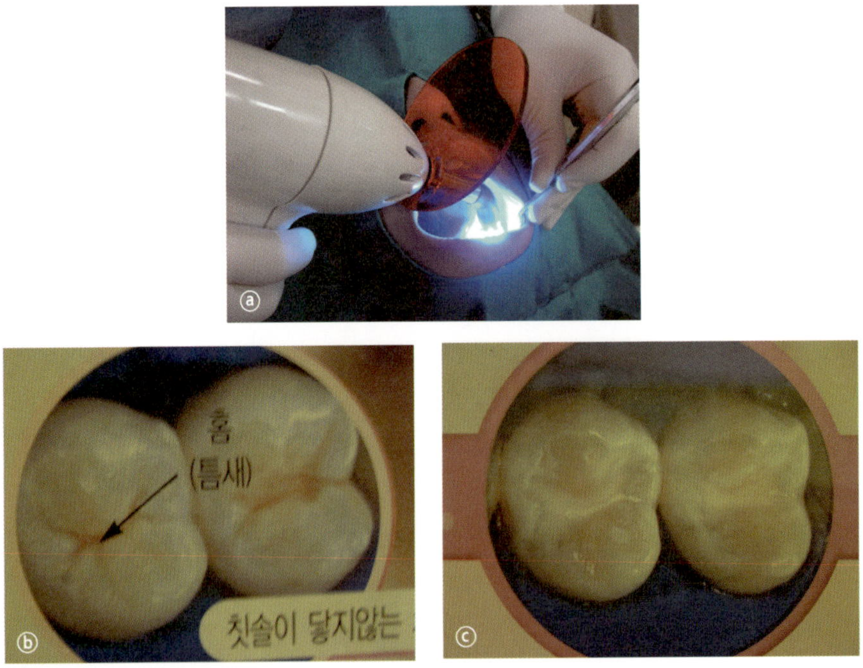

그림 5-8 치면열구전색
a. 광중합 치면열구전색 b. 치면열구전색 전 c. 치면열구전색 후

3. 예방치과처치자로서의 자세

예방치과처치는 시술자에게 비교적 간단하다는 특성을 가지고 있지만 대부분 좁은 구강 내에서 그 시술이 이루어지기 때문에 치과위생사는 넓은 시야와 충분한 지식을 갖추고 충분히 숙련된 손기술을 익히는 것이 필수적이며 이에 따른 책임있는 태도가 뒷받침되어야 한다.

또한 예방치과처치는 특정 질병이 발생한 사람에게 한정된 치료시술에 비해 거의 모든 사람에게 그 시술의 필요성이 요구되므로 질병유무, 성별, 나이, 사회적 수준 등에 관계없이 모든 사람을 대상으로 폭넓게 접근해야 한다.

그리고 환자의 구강건강 수준의 향상을 고려한다면 윤리적으로 고통을 덜 받게 하고, 경제적으로는 비용을 절감하며, 보건학적으로도 높은 구강건강 수준을 절감하며, 보건학적으로도 높은 구강건강 수준을 유지할 수 있는 구강병관리 원칙을 준수해야 할 것이다.

예방치과처치자로서의 치과위생사는 국민들이 건강한 치아로 자신있게 웃을 수 있을 뿐만 아니라 평생을 자신의 치아로 즐겁고 행복한 삶을 누릴 수 있도록 기여해야 할 것이다.

제6장

치과진료협조

제6장 치과진료협조

학습목표

- 치과진료협조의 개념을 이해할 수 있다.
- 4수 구강진료를 설명할 수 있다.
- 4수 구강진료의 기본 자세를 설명할 수 있다.
- 진료협조자의 두손의 역할을 나열할 수 있다.
- 치과진료협조 업무의 내용을 설명할 수 있다.
- 진료협조자로서의 자세를 기술할 수 있다.

치과위생사의 업무범위를 법률상 또는 국제적 동향과 비교해 볼 때 치과진료협조는 치과위생사 본연의 업무가 아닌 것만은 사실이다. 그러나 전문 인력의 업무범위는 나라마다 차이가 있으며 한 국가 안에서도 진료기관마다 차이가 있다.

실제로 현재 한국치과위생사의 임상업무 중 가장 많은 비중을 차지하고 있는 분야는 치과진료협조 업무인 것으로 나타나고 있어 대학 교육과정에서도 이러한 현실이 반영된 교육이 이루어지고 있다.

이에 따라 본 장에서는 임상현장에서 치과진료의 생산성을 높이고 환자에게는 양질의 의료서비스를 제공하는데 필요한 치과진료협조의 개념과 진료협조의 원리, 진료협조 업무내용은 물론 진료협조자에게 요구되는 자세 등을 살펴보기로 한다.

1. 치과진료협조의 개념

치과진료협조란 치과의사의 의료행위 중 일부를 치과의사의 의뢰 하에 치과위생사가 시행하는 것이며, 술자의 영역 중 협조적인 업무를 치과위생사에게 대신 할 수 있도록 함으로써 진료의 효율을 향상시키고자 하는 의도에서 대두되었다.

치과진료의 효율성과 생산성을 향상시키고 환자에게 양질의 진료를 제공하기 위해서는 치과의사 혼자의 능력만으로 기대하기는 어렵다. 치과진료는 환자의 좁은 구강 내에서 이루어지며 치아삭제를 위해 기계에서 배출되는 물을 구강 내로부터 제거하거나 치과치료에 사용되는 재료들을 혼합해야 하고, 이것은 시간 경과에 따라 경화되므로 적절한 시간에 맞춰 준비되어야 하며, 구강진료 시 또는 치료 시에 치아를 타액으로부터 격리시키는 등 진료의 협조가 반드시 있어야 원활한 치료가 이루어질 수 있다.

환자 한명을 진료하는데 치과의사 한명에 협조자 한명이 필요하지만 진료의 종류에 따라 치과의사 한명에 두 명의 협조자가 필요하기도 하다.

이외에도 진료의 원활한 흐름을 위해서 진료준비와 정리 등 환자의 구강 내에서 진료가 행해지기 전·후의 업무협조가 있어야 한다. 미국 등에서는 이러한 협조업무를 위한 치과진료보조원(dental assistant) 제도가 있어서 치과위생사의 업무와 구분되지만, 우리나라는 법적으로 치과진료조무사 제도가 마련되어 있지 않으므로 치과위생사 또는 간호조무사가 치과진료협조 업무를 담당하고 있다.

2. 진료협조의 원리

치과진료는 치과의사와 한명의 협조자가 필요하다. 즉 치과의사의 두 손과 협조자의 두 손이 진료를 위해 이용되므로 4수 구강진료(four-handed dentistry)라고 한다. 따라서 치과의사와 협조자가 팀을 이루어 진료체계를 이루게 된다. 치과의사와 협조자의 손발이 잘 맞아야 한다는 표현은 좁은 의미로는 4수 구강진료의 원활함을 의미하기도 한다.

4수 구강진료는 다음과 같은 몇 가지 기본적인 조건이 이루어져야 진료의 능률과 효과를 극대화 할 수 있다.

① 업무의 체계화

진료시설, 기구의 배치 등 구강진료의 흐름이 일정한 규칙에 따라 체계화되어 있어야한다.

② 진료의 규격화

진료는 종류에 따라 구강진료의 순서나 방법에 있어서 일정한 규칙이 있어야 한다.

③ 동작의 최소화

구강진료자와 협조자는 편안하게 앉아서 치료를 할 수 있도록 진료시설과 준비가 되어야 한다.

④ 상호 의존화

구강진료자와 협조자는 상호 의존하고 협조하므로 진료시간을 단축시키고 양질의 치과치료를 제공해야 한다.

4수 구강진료의 기본적인 조건 이외에 원활한 치과치료의 흐름을 위해서는 치과진료협조자가 치과진료에 대한 많은 지식과 기술이 요구된다.

1) 4수 구강진료의 기본자세

술자와 보조자가 모두 오른손잡이인 경우 술자는 환자의 오른쪽에, 협조자는 환자의 왼쪽에 위치한다. 시계방향으로 볼 때 술자는 7시에서 12시 방향 사이에서, 협조자는 2시에서 4시 방향 사이에서 진료를 하게 된다(그림 6-1).

진료협조자는 술자의 진료과정을 잘 관찰해야 적절한 시기에 도울 수 있으므로 협조자의 의자는 술자의 의자보다 약 15cm 정도 높일 수 있어야 한다(그림 6-2).

2) 협조자의 두 손 역할

협조자는 두 손을 모두 사용해야만 술자의 진료를 용이하게 하고 환자에게는 향상된 진료를 제공할 수 있다. 오른손으로는 구강 내에서 치아를 삭제할 때 술자의 기구에서 배출되는 물과 출혈 시의 혈액을 진공흡입기로 제거(suction)하여 술자의 시야를 좋게 해야 한다.

왼손으로는 여러가지 일을 하는데, 시술하는 부위의 시야를 좋게 하고 구강 내 조직이 상처를 입지 않도록 뺨이나 혀 등의 연조직을 견인하거나, 거즈로 술자의 기구에 묻은 오물을 제거해 주거나, 기구를 교환해 주거나, 공기-물 사출기(air-water syringe)로 시술부위를 세척 및 건조하는 일 등을 할 수 있다(그림 6-3).

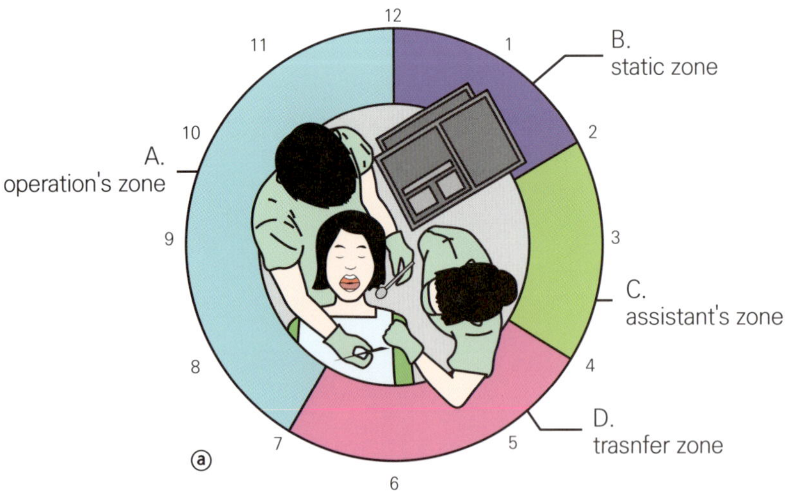

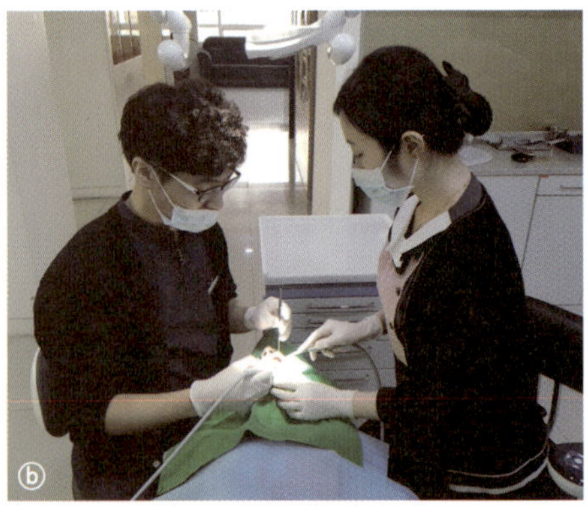

그림 6-1 술자와 진료협조자의 영역
시계형 술자와 진료협조자위치

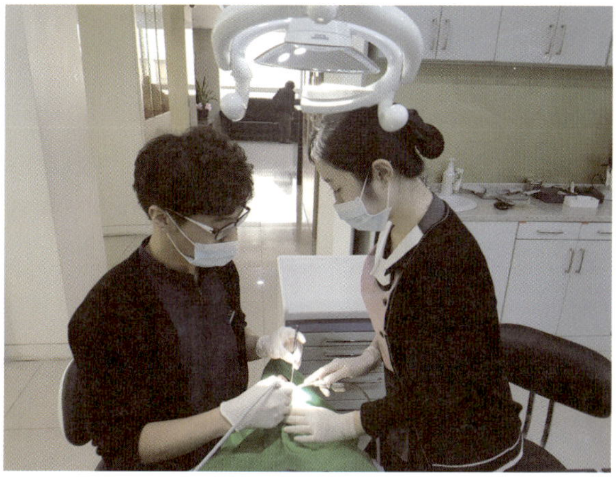

그림 6-2 진료협조자의 높이

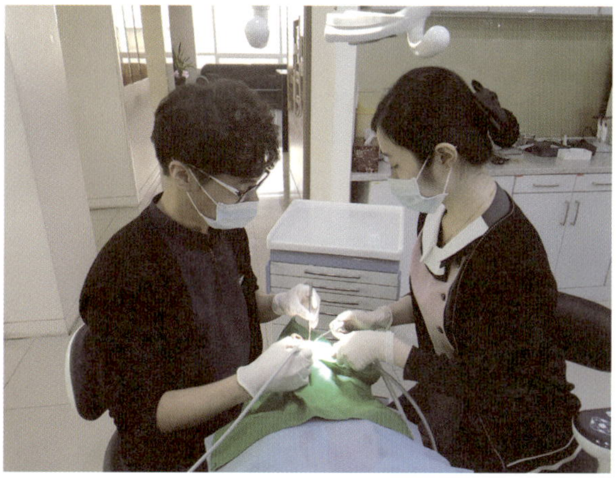

그림 6-3 4수 구강진료

3. 치과진료협조 업무

치과위생사의 치과진료협조 업무를 언급하려면 진료 분야별로 다양하지만, 앞으로 각 임상과목에서 구체적으로 다루어지므로 가장 기본적인 업무만 언급하고자 한다. 기구의 소독과 멸균, 기구준비 및 진료준비, 구강방사선사진 촬영 및 현상, 인상채득 및 모형제작, 진료 시 협조 등이 있다.

1) 기구의 소독과 멸균

질병은 한 사람에서 다른 사람으로 직접 혹은 간접적으로 전파될 수 있다. 간접전파란 감염된 기구나 시술자, 즉 술자나 협조자의 손을 통하여 세균이 전파되는 것을 말한다. 감염은 환자에게만 전파되는 것이 아니라 술자와 환자, 협조자와 환자, 술자와 협조자, 환자와 환자 간에 전파되어 교차감염(cross infection)될 수 있다. 따라서 모든 시술자는 가능한 한 이러한 간접감염을 예방하도록 노력해야한다. 이러한 간접감염은 기구나 손을 세척하고 소독하거나 멸균함으로써 감소시킬 수 있다.

세척(cleaning)은 치과기구나 손의 표면에서 오물이나 세균을 비누나 소독액으로 닦아내는 것을 말하고, 소독(disinfection)은 대부분의 미생물을 파괴하지만 결핵균이나 바이러스 또는 파상풍균 등은 남아 있을 수 있고, 포자와 같이 매우 저항력이 큰 것은 그대로 존재한다.

멸균(sterilization)은 바이러스와 포자를 포함하여 병원균, 비병원균 등 모든 생명체를 파괴시키는 것을 의미한다. 그러므로 환자와 진료 관계자에게 병원균을 감염시키지 않는 가장 좋은 방법은 환자에게 사용하거나 제공되는 모든 기구나 물건을 멸균시키는 것이다. 그러나 멸균할 수 없는 기자재도 있으므로 멸균 가능한 것과 그렇지 못한 것을 구분하여 가능한 방법으로 세균감염을 예방하도록 노력해야 한다.

기구의 소독과 멸균을 위해서는 기구의 세척, 건조과정을 거쳐야 하고 멸균을 할 경우는 포장을 해서 멸균을 하게 된다. 멸균의 종류와 방법은 관련 과목에서 자세히 다루게 될 것이다(그림 6-4).

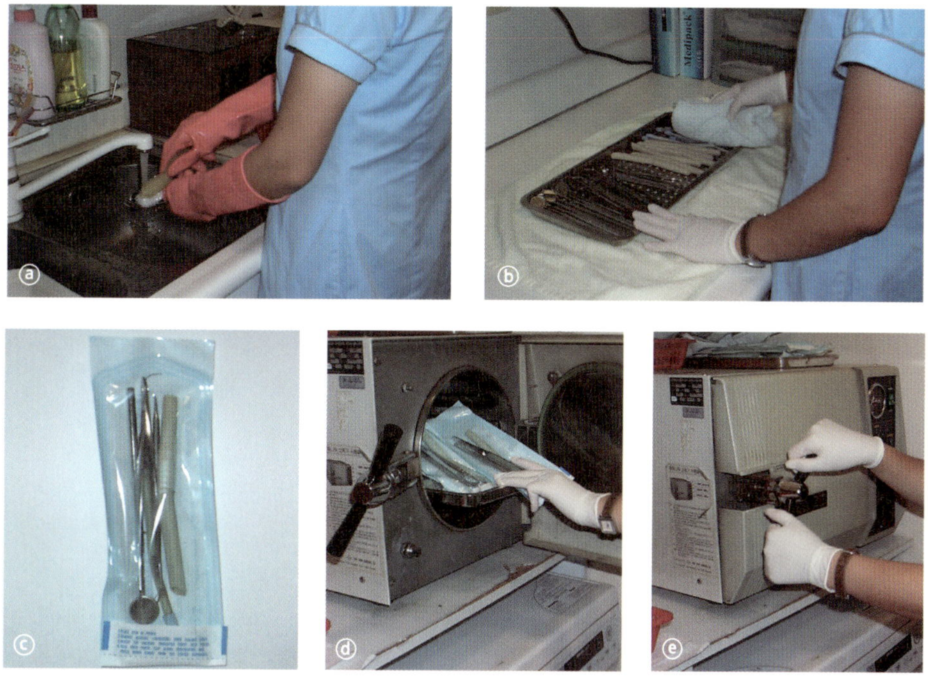

그림 6-4 **기구멸균을 위한 준비과정**
a. 기구세척 b. 기구건조 c. 기구포장 d. 기구넣기 e. 멸균기 잠금

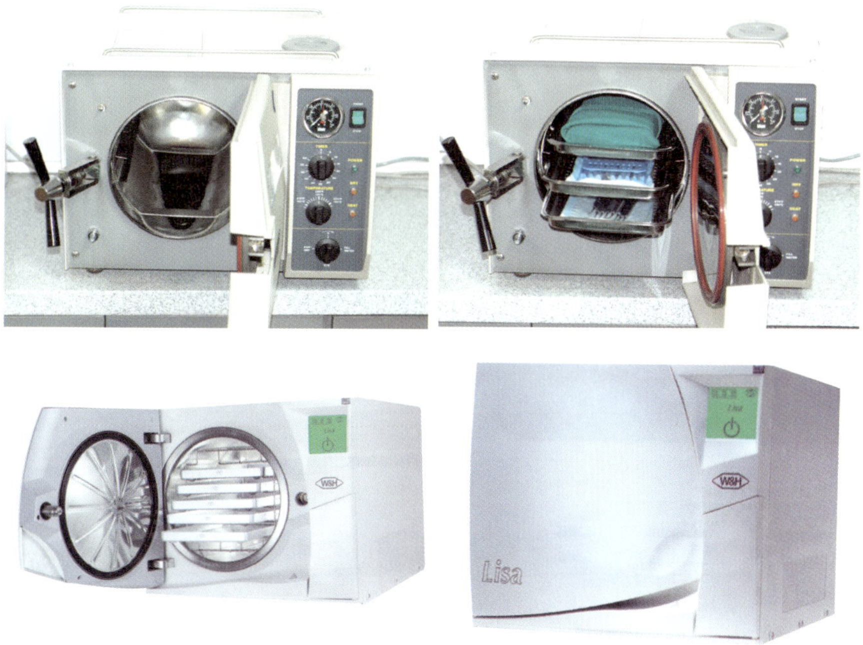

그림 6-5 **고압증기멸균기**

2) 기구 및 진료준비

환자의 치료내용에 따라 준비되어야 할 기구와 재료는 다양하지만 모든 환자에게 기본적으로 준비되어야 할 것은 구강검사를 위한 기본기구로 치경(mouth mirror), 탐침(explorer), 핀셋(pincette)이 있으며 치주낭 측정기(periodontal probe)를 추가할 수 있고, 진공흡입기 팁(suction tip), 양치용 컵 등이 있다.

환자에게는 앞가리게(apron)을 둘러 줌으로서 기본적인 구강검사 준비가 된다(그림 6-6).

3) 구강방사선 사진 촬영

구강검사와 더불어 정확한 진단을 위해 육안으로 볼 수 없는 치아 내부와 골조직, 악골의 상태를 관찰할 수 있는 구강방사선 사진을 촬영한다.

구강방사선 사진은 크게 구강내에 필름을 넣고 촬영하는 구내촬영과 더 광범위한 부위를 보고자 할 때 구강 밖에 필름을 놓고 안면을 촬영하는 구외촬영이 있다.

진료협조자는 구내촬영과 구외촬영을 하고 사진을 현상하거나 영상화하여 육안으로 관찰할 수 있도록 한다(그림 6-7).

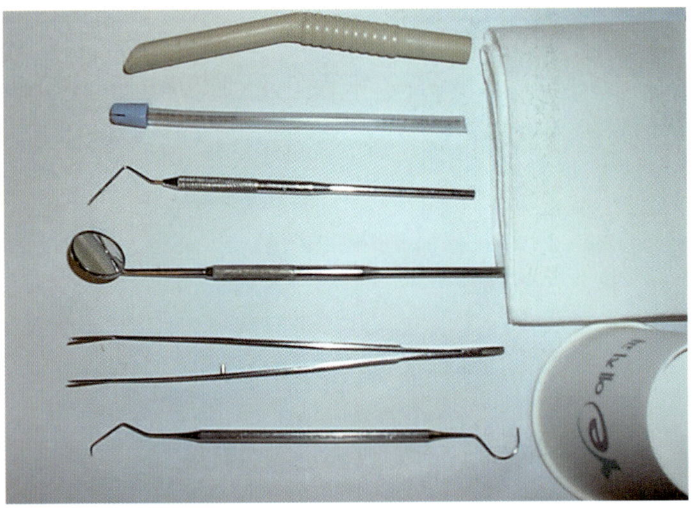

그림 6-6 기본 진료 준비

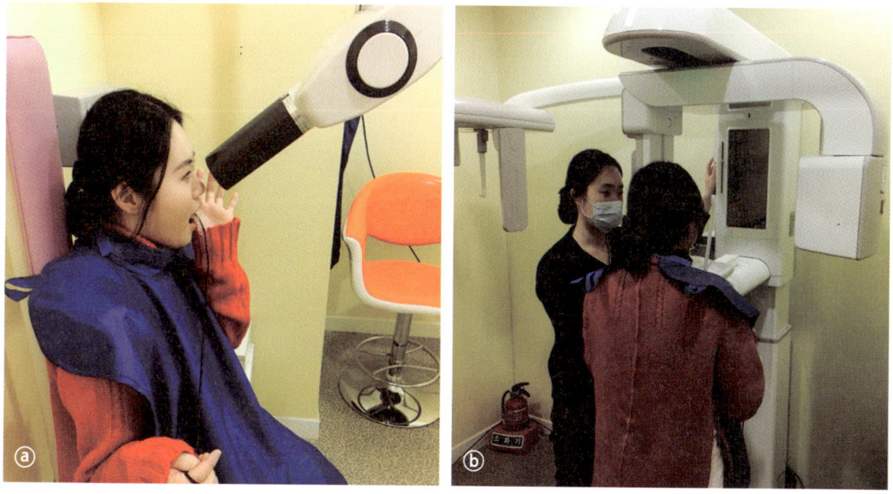

그림 6-7 구강방사선 사진촬영
a. 구내촬영 b. 구외촬영

4) 인상채득 및 모형제작

환자의 구강상태를 구강 밖에서 관찰 할 수 있도록 하기 위해 인상채득과 모형제작을 한다. 말랑말랑한 크림상태의 재료를 트레이(tray)에 담아 구강에 넣고 6~10분 후 구강에서 재료가 경화된 후 제거하면 음형의 치아와 악골이 복제되는데 이것을 인상채득(impression)이라고 한다. 이 인상은 음형이므로 여기에 석고 등 인상재를 흘려 넣어 경화된 후 인상과 경화된 석고물질을 분리하면 경화된 석고물질이 바로 구강상태와 같은 양형의 모형(model, cast)이 되는 것이다.

이 모형은 구강상태를 구강 밖에서 관찰하면서 치료계획을 세우거나, 구강 내 장치물을 만들거나, 수복할 치아를 만들거나, 의치를 만들기 위해 필요하다(그림 6-8).

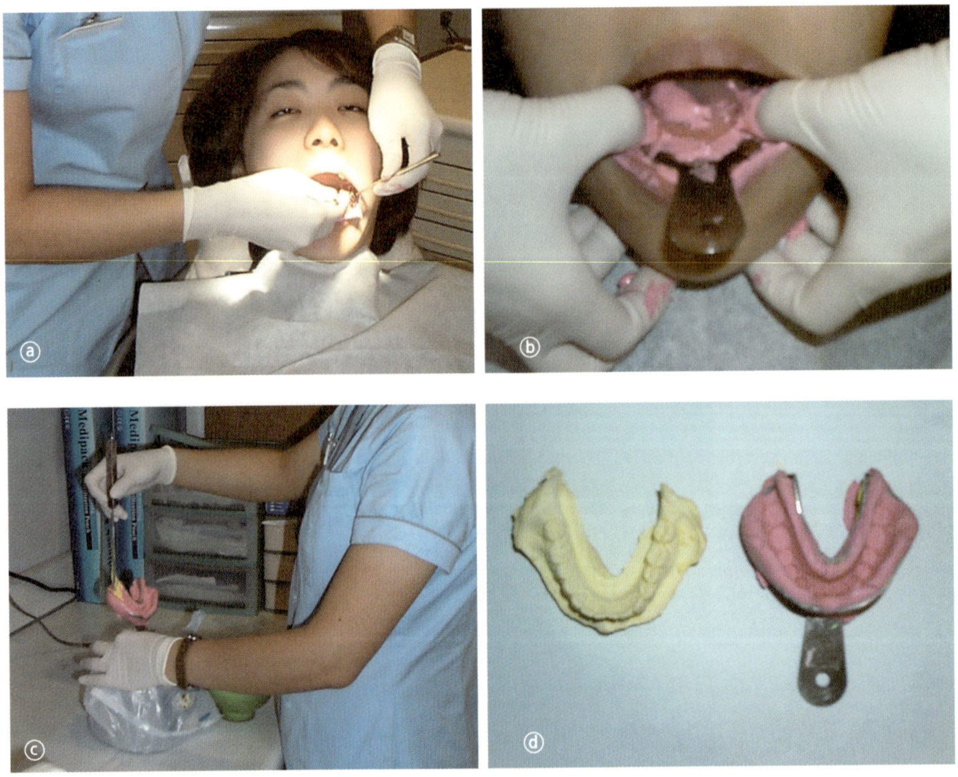

그림 6-8 인상채득 및 모형제작
a, b. 인상채득　　c. 모형재 주입　　d. 모형과 인상

5) 진료 시 협조

치과진료의 효율성과 생산성을 향상시키고 환자에게 양질의 진료를 제공하기 위해서 술자가 환자를 진료하는 각 과정에서 다양한 진료협조 업무를 수행하는 것이다. 술자와 협조자의 효율적인 팀웍(teamwork)이 환자에게 양질의 진료를 제공할 수 있는 중요한 요소가 된다.

4. 진료협조자로서의 자세

진료협조자는 단순한 진료보조만을 의미하는 것이 아니라 술자와 함께 진료를 수행하는 마음의 자세가 필요하다. 술자가 진료하는 것과 같이 협조자도 똑같이 진료를 하고 있다는 마음으로 진료의 모든 과정을 놓치지 않고, 술자와 함께 생각하고, 함께 관찰하며 진료해야만 완전한 진료협조자가 될 수 있다.

그러기 위해서는 시술방법, 필요한 재료 및 기구, 재료의 용도, 치료효과, 주의사항 등 치과진료에 대한 폭넓은 지식이 바탕이 되어야 한다. 그 외 현재 환자의 상태, 치료내용, 경과, 예후 등을 이해하고 있어야 하며, 진료 시 발생할 수 있는 응급사태에도 대처할 수 있는 지식과 훈련이 되어있어야 한다.

제7장

구강보건교육

제7장 구강보건교육

학습목표

- 구강보건교육의 개념을 이해할 수 있다.
- 구강보건교육의 주 내용을 대별할 수 있다.
- 연령별 개인 구강보건교육시 강조사항을 설명할 수 있다.
- 진료실에서의 단계별 구강보건교육 내용을 설명할 수 있다.
- 연령별 집단구강보건교육의 내용을 나열할 수 있다.
- 특수집단의 구강보건교육 내용을 나열할 수 있다.
- 구강보건교육자로서의 자세를 기술할 수 있다.

구강은 생명을 유지하기 위한 음식물을 섭취하는 통로이자 소화기관의 일부로서 구강건강은 단지 치아뿐만 아니라 전신건강에 절대적인 영향을 미치는 매우 중요한 요소이다.

구강을 건강하게 관리하여 구강상태를 증진시키고 증진된 구강건강을 유지시키기 위해서는 구강관리에 대한 관심을 유발시키고 지식을 전달하여야 한다. 그리고 지식에 따라 태도를 변화시키고 지속적인 행동으로 이어지도록 하여야 한다. 태도의 변화와 행동의 지속적인 유발을 위해서는 동기부여가 되어야 하는데 피교육자들에게 동기부여를 해줄 수 있는 사람이 교육자들이다.

유능한 교육자들은 피교육자들에게 동기를 부여시켜 학습이 행동으로 이어지게 한다. 치과위생사는 피교육자들에게 구강건강의 유지와 증진을 위한 동기를 부여시키기 위해서 치위생분야 전반에 걸친 지식을 습득시켜야 한다. 따라서 교육자는 피교육자들의 심리적 특성과 동기부여 방법들에 대하여 숙달해야 한다. 또한 교수법과 사용하는 매체에 따라 교육의 효과가 달라지므로 교수방법과 교수매체에 대해서도 폭넓은 지식을 가지고 활용할 수 있어야 한다.

이 장에서는 구강보건교육자로서의 치과위생사가 갖추어야 할 기초 지식 중 구강보건교육의 개념과 구강보건교육의 내용 및 구강보건교육자로서 요구되는 자세 등을 살펴보기로 한다.

1. 구강보건교육의 개념

구강보건교육은 피교육자에게 치아와 구강의 질병예방에 대해 단순한 지식만을 전달하는 것이 아니고 반드시 구강보건상의 구체적인 문제를 해결하는 방향으로 태도를 변화시키고 행동으로 유도할 수 있도록 동기를 부여하는 것이다. 즉 사람들이 스스로 구강건강을 증진해 나가기 위해 자신의 의사대로 행동하고 노력할 수 있도록 의식의 변화가 요구되므로 구강보건교육이 필요한 것이다.

구강보건교육의 대상은 건강한 일반대중은 물론 구강질환을 앓고 있는 환자 및 연소자, 연장자 등 모든 계층에게 제공되어야 한다. 따라서 구강보건교육을 실제로 시행하기 위해서는 우선 상대방을 잘 이해하고 개인 생활습관을 존중하면서 보다 좋은 인간관계를 맺어 가는 것이 필수적인 요소이다.

또 시대에 부응하는 유효한 지도를 하기 위해서는 지도자가 먼저 현상을 정확히 파악하는 것이 중요하며, 전문가의 입장에서 필요한 정보를 제공할 수 있는 지식과 그것을 상대방에게 바르게 전할 수 있는 기술을 갖는 것도 중요하다. 또한 모든 것과 함께 구강보건교육, 피교육자 스스로가 동기부여 되어 실천하는 자세도 필요하다.

구강보건교육은 구강질환 발생 이전 단계에서부터 구강질환의 치료과정과 치료종료 후까지 필요하다. 특히 질병발생 이전의 구강보건교육은 올바른 구강건강관리를 유도하여 구강건강을 더욱 증진시키며, 치료과정이나 치료종료 후의 구강보건교육은 치료의 예후를 좋게 하는 효과를 얻을 수 있게 해 준다.

현대는 사회생활이 복잡·다양화되고 고령화되고 있기 때문에 더욱 더 구강건강을 유지해야 할 필요성이 요구되고 있으며, 구강보건교육의 내용에 있어서도 피교육자별, 교육내용별 다양성이 요구되고 있다.

2. 구강보건교육의 내용

일반적인 구강보건교육의 주된 내용은 우리나라 국민의 양대 구강병인 치아우식병과 치주병 예방을 위한 치면세균막 관리방법과 식생활 개선지도이다. 치면세균막 관리방법은 치아를 올바르게 닦도록 유도하는 칫솔질 교육이 중심이다.

구강의 양대질환이라고 하는 치주병과 치아우식병을 유발하는 여러 원인 중에서 구강 내의 환경 불량으로 발생하는 치태가 주된 원인이다. 이것은 구강 내에 상주하는 세균의 활동으로 치면에 달라 붙어있기 때문에 단순히 입을 헹구는 것으로는 제거할 수 없으며 그대로 방치하면 치아우식이나 치은염 등을 일으킨다. 그러나 치태는 전문가의 처치에 의하지 않고도 칫솔과 구강위생용품 등을 바르게 사용하기만 해도 충분히 제거할 수 있다. 현재 한국인의 90%가 매일 이를 닦는 것으로 보고되고 있다. 하지만 단순히, 〈닦는〉일이 〈깨끗하게 되었다〉는 것과 같은 의미가 아니라는 것을 간과해서는 안된다. 전문가에 의해 그 사람의 구강 상태에 맞는 올바른 칫솔질 방법을 지도하지 않는 한 구강병예방을 위한 청결효과를 기대하기는 어려운 일이다.

어린이의 충치예방에 대해서는 이닦기 지도뿐만 아니라 식생활지도도 중요하다. 식사내용, 먹는방법, 음식의 질, 간식을 포함한 식생활 전반에 대한 지도를 해야 한다. 이는 음식의 성상이나 섭취횟수, 성분 등이 구강병 발생과 밀접한 관계를 가지고 있기 때문이다. 그러므로 구강병 예방, 특히 치아우식병의 예방을 위해 어린이들에게 간식의 횟수를 줄이고 간식을 선별할 수 있는 교육내용이 포함되어야 한다.

한편, 치과진료 종료 후 주의사항을 주는 것도 구강보건교육 항목의 하나이며, 질병의 회복이나 기능의 회복 촉진 및 수복 또는 보철물 수명연장과도 관련되어 있다. 예를 들면 발치한 환자에게 주의사항을 전달하지 않아 발치 직후 심한 운동을 하거나 음주를 하여 발치부위의 상처를 악화시키거나 하였다면 환자 자신에게는 고통이고 치과진료기관에게는 진료에 대한 신뢰를 손상시키는 일이 아닐 수 없다.

구강병의 종류나 교육대상자별의 필요한 지도를 하기 위해서는 폭넓고 정확한 지식의 습득과 동시에 상대방에게 정확하게 이해시키고 실행시키기 위한 기술의 훈련을 게을리 해서는 안 된다.

1) 개인 구강보건교육

(1) 가정구강보건교육

가정구강보건교육은 가정에서 부모와 자녀들간에 이루어지는 모든 형태의 구강보건교육이며, 영유아기의 구강보건교육뿐만 아니라 학동기, 청소년기, 성인기, 노인기까지 이루어지는 구강보건교육이 포함된다.

영유아들은 부모의 올바른 구강관리습관과 행동을 통하여 자연스럽게 습관이 형성되므로 영유아의 부모에 대한 교육이 필요하다. 부모는 규칙적이고 지속적으로 아이들이 구강건강을 청결히 할 수 있도록 지도하여야 하며 아이들이 스스로 구강건강관리를 할 수 있는 능력이 될 때까지 관리를 해 주어야 한다.

청소년기의 구강건강관리습관은 일생의 구강건강에 영향을 줄 수 있고 성장과정의 호르몬 변화 등과 관련된 구강현상과 활동성에 의한 문제점들이 발생할 수 있으므로 부모와의 상담이 필요하다. 특별히 이 시기는 건강에 대하여 소홀히 하는 경향이 있으므로 자신의 건강에 대한 책임을 인지시키는 것이 필요하다.

성인은 사회적, 정신적, 신체적으로 성숙되었고 활발한 사회생활로 경제적, 시간적 여유가 없어 구강위생관리를 소홀히 할 수 있는 시기이므로 구강위생관리를 위한 동기유발을 위해서는 자신의 구강건강에 대한 책임을 인지시켜 주는 것이 필요하다. 노인인구의 증가로 노인구강관리에 대한 예방교육의 필요성이 강조되고 있으며 노령화에 따른 구강변화에 대하여 인지시켜 주는 것이 필요하다.

(2) 진료실 구강보건교육

① 진료 전 과정에 따른 구강보건교육

환자를 진료하는 과정에 있어서 환자의 교육은 구강질환에 대한 설명 및 치료계획, 경제적 부담, 계속관리제도의 운영 등을 포함한 진료방침과 과정을 구강진료대상자에게 인지시키도록 한다.

② 진료계획에 따른 구강보건교육

초진을 하는 환자에게 치료계획과 치료과정에 대한 설명이 필요하고 진료비는 어느 정도 소요되는지에 대해 정보를 제공한다. 특히 재진환자에게는 계속 이어지는 진료과정의 변화에 대한 소개가 필요하다.

③ 예방에 따른 구강보건교육

예방처치는 진료에 높은 비중을 차지할 수 있으며 모든 진료 전에 기본적으로 수행한다. 예방에 따른 구강보건교육을 통하여 계속구강건강관리가 이루어지고 구강병 예방처치와 구강건강관리방법이 더욱 강조될 수 있다. 따라서 구강병 관리원칙에 의해 예방지향 포괄구강진료가 이루어지도록 한다.

④ 진료와 진료후의 구강보건교육

환자치료 후 진료과정과 구강 내 변화 등 특별한 처방이나 지시사항에 대하여 자세히 설명을 하여 궁금증이나 후유증이 발생되지 않도록 하여야 한다. 예를 들어 발치 후 및 보철물장착 후 주의사항을 환자에게 자세히 설명한다(그림 7-1).

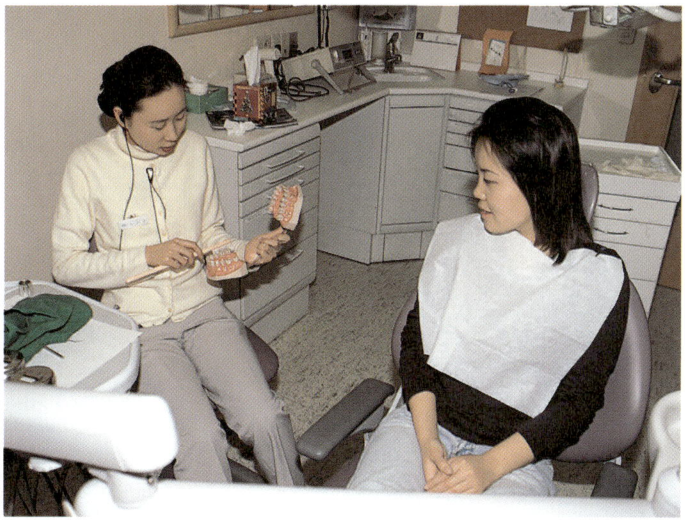

그림 7-1 진료실 구강보건교육

2) 집단 구강보건교육

(1) 영아 구강보건교육

영아는 스스로 구강건강관리를 할 능력이 없으므로 어머니의 영향이 절대적으로 크다. 그래서 어머니를 대상으로 구강보건의 중요성을 인식시켜 가정에서 영아의 구강건강관리를 잘 할 수 있도록 교육한다.

영아의 보호자에게 유치의 수와 배열상태, 유치발생과 유치열 및 영구치열 완성시기, 유치의 기능과 중요성, 유치와 영구치와의 관계, 불소복용, 식이조절, 구강건강관리방법을 교육한다.

(2) 유아의 구강보건교육

유아는 유치원시기에 해당하는 발달단계에 있으며 유치가 완성된 구강상태이므로 교육내용은 유치와 영구치의 형성과 맹출시기, 치아이름, 유치교환시기, 유치우식증 예방을 위한 올바른 칫솔질 교육, 불소이용법, 불소도포, 치면열구전색, 식이조절을 포함한다. 또한 유아의 구강건강을 위해 정기적으로 치과를 방문하여 구강병을 예방하고 구강진료에 대한 공포감과 거부감을 없애 주어 일생동안 계속 구강건강관리를 할 수 있는 태도와 습관을 길러준다(그림 7-2).

(3) 학교 구강보건교육

① 초등학교 구강보건교육

초등학생은 치아교환이 시작되는 시기에 있으므로 이 시기의 구강보건교육의 의의는 대단히 중요하다. 초등학교 시절에 형성된 구강보건에 대한 지식, 관심, 태도는 일생동안 구강건강을 유지·관리하는데 매우 큰 영향을 주므로 초등학교 구강보건교육은 매년 정기적으로 실시하여야 한다.

초등학교 구강보건교육은 학생들과 일상생활을 함께 하는 담임교사가 관심을 가지고 실시하여야 하며 담임교사들이 올바른 구강보건교육을 실시할 수 있도록 치과의사나 치과위생사는 기술적인 지원과 자문을 아끼지 않아야 한다.

구강보건교육의 내용으로는 치아의 구조 및 기능, 치아의 역할, 유치와 영구치의 구별, 유치와 영구치의 맹출 및 교환시기, 치아우식병의 원인과 진행과정 및 예방법, 치주질환의 원인과 진행과정 및 예방법, 부정교합의 원인과 예방법, 칫솔의 구비조건과 보관법, 칫솔질의 목적과 방법 및 시기, 구강위생용품의 사용법, 불소이용법, 치면열구전색, 식습관을 포함한다.

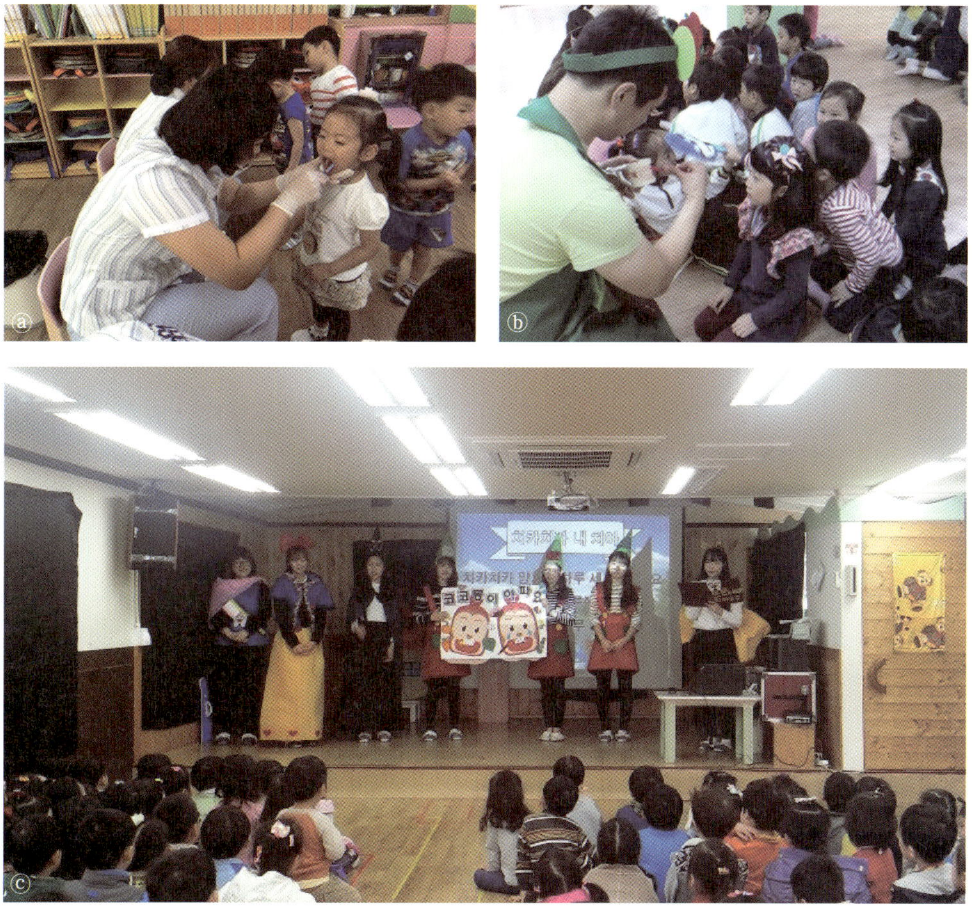

그림 7-2 유아 구강보건교육

a. 궤도를 이용한 구강보건교육
b. beam project를 이용한 구강보건교육
c. 연극을 통한 구강보건교육

② 중학교 구강보건교육

중학교 시기는 사춘기로 2차 성장이 나타나며 신체적인 변화가 급속히 일어나고 인격이 형성되기 시작한다. 그리고 구강건강에 관한 지식과 인식, 태도변화 또한 일생동안 지대한 영향을 준다.

구강보건교육의 내용으로는 치아의 구조 및 기능과 치아의 역할에 대한 재교육, 치아우식병, 치주질환, 부정교합의 재교육, 구강질환으로 인한 치아결손시 조기치료, 치면세균막과 구강질환과의 관계, 올바른 칫솔질, 구강위생용품의 선택과 사용법, 올바른 식습관, 약물의 오·남용방지, 음주 및 흡연교육을 포함한다.

③ 고등학교 구강보건교육

고등학교 시기는 청년기로 접어들며 어른으로 이행되는 과도기로 신체적, 생리적 변화가 일어난다.

구강보건교육의 내용으로는 치아우식병과 치주질환의 원인과 진행과정 및 예방법, 구취의 원인과 예방법, 올바른 칫솔질, 구강위생용품의 선택과 사용법, 올바른 식습관, 약물의 오·남용방지, 음주 및 흡연교육을 포함한다.

④ 성인의 구강보건교육

수명이 연장됨에 따라 성인들의 구강질병이나 구강관리에 대한 예방 및 교육의 수요가 계속 증가할 것이다. 성인집단에서는 치아우식병이나 만성 치주질환 등 필수적인 구강건강관리를 요하는 경우들이 생기며 일생 중 성인시기에 가지는 특정한 구강건강요구들이 있다.

구강보건교육의 내용으로는 구강위생관리, 보철물 관리교육, 치아우식병 관리교육, 치주질환 관리교육을 포함하면서 성인의 구강건강의 영향요인인 음주, 흡연, 구강암, 악관절장애에 대해서도 교육한다(그림 7-3).

⑤ 산업장 구강보건교육

산업구강보건은 산업장에서의 구강보건문제를 다루는 영역으로 산업장에서 나타날 수 있는 구강보건의 문제는 근로환경이나 근로조건으로 인해 발생할 수 있는 치아 및 치아주위조직의 질병발생과 질병으로 인해 생산성 향상에 영향을 미칠 수 있다.

산업장에서의 구강보건교육은 전체 근로자를 대상으로 해야하며 직업성 구강병 관리는 물론 일반 구강병관리에 대한 교육을 시행하여야 하고 궁극적으로 근로자들의 구강건강행동에 변화가 일어나도록 유도하여야 한다. 즉 치아우식병 관리 및 교육을 통한 산업구강보건교육으로 직업과 관련된 구강질환에 대한 관리교육과 성인에게 흔한 치주질환에 대한 관리교육이 중요하다고 하겠다.

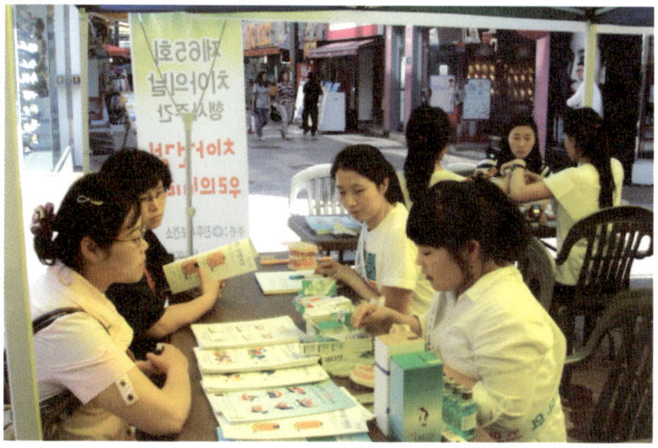

그림 7-3 성인의 구강보건교육

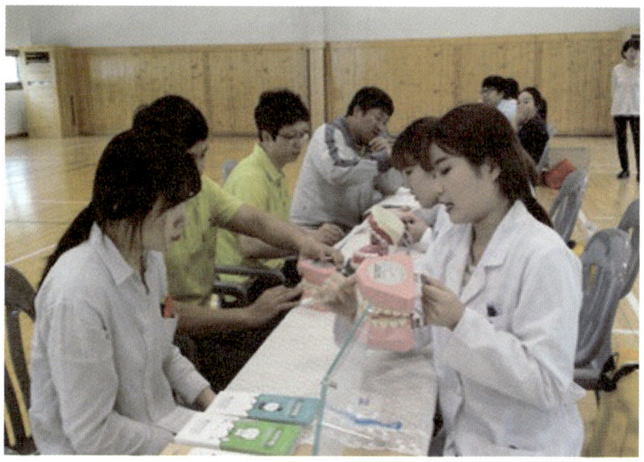

그림 7-4 산업장 구강보건교육

3) 특수대상 구강보건교육

(1) 임산부 구강보건교육

임산부는 발효성 탄수화물섭취의 증가로 치아우식병의 호발가능성이 높으며 구토를 수반하는 입덧으로 인해 치아 구개면의 탈회와 산부식이 발생할 수 있을 뿐만 아니라 임신 중 호르몬의 불균형으로 치주병에 대한 감수성이 증가한다.

그러므로 임신 중 전신건강에 대한 강조를 통해 다른 가족구성원 뿐만 아니라 산모 및 태아의 구강건강과 관련된 교육환경을 제공하고 구강위생관리 소홀로 인해 발생하는 양대 구강병인 치아우식병과 치주질환을 효과적으로 예방할 수 있도록 한다.

또한 임산부의 약물투여나 구강병의 부적절한 관리로 인해 태아의 건강에 미칠 수 있는 영향을 구체적으로 설명해 주어야 하고 구강건강관리에 대한 이해와 협조의 필요성을 인지시킨다. 구강보건교육 내용으로는 치면세균막관리, 식이조절, 불소이용 등의 교육이 요구된다.

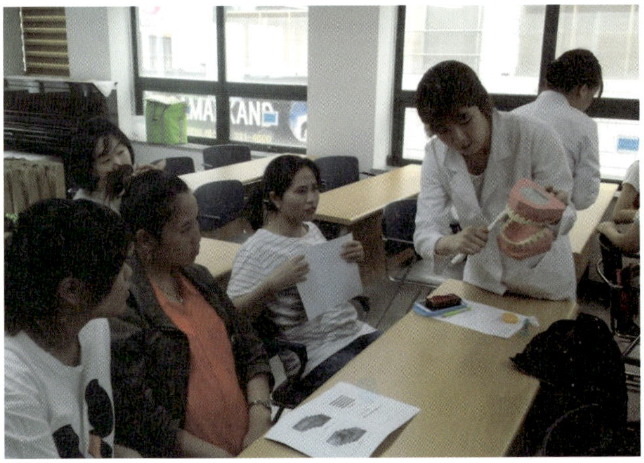

그림 7-5 임산부 구강보건교육

(2) 장애인 구강보건교육

장애인은 장애의 종류에 따라 특이한 구강증상이 나타난다. 선천적 기형과 외상, 부정교합을 포함한 신체의 부자유 및 인지능력부족 등으로 구강위생관리가 불량하고 치과질환의 발생빈도와 정도가 심하며 특히 양대 구강병인 치아우식병과 치주질환의 발병률이 높게 나타난다(그림 7-6).

그러므로 구강질환의 예방에 있어서 체계화된 예방계획을 필요로 하며 환자 또는 부모나 보호자를 대상으로 한 칫솔질교육이나 식이조절이 선행되어야 한다. 또한 불소도포, 치면열구전색, 치면세균막관리 등의 예방 및 정기적인 치과검진도 병행되어야 한다.

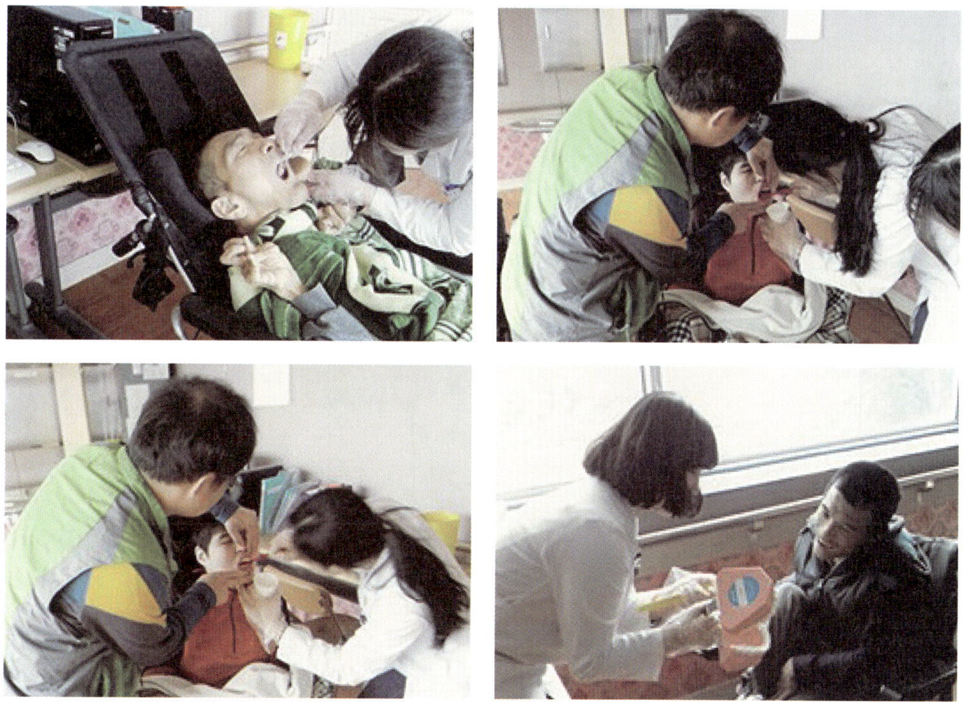

그림 7-6 장애인 구강보건교육
장애인 구강교육 후 장애인들에게 불소 도포와 TBI(잇솔질 교육)를 한번 더 교육해주는 모습

(3) 장기 입원환자의 구강보건교육

만성질환이나 사고로 장기입원을 하는 환자는 활동이나 동작에 한계가 있다. 구강위생관리 소홀과 능력이 부족해짐으로써 구강위생상태가 불량해지고 치아우식병이나 치주질환으로 인해 광범위한 치과치료가 요구되기도 한다. 그리고 이들의 심리적인 상태는 일반 환자와 다르므로 각 환자에 따른 특수관리 및 교육방법을 시행하고 각별한 주의를 요한다.

치과위생사는 장기간 입원환자의 적절하지 못한 구강관리로 인해 만성적인 구강질병이 되지 않도록 예방에 관심을 두어야하며 무기력하거나 협조하기 힘든 환자의 보호자에게 개인구강위생관리, 불소이용, 식이조절 등을 이용하여 구강건강을 유지할 수 있도록 교육시킨다.

(4) 노인의 구강보건교육

우리나라는 여러 선진국들과 마찬가지로 고령화 사회로서 60세 이상의 인구는 계속적으로 증가하는 추세에 있다. 노인인구는 다른 연령대 인구보다 평균 교육수준이 낮았으나 점점 높아지고 있고 수입 등 경제적인 면에서도 안정된 사람들이 많아지고 있다. 65세 이후에도 직업을 갖고 있는 경우가 계속 늘어가고 있고 생활이 활동적으로 변하고 있으며 어느 집단보다 건강상 문제를 많이 가진다는 것이 특징이다(그림 7-7).

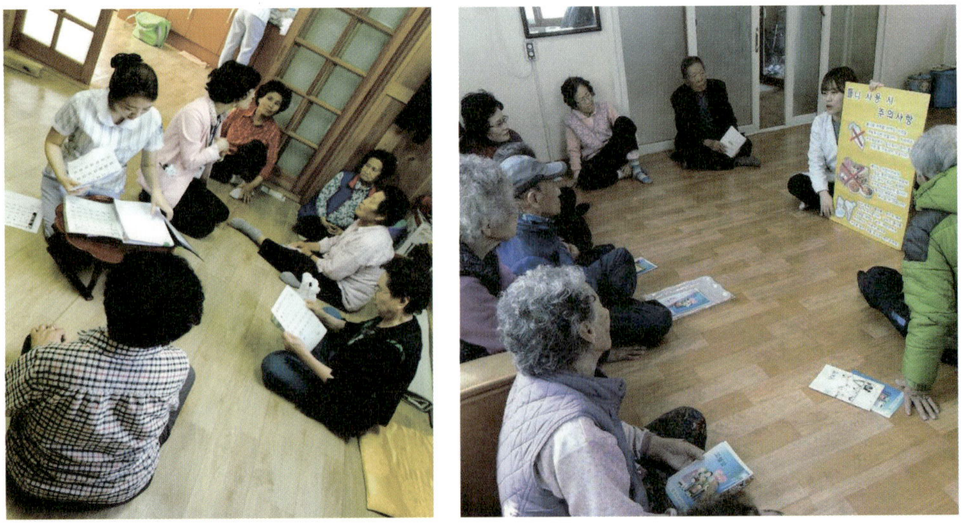

그림 7-7 노인의 구강보건교육

또한 노인인구의 특성변화가 미래의 치과영역의 역할에 영향을 미치게 될 것이다. 최근에 발전하고 있는 노인치과학도 노인인구에 대한 구강관리를 위주로 하여 육체적, 정신적, 사회적으로 건강한 상태를 유지하는 것이 목적이다.

구강보건 교육자는 이러한 노인인구에 적합한 구강관리를 제공하며 포괄적인 차원에서의 환자치료와 구강관리로 접근해야 한다. 구강보건교육내용으로는 구강위생관리교육, 영양교육, 틀니관리교육, 입체조 등을 포함한다.

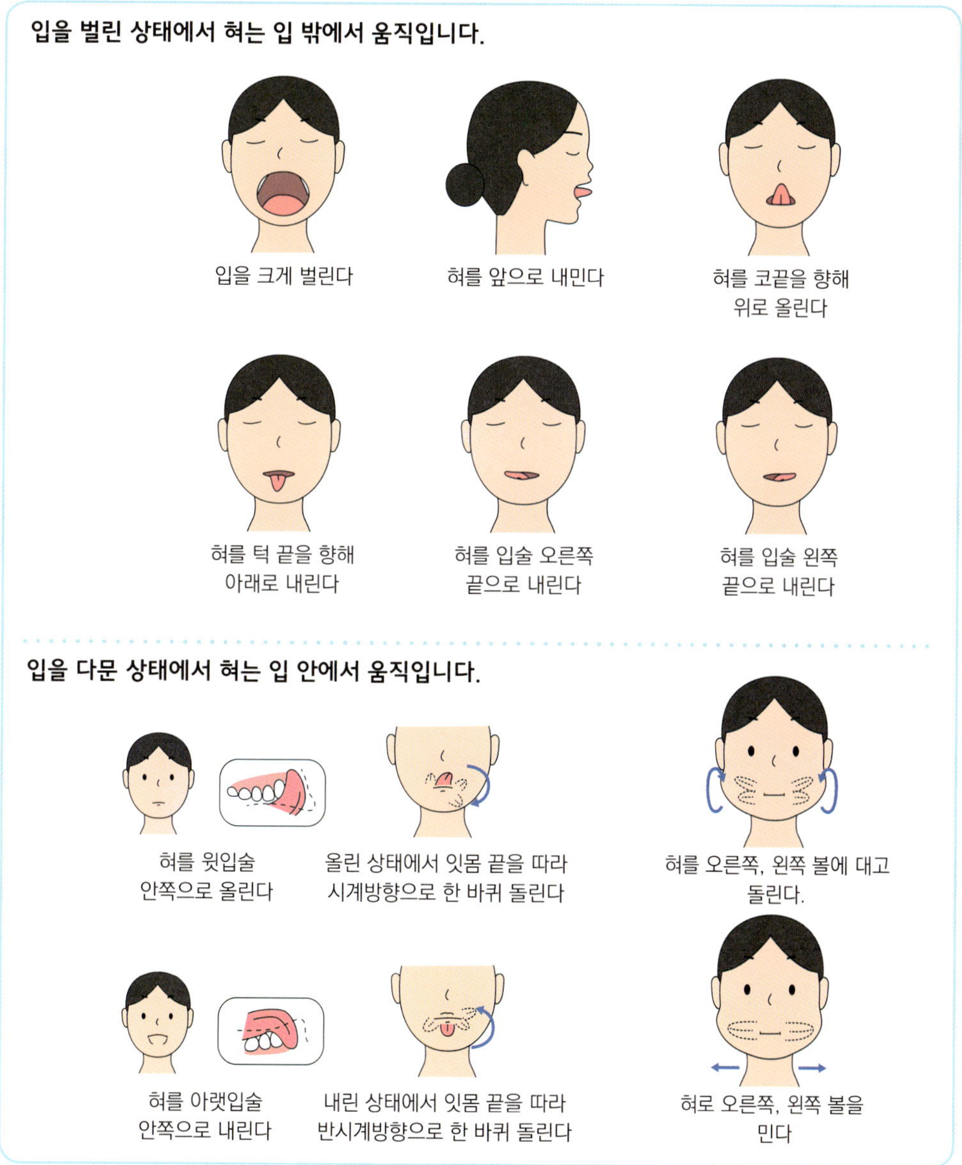

그림 7-8 입체조의 예(타액이 나오는 입체조)

3. 구강보건교육자의 자세

치과진료실에 있어서의 구강보건교육은 개인을 대상으로 지도를 하기 때문에 중요하다. 또 적은 수의 비슷한 문제를 가지고 있는 그룹에게 실시하는 경우나 보건소, 학교, 직장 등 구성 자체가 서로 다른 집단을 대상으로 행하는 경우에는 비교적 공통된 관심 주제에 대한 지도가 되기 때문에 세부적인 내용보다는 그 집단이 희망하는 학습목표를 설정하고 적절한 매체를 사용하여 효과적으로 전달하는 방법에 대한 연구가 필요하다.

예전에는 구강보건지도라 하면 칫솔질방법 위주의 교육에 주안점을 두었기 때문에 지식의 전달에 역점을 두었으나 최근에는 일반인들도 치과에 대한 상식이 높아졌기 때문에 지식의 전달만으로는 진정한 교육이 이루어질 수 없게 되었다. 더구나 신문, 서적, 텔레비전 인터넷 등의 매스컴을 통한 정보가 과잉되어 어떤 지식이 유용한 지에 대한 판단이 서지 않아 오히려 일반인들에게 혼란을 야기 시킬 수 있기 때문에 치과위생사는 전문가로서 올바른 정보를 제공하도록 하여야 한다.

교육 시에는 상대방이 갖고 있는 지식을 무시하지 말고 객관적 입장에 서서 발언해야 한다. 또 상대방의 인격을 존중하는 것과 함께 전인적으로 취하여 포괄적인 지도를 해야 한다. 학교교육에서 습득하는 지식이나 기술은 극히 기본적인 범위에 머무르기 때문에 교육현장에 대응하는 힘과 기초력을 갖고 응용력을 갖춰 많은 사람들과 접촉하는 동안에 경험을 쌓아 바른 판단의 눈과 지도의 유효성을 높이는 노력을 길러야 할 것이다.

그러므로 치과위생사가 구강보건교육을 시행하려면 다음과 같은 사항이 필요하다.

① 대상자의 사회적 환경 및 생활배경 등 일반적인 사항을 정확하게 파악하는 기술을 익혀둔다.
② 대상자의 전신 및 구강보건상태를 정확하게 파악하는 기술을 익혀둔다.
③ 대상자가 스스로 구강건강을 증진시키기 위해 일상생활에서 실천할 수 있는 구체적인 방법에 대해 지도하는 기술을 익혀둔다.
④ 대상자와의 의사소통하는 기술을 익혀둔다.
⑤ 대상자를 이해하는 능력을 익혀둔다.
⑥ 치과의료에 대해 넓고 충분한 소양을 익혀둔다.
⑦ 구강질환 및 전신질환의 지식을 익혀둔다.
⑧ 지도와 조언의 기술을 익혀둔다.
⑨ 인간의 행동을 변화시키는 방법을 익혀둔다.

제8장

치과코디네이터로서의 치과위생사

제8장 치과코디네이터로서의 치과위생사

학습목표

- 코디네이터의 개념을 이해할 수 있다.
- 코디네이터의 필요성을 알 수 있다.
- 코디네이터의 종류를 나열할 수 있다.
- 코디네이터의 업무내용을 나열할 수 있다.
- MOT의 개념을 이해할 수 있다.

최근의 치과의료시스템은 진료의 필요성을 인정하여 내원하는 진료수요자에게 적절한 진료서비스를 제공해 왔던 진료제공자 입장의 경영방식에서, 환자를 고객으로 소중하게 여기는 고객중심의 경영전략적 방식으로 전환되고 있다. 또한 치과의료기관이 점점 대형화됨에 따라 환자와 의사, 또는 진료 스텝간의 관계를 조정하는 중간자적 역할을 담당할 사람을 필요로 하고 있는데, 이러한 역할을 하는 사람을 코디네이터(coordinator)라 부르고 있다.

치과의료기관에서의 코디네이터 등장은 치과위생사의 새로운 업무영역으로 각광을 받고 있으며 전문지식을 갖춘 치과위생사에게는 더욱 기대되는 분야라 할 수 있다.

이에 본장에서는 치과코디네이터로서의 역할을 능숙히 수행할 수 있도록 코디네이터의 개념과 코디네이터의 종류 및 업무내용 그리고 코디네이터로서 요구되는 자세 등을 살펴보기로 한다.

1. 치과코디네이터(dental coordinator)의 개념

코디네이터(coordinator)란 동등하게 해주는 사람, 조정하는 사람이란 뜻으로 흔히 의상과 그에 따른 악세서리를 조화롭게 해주는 패션 코디네이터를 떠올리게 된다. 그러나 코디네이터가 병원에서 꼭 필요한 존재라고 한다면 얼마나 많은 사람들이 공감할 수 있을까?

기존의 스텝들은 진료자 입장에서 환자를 보기 때문에 경직된 분위기와 명령조로 환자를 다루는 반면 코디네이터는 환자입장에서 환자를 고객으로 인식하고 환자의 눈높이에서 바라보며 병원과 환자, 원장과 스텝의 관계를 조정하는 역할을 하며 환자와 의사의 중간자적 입장에서 환자의 입장에 가까운 말과 감정으로 진료에 적극 협조할 수 있도록 동기를 유발시키는 사람을 의미한다.

따라서 환자에게는 최상의 서비스를 부여하고 의사도 코디네이터에 의해 설득된 환자를 대함으로써 보다 수월하게 진료할 수 있게 해준다. 또한 친절한 병원을 만드는 데 있어서 코디네이터 제도는 병원의 경쟁력을 높이는 방법으로서 환자의 가치를 창조하고 치과이미지를 결정하는 치과병 · 의원의 얼굴이며 서비스의 리더라고 표현할 수 있다.

우리나라에서는 코디네이터 제도가 1990년 초에 처음 도입되었으며, 통상적으로 치과병 · 의원의 임상현장에서 어느정도의 임상경력을 쌓은 자로서 서비스 및 경영마인드가 있는 치과위생사가 코디네이터 업무를 수행하고 있다.

초기에는 치과나 성형외과에 병원코디네이터를 두었으나 지금은 피부과, 비만클리닉, 한방병원 등 진료과목과 상관없이 활동하고 있다.

2. 치과코디네이터의 필요성

병원의 서비스 경쟁력을 높이는데 있어서 최상의 의료시설과 양질의 진료뿐만 아니라 서비스 방법과 환자의 심리 등을 정확히 파악하여 고객 서비스를 효과적으로 수행할 수 있는 전문서비스 리더(professional service leader)로서 병원의 이미지 확립, 환자상담과 사후관리, 직원간 친절서비스 교육을 통한 직원간의 관계 조정역할, 병원내 서비스 개선을 위한 마케팅 기획, 수납과 예약업무를 하는 역할로서 병원 전체를 코디네이션 할 수 있는 사람이다. 경쟁력 있는 치과경영을 위해 진료에 전념해야 하는 의사나 치과위생사가 환자의 사후관리, 치과의 이미지 개선 등 전반적인 서비스를 담당하는 직업이 요구되는 상황에서 등장하게 된 것이 치과코디네이터이다.

치과코디네이터 역시 병원코디네이터의 일부이지만 병원이 점점 전문화되고 세분화되면서 치과만의 특성을 이해하고 치과의 전문적인 지식을 습득하여 치과의 전반적인 관리를 위해 활동하는 것이다.

1) 치과코디네이터의 장점

① 진료서비스에 대한 만족도가 높아지고 소개환자의 비율이 증가한다.
② 의사의 시간이 많아지고 병원 수익이 늘어난다.
③ 직원들의 병원 이직률이 낮아진다.

2) 치과코디네이터의 자질

환자들에게 쉽게 친근감을 느낄 수 있는 편안하고 신뢰감 있는 용모와 어느 세대의 고객에게나 거부 받지 않을 자연스러운 메이크업, 환자가 마음을 열 수 있도록 편안한 대화를 이끌어가는 대화 테크닉, 상황에 맞는 자연스럽고 성의있는 응대 등의 훈련이 되어 있으면 의료서비스 전문가로서 고객에게 신뢰와 감동을 줄 수 있는 차원 높은 서비스이다.

① 환자나 방문자의 요구를 미리 알아 상황에 맞는 적절한 응대와 서비스로 환자나 방문자 모두를 만족시켜야 한다.
② 친절함과 사회 전반에 관한 이해와 폭 넓은 상식까지도 갖추고 있어야 한다.
③ 주인의식을 가지고 근무를 할 수 있는 사람이어야 한다. 또한 가장 큰 덕목은 사람 사랑이다.

3. 치과코디네이터의 역할과 업무

치과를 찾는 고객들에게 양질의 의료서비스를 제공하려는 목적으로 도입된 '병원서비스코디네이터'제도는 규모가 작은 의원에서는 유능한 한 사람이 모든 역할을 하기도 하고 비교적 규모가 큰 병원의 경우 역할에 따라 세분화 되기도 한다. 병원코디네이터는 크게 리셉션코디네이터, 진료상담코디네이터, 서비스코디네이터 세 가지로 구분할 수 있다. 이는 주로 활동하는 장소에 따라 업무 중심으로 구분한 것이다.

표 8-1 치과코디네이터의 종류

구분	리셉션 실무	진료상담 실무	서비스 실무
초급	- 고객 응대 및 동반고객 응대 - 리셉션 및 대기실 환경 관리 외	- 신규 고객 초진 상담 - 진료실 관리 외	- 고객 서비스 - 병원 게시판 관리 - 홍보물 제작관련 보조 - 사무행정 외
중급	- 고객 전화 응대 - 진료 예약 관리 - 보험 청구 - 미수금 관리 외	- 외부병원에 고객 소개 (refer) - 고정고객 진료 상담 - 리콜 시스템 관리 - 진료 팀 관리 외	- 진료서비스 프로세스 개선 - 고객 응대 매너 교육 - 서비스 모니터링 - 홈페이지 관련 업무 - 주요고객, 협력사 담당 직원과 지속적 교류
고급	- 적극적인 텔레마케팅 - 해피콜, 리콜 서비스 시행 - DB 마케팅 외	- VIP 관리 - 진료비 상담 - 진료동의율 증진 - 진료 팀 교육훈련 및 관리 외	- 직원 서비스 마인드 교육 - 병원 마케팅 전략기획 - 병원 홍보 관련 업무 - 수익성 분석 외

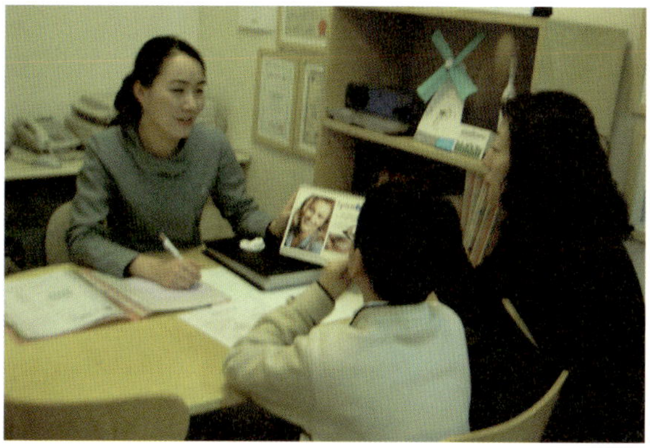

그림 8-1 현장에서의 역할(환자 상담)

4. 코디네이터의 종류

① 리셉션코디네이터

환자는 물론 동반고객을 포함한 외부고객 맞이와 응대가 주된 역할이고 이를 위해 전화응대 및 기본상담, 접수 데스크와 대기실 환경관리 등 리셉션 주변에서 일어나는 상황을 예상 또는 점검관리하는 것이 주요 업무라고 할 수 있다.

처음 온 고객에게 우리 병원을 찾아 준 것에 대해 감사하고 병원을 찾은 이유를 알아본다. 형식적인 질문이나 장황한 설명, 무표정한 응대보다는 눈높이를 맞추고 말 한마디 한마디에 공감하는 표정으로 고객의 말에 귀를 기울이는 것이다.

서비스 경험이 있고 밝은 인상을 가진 사람이 관리한다. 예약된 구환(진료 받은 적이 있는 환자)의 경우 지난번 진료 내용과 오늘, 그리고 앞으로 예상되는 진료과정에 대해서 확인하고 그에 필요한 준비, 예상 소요시간, 비용 지불계획 등을 담당 의사와 미리 상의하여 하루 스케줄을 정한다.

② 진료상담코디네이터

병원 전체 진료실 환경과 분위기를 관리하고 개별 고객에게 대한 구체적인 진료 계획, 진료비 등 진료와 상담에 관련된 업무를 책임맡은 사람이다. 특히 진료실 내 직원들을 통솔하고 임상실무에 있어 코치역할을 한다. 임상경험이 풍부한 치과위생사와 같이 전문교육을 받은 의료인이 주로 맡는데 이는 의사 다음으로 가장 많이 고객에게 전문적인 조언을 해주어야 하기 때문이다.
진료과정에 대해 전체적으로 조망하고 치과의사와 환자사이를 연결하며, 환자에 대한 전반적 상담과 치료결정을 유도한다.

③ 서비스코디네이터(좁은 의미)

진료 외적인 서비스에 관계된 모든 일을 관리한다. 고객들과 직접 일대일 접촉을 통해서 그들의 애로사항을 들어주고 직접 해결해주기도 한다. 고객들이 병원을 편리하게 이용할 수 있도록 서비스 절차와 환경을 관리한다. 시각적인 것뿐만 아니라 배경음악도 진료시간대와 환자취향에 맞춰 바꿔주는 서비스, 병원 특유의 냄새를 없애고 쾌적한 환경을 만들어 주는 서비스, 진료를 받는 고객은 물론 동행한 고객에게 건네는 음료서비스에 이르기까지 찾아보면 일일이 열거하기 어려울 정도로 다양하다.

서비스코디네이터는 넓은 의미에서 전체적인 병원 서비스 마케팅 관련 활동을 한다.

5. 치과코디네이터의 자질

① 코디네이터가 갖춰야 할 조건-ASK

코디네이터가 되려면 기본적으로 고객 지향적인 태도(attitude), 친절하고 신속하게 서비스를 제공할 수 있는 서비스 스킬(skill), 서비스에 대한 정확한 이해와 지식(knowledge), 그리고 고객에 대한 열정과 사명감(passion and mission)이 있어야 한다.

② 태도(Attitude)

코디네이터는 업무 특성상 다양한 사람(성격, 직업, 나이 등)들을 상대하고 여러 가지 상황에 대처해야 하므로 매사에 긍정적이며 유연한 사고방식을 가지고 있어야 한다. 긍정적인 사고, 고객을 소중히 여기고 존중하는 마음을 갖고 있어야 한다.

병원 내부에서 모범이 되어야 한다. 제프리 J. 폭스는 『조직이 정상에 오르는 데 필요한 75가지 원칙』에서 '45분 일찍 출근하고 15분 늦게 퇴근하라'는 원칙을 제시하고 있다. 남들보다 먼저 하루를 시작하고 퇴근 전에 하루를 마무리 하면서 내일 할 일을 하루에 1시간씩만 더 일하면 남들보다 앞서갈 수 있다고 말한다. 즉 출퇴근시간, 근무태도, 직원 간의 예절 등에서 신뢰를 얻고자 노력하는 성실한 태도의 중요성은 아무리 강조해도 지나치지 않는다.

타고난 얼굴 생김새는 내 마음대로 바꿀 수 없지만 오늘 내가 어떤 태도로 어떤 표정으로 일할 것인가는 선택할 수 있는 것이다.

③ 기술(Skill)

프로서비스 인으로서 자신의 면모를 표현하는 이미지 메이킹 스킬을 갖추어야 한다. 시간과 장소, 상황에 맞게 적절히 자신을 표현할 수 있는 기술, 즉 호감 가는 인상을 줄 수 있도록 표정관리 하는 방법, 고객에게 다가가는 요령, 바른자세와 동작, 상황에 맞게 인사하는 방법, 고객을 안내하는 요령등에 대해 모르고 있는 경우가 생각보다 많다.

고객이 원하는 것을 정확하게 듣고 설명할 수 있는 의사소통 기술, 즉 대화하는 기술이 있어야 한다. 얼굴을 마주하고 대화하거나 전화처럼 말로하는 기술뿐 아니라, 인터넷상의 홈페이지나 고객의 소리 편지함을 통해 문서로 질의한 고객에게 간결하고도 정중하게 응대할 수 있는 문서작성 요령도 갖추어야 한다.

그 밖에 서비스의 개선을 위해 필요한 정보를 잘 정리해서 전달할 수 있는 프레젠테이션 능력, 내부고객을 코칭(coaching)하거나, 회의를 원만하게 이끌어가는 기술도 요구된다.

④ 지식(Knowledge)

서비스 전문가가 되기 위해서는 병원서비스의 특성, 서비스 품질, 고객만족 요소, 서비스의 절차와 방법에 대한 전반적인 기초지식을 튼튼히 할 필요가 있다.

다양한 구성원이 존재하는 병원 조직에서 코디네이터는 병원에서 일어나는 일들을 두루 꿰뚫고 있어야 함은 물론 고객과 의사, 내부고객 간의 관계를 원활하게 하는 중요한 역할을 하므로 나무만 보거나 숲만 보지 않고 나무와 숲을 동시에 볼 수 있는 조직적 사고가 필요하다. 현대는 정보화 사회이다. 코디네이터는 정보를 잘 활용할 수 있는 능력을 갖춰야 하고 이를 위해 끊임없이 연구하고 공부해야 한다.

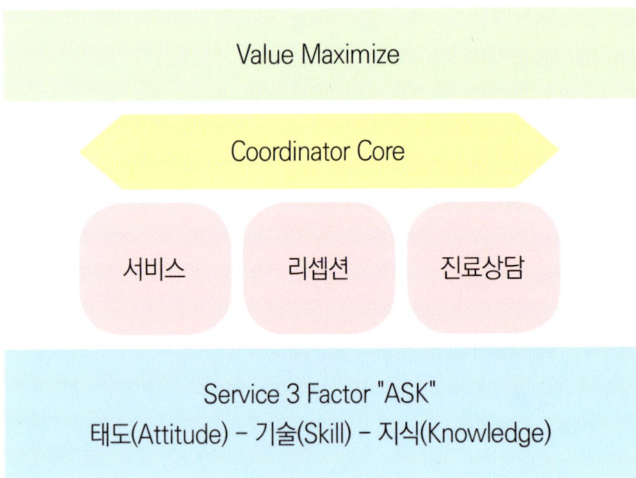

그림 8-2 병원 서비스 코디네이터의 ASK 모델

6. 치과코디네이터로서의 자세

1) 고객 접점(Moment of Truth ; MOT)을 중시한다.

보통 환자입장에서는 최상의 서비스보다는 최악의 서비스가 더 크게 부각되므로 코디네이터로서의 역할을 능숙히 수행하기 위해서는 각 순간 순간을 중요시 해야 한다.

치과에서의 MOT(고객접점)는 진실한 고객(치과환자) 만족의 접점을 말과 행동으로 찾아서 감동의 순간을 제공하는 것으로, 고객입장에서 접점을 설계하고(벽을 허물고) 각 기능간의 gap을 이어주고, 고객입장에서 점검(고객의 눈으로)하여 병원 전체의 흐름을 알고 병원의 전반적인 상황을 연결한다.

각 기능에 있어서 예를 들어 설명하면 다음과 같다.

전화 : 안녕하십니까? OO치과의원 치과위생사 OOO입니다.
주차 : 전 직원이 같은 내용과(시나리오작성) 방법의 통일된 것으로 위치를 설명하고 현재 환자의 위치를 파악한다.
접수창구 : 반드시 일어서서 무조건 반갑게 맞이한다.
대기 : 기다리는 이유에 대한 설명을 하고 차를 접대한다. 〈지금 수술중이므로 기다려 주시면 감사하겠습니다〉하며 양해를 구한다.
진료 : 치료에 대한 공포감을 해소해 주기 위하여 책자 등을 활용하여 치료에 대해 미리 설명해 준다.
수납 및 다음 약속 : 전화번호와 연락처를 반드시 기록하고, 비급여 부분에 대한 설명도 잊지 않는다(미수금 방지).
배웅 : 치료를 받지 않고 가는 환자에게도 친절하게 하며"필요할 때 언제라도 다시 오십시오."라고 인사하여 마지막까지 병원의 좋은 이미지를 심어준다.

2) 의사소통기술(communication skill)을 높여야 한다.

① 감정이입을 한다.

나의 의견을 말하기 전에 상대의 감정을 인정한다. 즉 치료부분을 결정할때 논리로만 결정하는 것은 아니며 감성적으로 접근할 때 더 효과적이다.

② 정밀한 의사소통기술을 가진다.

언어(말)에 의한 의사전달의 경우 7%라는 사실을 인식한다(바디랭귀지 55%, 어투 38%). 상대가 말하기 전에 제스처로 응대해 준다. 말할 때 눈을 맞추며, 말하기 전에 먼저 듣는다. 상대의 감정을 인정하는 말로 시작한다.

③ 코디네이터의 말 한마디가 치료효과를 좌우한다.

치료를 목적으로 보지말고 치료를 통해 얻을 수 있는 이점을 얘기한다.

3) 열정과 사명감(passion and mission)

코디네이터는 병원의 서비스 전문가라는 프로의식을 갖고 고품질의 서비스에 대한 열정과 사명감을 갖고 있어야 한다. 자신의 일과 자신이 근무하는 병원에서 이루어지는 진료에 대한 뚜렷한 확신이 필요하다.

고객서비스의 10대 죄악

회피 - 난 몰라요.
무관심 - 난 관심없어요.
지체 - 기다리세요.
무시 - 난 당신이 싫어요.
지시 - 빨리 하세요.
무표정 - 당신 같은 사람은 여기에 오지 않았으면 좋겠어요.
책임전가 - 그것은 제 잘못이 아니에요.
무지 - 잘 모르겠는데요.
무응답 - 날 귀찮게 하지 마세요.
자기과시 - 내가 옳고 당신이 틀려요.

론 젬키의 '서비스 달인의 비밀노트' 중에서

Part 3

성공하는 치과위생사

9장 치과위생사의 마음가짐

직업의 자각
치과위생사의 윤리

10장 치과위생사의 이미지 메이킹

이미지 메이킹
이미지 관리
용모·복장 이미지 연출
부드러운 얼굴 만들기
이미지 메이킹의 실제
치과위생사의 몸가짐

11장 의사소통

커뮤니케이션에 대한 이해
효과적인 대화법
진료상담 실무

12장 인간관계의 형성

인간관계
인간행동의 자아분석
교류분석을 통한 자아분석
자가진단 리스트

13장 환자 관리

환자의 욕구이해
치료비 지불
고객중심의 치료
무언의 표시에 대한 인지
치과공포증에 대한 전략
리셉션 실무
전화응대
계속구강건강관리제도

14장 직장생활의 예절

출·퇴근 및 기타 외출 예절
근무 중 예절
휴식 예절
퇴사시 예절

제 9 장

치과위생사의 마음가짐

제9장 치과위생사의 마음가짐

학습목표

- 직업의 정의를 설명할 수 있다.
- 직업의 가치를 나열할 수 있다.
- 직업인이 가져야 하는 바람직한 태도를 설명할 수 있다.
- 치과위생사의 직업상 규칙을 설명할 수 있다.
- 올바른 인간관계를 설명할 수 있다.
- 치과위생사로서의 책무를 실천할 수 있다.

1. 직업의 자각

1) 직업의 가치관

대다수의 사람들은 직업을 떠올리면 수입을 제일 먼저 생각하게 된다. 하지만 직업이 수입의 차원에서만 꼭 필요한 것인지 한번 생각해 볼 필요가 있다. 인간의 행복조건에는 의식주와 함께 취업과 건강과 교육이 있어야 한다.

(1) 직업의 가치

건강한 신체와 정신의 소유자로서 오랜 휴식기간을 지내본 사람이라면 아무런 일도 하지 않고 지낸다는 것이 얼마나 무료하고 고통스러운 것인지 경험하였을 것이다. 가치라 하면 통상 어떤 대상에 대해 그것이 가지는 의의라 할 수 있다. 더구나 앞으로는 의학기술의 발달로 인간의 평균수명이 100세를 넘길 것으로 예상되는 만큼, 직업이 얼마나 소중한지를 심각하게 생각하고 깨닫아야 할 것이다.

직업이 가지고 있는 가치에 대해 살펴보면 다음과 같다.

① 수입을 제공한다.

자기 자신의 생계를 꾸려나가기 위한 수단으로 직업을 가지게 되며, 직업생활을 통하여 의·식·주를 해결해 나간다. 즉 일을 하고 그 대가로 우리는 물질적인 보수를 받게 된다.

② 보람있는 삶을 제공한다.

경제적 측면 외에 사회적으로 직업은 중요한 의미를 가지고 있다. 일상에 바쁜 시간을 보내다 휴가가 주어지면 휴식이 즐겁다. 하지만 긴 휴식이 주어질 때 빨리 제자리로 복귀하고 싶어진다. 인간에게 일을 할 수 있는 기회가 부여된다는 것은 단순한 수입의 보장만을 의미하는 것이 아니고 직업을 가짐으로써 삶의 보람을 찾을 수 있게 된다.

③ 자신의 발전과 수련의 기회를 부여받는다.

현대는 경쟁사회이다. 그 경쟁의 제일 큰 대상은 자신일 것이다. 하루를 시작하는 아침에도 작은 것부터 갈등은 시작한다. 조금 더 잘 할 것인가? 무슨 일이 일어날 것인가? 우리는 매일, 아니 매 순간 수 많은 갈등 속에서 살고 있다. 자신과의 갈등 직장 내의 수평적, 수직적 관계에서 발생하는 무수한 갈등을 이겨내면서 자신을 수련하고, 또 자기 안에 숨겨져 있는 능력을 개발하면서 발전해 나가는 것이다.

④ 직업을 통해 끊임없이 배운다.

학교에서 배우지 못했던 많은 경험들과 지식, 기술을 직업을 통해 배우게 된다. 학교가 강의실 의자에 편안히 앉아 선생님께 배우는 한시적인 공부였다면 직장은 현장에서 실무를 통해 체험해 가며 상사나 선배들로부터 배우게 되는 긴 시간의 교육인 셈이다.

인간의 배움 중에 학교에서 배운 시간보다 직장생활 속에서 배우게 되는 시간이 많아지게 된다. 이런 배움의 과정을 거치면서 새로운 아이디어와 발상을 가지게 되고 창조적 정신을 갖게 된다. 따라서 짧은 시간, 잠시 학교에서 배운 지식으로 평생을 살아가겠다는 생각은 심각하게 고려해 봐야할 것이다. 아무리 좋은 학벌을 가지고 있더라도 현재의 위치에 안주하려 한다면, 사회생활을 하기 위한 작은 도움 밖에는 되지 않기 때문이다. 인생은 쉬임없이 계속 배워나가야 하는 삶의 연속이라는 격언을 명심해야 할 것이다.

⑤ 직업을 통하여 봉사하게 된다.

직업이 가지는 가치 중 하나가 사회에 봉사하는 것이다. 자신의 직업을 통해 자신이 속한 지역사회에 봉사하게 되고 치과의료인은 고통 받는 환자들에게 자신의 직업을 통해 봉사하는 것이다. 인간은 일정한 직업을 근거로 사회적 역할을 하게 되고, 사회 구성원으로서의 기여를 하기 때문이다.

2) 치과위생사의 직업상의 규칙

(1) 근무시간 엄수

직장마다 일을 시작하는 시간이 따로 정해져 있다. 업무개시 전까지 복장과 몸가짐을 정리하고, 업무준비를 완료한 다음 대기해 있어야 하는 것이 근무자가 지켜야 할 제 1의 규칙이다.

아침부터 늦게 된다면 하루의 시작이 불안할 것이다. 시간적으로 여유를 가지고 상쾌한 기분으로 일을 시작할 수 있도록 출근하는 자세가 필요하다. 지각과 결근이 많은 사람은 직업인으로서 실격이다. 항상 계획있는 생활을 하여 근무에 지장을 가져오지 않게 자기절제를 해야 한다.

(2) 공 · 사(公 · 私)구별을 확실히 한다.

직장은 개인생활과 많은 부분이 다르다. 친구나 가족들은 나의 행동을 이해하고 사소한 실수를 덮어 줄 수 있지만 직장은 그렇지 못하다. 특히 서로 다른 연령, 환경에서 만나 사람들이 모여 일하는 곳이므로 혼자서 행동하거나 공과 사를 구분하지 못하고 행동할 때에는 팀웍을 손상시키게 된다.

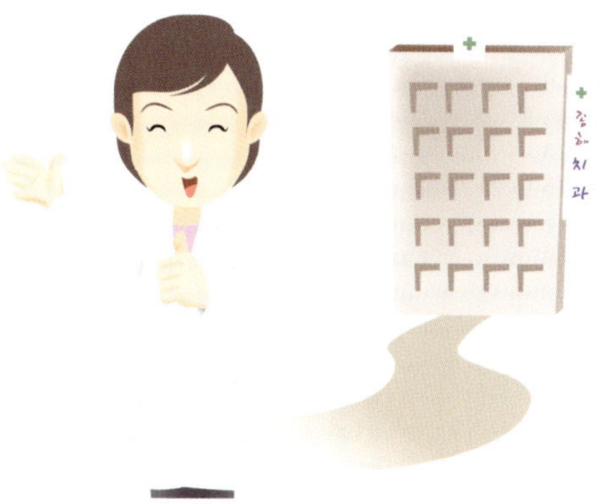

공적인 물건을 다루거나 사용할 때는 조심해야 하며 직장의 물건을 함부로 사적으로 활용해서도 안 된다. 또 근무시간과 개인 자유시간과 혼동하여 근무시간 내에 사적인 업무를 위하여 시간을 할애하거나 개인의 업무를 위해 전화나 통신을 자주 사용하는 등의 행동을 하지 않도록 유의하여야 한다.

자신의 주변사정이나 감정에 따라 환자를 접하는 태도가 다르거나 직장 구성원들을 불안하게 하고 불쾌한 얼굴을 보이는 일은 삼가야 한다. 치과병 · 의원을 찾는 대부분의 사람들은 치과치료에 대한 공포를 가지고 있다. 치과위생사들은 이들에게 편안함과 안정감을 줄 수 있는 분위기를 만들도록 노력하여야 한다.

(3) 자기계발과 자기 반성

전문적인 지식뿐만 아니라 좀 더 폭 넓게 사람들을 이해할 수 있는 지식도 갖추어야 한다. 이를 위해서는 전문적인 서적 외에도 다양한 종류의 책을 많이 접하고 세미나와 학회 및 협회에서 주관하는 보수교육에 참여하여 새로운 정보를 받아들이는 것이 중요하다.

직장생활에서의 기본은 맡겨진 임무에 최선을 다하는 것이다. 자신이 해야 할 일이 무엇인지를 알고 행동하는 자세가 필요하다. 하지만 일을 하다 보면 꼭 원하는 결과가 얻어지는 것만은 아니다. 항상 자신의 업무에 대하여 계획을 세우고 실행을 한 뒤 평가하고 반성하는 자세를 가져야 한다. 거듭되는 평가와 반성은 자신의 행동을 되돌아보게 하고 잘못된 행동들은 수정하게 되어 더 폭 넓은 업무를 수행 할 수 있게 해준다.

타인의 지시에 의한 것이 아닌, 자기 스스로를 반성하는 자세는 인간으로서 살아가는 바람직한 자세이다.

(4) 비밀 엄수

근무를 하다보면 업무내용의 특수성 때문에 환자에 관한 많은 정보, 즉 환자의 과거 · 현재의 병력, 가족관계, 개인적인 비밀 등을 알게 되는 경우가 있다. 의료기사 등에 관한 법률 제10조에 '의료기사 등은 그 업무상 알게된 비밀을 누설하여서는 아니된다.'라고 비밀누설의 금지조항이 명시되어 있다.

업무상 알게된 환자의 비밀은 어떤 경우에도 지켜져야 하고 관계자 이외의 타인에게 알려져서는 안 되며, 특히 흥미 본위의 얘기로 전파되어서는 안 된다. 환자의 비밀뿐만 아니라 자신이 속한 직장에 대한 비밀도 지킬 수 있어야 한다.

(5) 직업상의 한계자각

치과위생사는 치과의사의 지도 하에 치석제거 및 치아우식병의 예방을 위한 불소도포 기타 치아 및 구강질환의 예방과 위생에 관한 업무에 종사한다고 의료기사 등에 관한 법률에 명시되어 있다.

치과위생사 업무를 수행함에 있어 직업적 한계를 자각하여야 하고 자신의 기량을 정확히 알아 무리한 지시를 받았을 경우에는, 자신의 기량을 초과한 부분에 대하여는 무리한 시도를 하지 않아야 한다. 또 치과위생사 업무의 범위를 벗어나는 지시도 응해서는 안 될 것이다.

(6) 자기 건강관리

인간으로서 생활을 위해 건강관리는 매우 중요하다. 더욱이 치과위생사는 다른 이들의 구강건강을 유지·증진시키는 업무를 수행하여야 하기 때문에 밝고 청결하고 활력에 찬 상태에서 업무에 임하는 것이 중요하다.

전신의 건강관리와 밝은 미소 활기찬 모습도 중요하지만 자신의 구강건강관리 또한 중요하다. 특히 구강에 문제점들을 가지고 있다면 환자나 구강보건교육의 피교육자들을 동기부여시킬 수 없을 것이다. 다른 이들의 구강건강증진을 위한 태도와 행동을 유발시키는 것도 중요하지만 그 이전에 자기자신이 실천하고 관리하여 건강한 상태를 유지하도록 노력하는 태도를 길러야 한다.

(7) 주변 정리

업무능률을 높이기 위해서는 무엇보다 깨끗한 환경을 유지하는 것이 중요하다. 약품이나 자주 쓰는 물건들은 깨끗이 정리정돈하여 늘 있던 자리에 비치하는 습관을 기르도록 한다. 또 부족이 예상되는 약품이나 기구 등을 미리 점검하여 주문하고 보충하여야 한다. 필요한 문서와 차트 등은 언제나 바로 찾아볼 수 있도록 정리 정돈을 하여야 한다. 특히 공동으로 쓰는 물건이나 기구들은 사용 후 즉시 제자리에 갖다 놓아 다음 업무 진행에 차질이 없도록 한다.

환경을 깨끗하게 하기위해 조금만 노력한다면 직장분위기가 한층 밝고 명랑해지고 그 결과 업무능률이 향상될 것이다.

3) 직장인의 자세

직장인의 예절은 개개인이 지켜야 할 교양이고 자신의 인격이라고 볼 수 있다. 그러므로 직장생활을 할 때는 남에게 폐를 끼치지 않고, 남의 인격을 존중할 줄 알며 모든 행동에 지나침과 모자람이 없어야 한다는 자세로 직무에 임해야 한다. 즉 마음가짐과 몸가짐을 바르게 하고, 올바른 근무태도를 익혀야 한다.

전문지식이나 기술이 풍부하다고 해서 훌륭한 직장인이 되는 것은 아니다. 어떠한 마음자세를 가지고 있느냐가 문제이다. 직장인이 지켜야 할 최소한의 예절조차 지키지 않는다면 직장인으로서의 가치관이 무너지게 된다. 직장을 통해 자신의 가치를 발견하고 유능한 직장인으로서 인정받기를 원한다면 사소한 직장예절을 바르게 알고 행동하여야 할 것이다.

(1) 책임감과 사명감을 갖는다.

직장인의 마음가짐을 이야기 할 때 그 첫째가 책임이다. 자기가 하는 말이나 행동에 대한 책임과 언행이 일치되는 사람이 되어야 한다. 업무에 대한 지식이나 기술이 출중하다 하여도 자신의 말이나 행동에 책임을 지지 못하는 사람은 참된 직장인이라고 할 수 없다.

또한 자기에게 분담된 업무에 대한 책임을 질줄 알아야 한다. 책임의식을 가지고 임하느냐 아니면 의무감으로 임하느냐에 따라 직장생활이 달라진다.

권한은 책임에서 비롯되고 의무를 다한 후에 권리도 주장할 수 있다. 맡겨진 일은 끝까지 완수하고 정직하고, 성실한 자세로 임해야 한다. 업무에는 하기 싫은 업무와 자진해서 하고 싶은 업무가 있다. 어떤 업무이건 자신에게 주어진 업무를 완수하는 열의와 인내력으로 수행하는 자세를 가져야 한다.

① 나의 직장에 대하여 천직 의식을 가져야 한다.

직장생활을 잠시 머물렀다 가는 일시적인 것이 아니라 평생 직장으로서의 천직의식을 가지고 임해야 한다.

② 나는 직장의 대표자이다.

내가 우리직장을 대표한다는 자부심과 긍지를 가지고 행동함으로써 대외적으로 직장의 이미지 및 신용을 대표하는 역할을 해야한다. 즉 투철한 주인의식과 능동적인 업무자세를 갖춘다. 치과병·의원을 방문하는 사람들은 치과의사의 명성을 듣고 오기도 하지만 처음 오는 사람들은 치과병·의원에 대해 아무런 지식이 없다. 처음 만나는 치과위생사에 의해 다음 방문의 여부가 결정지어질 것이다.

③ 공인 의식을 갖고 공과 사를 구분하여 업무를 처리해야 한다.

통계자료를 보면 선진국의 노동생산성은 후진국에 비해 월등히 높은 것을 알 수 있다. 책임감과 사명감이 투철한 직장인은 상사의 지시나 감시가 없더라도 맡은 업무를 충실하게 완수한다. 상사의 눈을 피해 업무를 소홀히 한다거나 개인적인 업무를 하는 직장인의 생산성은 떨어지게 마련이고 자신이 속한 조직이나 집단은 퇴보할 것이며, 결국은 자기자신도 성공하지 못할 것이다.

(2) 자립심과 자신감을 갖는다.

직장상사나 동료 또는 선후배에게 의지하지 않고 자기 스스로 직장생활의 어려움을 헤쳐 나가는 자립심을 가져야 한다. 물론 업무에 따라 서로 의논하고 협조를 얻어야 하는 업무는 있을 수 있지만 혼자 해결할 수 있는 업무나 일상의 개인생활 문제들에 대하여는 타인의 힘을 받지 않고 가급적 자신이 해결해 가야 한다.

① 뚜렷한 가치관과 신념을 가지고 일을 추진한다.
② 언제나 자신감을 가지고 당당히 행동해야 한다. 그러나 도가 지나치면 건방져 보이므로 겸손이 항상 몸에 배어 있어야 한다.
③ 양심적인 마음가짐을 갖는다. 자신이 처리하는 업무에 대하여 양심적으로 수행할 때 신뢰를 받고 높은 평가도 얻을 수 있으나, 양심적으로 업무를 수행하지 않는 사람은 조직에게 폐를 끼치고 신뢰를 잃을 뿐만 아니라, 자신감도 결여 될 것이다.

(3) 최선을 다한다.

세상의 모든 일에 최선을 다하지 않고 이룰 수 있는 일이란 아무것도 없다. 자기에게 맡겨진 일을 처리함에 있어서 신념을 가지고 최선을 다하여야 한다. 주어진 업무를 처리함에 있어 능률적인 방법으로 처리하는 사람이 있는가 하면 이미 정해진 제도와 다른 사람이 하는 일을 모방하기 급급한 사람도 있다.

작고 간단한 일에 최선을 다하지 않으면 중요한 일에도 최선을 다할 수 없다. 자신이 맡은 일에 있어 최고의 사람이 되도록 노력하는 마음가짐이 필요하다.

① 스쳐 지나가는 사람이라도 항상 최선을 다한다. 스치는 인연 한사람 한사람에게 최선을 다하는 자세가 결국 성공으로 이끄는 비결이 될 것이다.
② 모든 일에 능률적이며 생산적인 자세가 필요하다. 따라서 언제나 새로운 방법을 연구하여 자신의 능력을 충분히 발휘하도록 노력해야 한다.
③ 주어진 업무를 처리하였을 때 신뢰를 얻을 수 있어야 한다.

(4) 사회의 구조를 알고 연대의식을 가진다.

직장들이 모여 사회를 이루고 또 사회가 모여 국가가 이루어진다. 즉 회사는 사회에서 독립되어 있는 것이 아니라 사회를 구성하는 한 요소이고 나 자신은 혼자 일하는 것이 아니라 하나의 조직 속의 일부라는 것을 인식하여야 한다.

① 공동운명체라는 연대의식을 가진다. 직장과 나 자신이 동떨어진 존재가 아니고, 직장의 발전이 나의 발전임을 깨닫고 직장을 위하는 것이 진정으로 자신을 위하는 길이라는 자세를 가져야 한다.
② 내 업무가 동료들과 연관된다는 생각을 가진다. 내 자신의 편리와 이득보다는 타인의 편리, 자신의 성과보다 전체의 성과를 먼저 생각해야 한다. 아무리 내가 잘하더라도 전체가 잘되지 않으면 소용없는 일이다.
③ 양보하는 자세를 갖는다. 지위가 올라갈수록 이런 자세는 더욱 필요하다. 전체의 평안을 위해 자기의 불편을 감수하며, 단합과 화목을 위해 모두 수고와 인내심을 발휘해야 한다.
④ 직장의 규정을 준수하고 동료를 중시하며 협동하는 자세를 가져야 한다. 국가에는 법이 있고, 학교에는 학칙이 있듯이 직장은 사규가 있다. 직장에 속한 이상 직장의 규정들을 준수해야 한다.

(5) 겸손함을 갖춘다.

우리 속담에 '모난 돌이 정 맞는다'는 이야기가 있다. 또 톱니가 맞물리는 시계에서 하나의 톱니가 튀어 나와 있다면 그 시계는 멈추게 될 것이다. 자신이 가진 능력이나 지식, 기술을 과시하고 자랑해서는 안 된다. 항상 온화한 마음과 밝은 표정으로 모두가 즐거운 생활이 되도록 배려할 수 있는 겸손한 자세가 필요하다.

겸손이라고 해서 뭐든지 양보하라는 것은 아니다. 본인의 생각이나 의견, 주장은 분명하게 표현하고 혹시 상대의 의견이 채택된 경우는 상대의 주장에 승복하고 따를 줄도 알아야 한다. 만약 결정되어 있는 것을 지키지 않게 되면 예상하지 못한 어려움과 혼란이 발생하게 되어 주변의 구성원으로부터 신뢰를 얻지 못하게 된다. 항상 상대방의 입장에서 생각하고 업무를 처리한다. 자칫 잘못생각하면 겸손을 상대방에 대한 굴욕이나 항복으로 해석하기도 한다. 다른 사람들이 자신을 알아주지 않는다는 오만함을 버려야만 비로소 겸손해질 수 있다.

(6) 목적의식을 가진다.

어떤 일이든지 목적의식을 가지고 행할 때 좋은 결과를 이룰 수 있게 된다. 우선 무엇을 위해 직장을 가졌는지 목적의식이 분명해야 한다. 공공의 이익이건 자신의 자아성취이건 아니면 생계를 위한 목적이건 목적의식을 분명히 하고 직장생활에 임하여야 한다. 목적을 이룰 수 있도록 자신을 다듬고 노력하여야 한다.

(7) 자기계발과 자기관리를 한다.

우리는 정보의 홍수 속에 살고 있다. 날로 새로운 지식과 기술이 쏟아져 나오는 시대에 살면서 늘 고인 물처럼 생활한다면 변화하는 세계에 적응할 수가 없게 된다. 속담에 '구르는 돌은 이끼가 끼지 않는다'고 한다. 늘 변화하는 사람 즉, 교양 전문지식을 넓히고, 새로운 지식과 기술의 습득을 위해 노력한다. 새장 속의 새가 되어 주어지는 정보를 기다리기보다는 숲속의 새가 되어 자신이 필요한 정보의 숲을 헤치고 자신에게 알맞은 정보를 찾는 자세가 필요하다.

특히 규칙적인 생활과 충분한 휴식으로 건강을 잃지 않도록 유의하며, 근검절약하는 정신과 자기절제의 태도를 몸에 익혀야 한다. 합리적인 이성에 따라 소비하는 절약과 인색함은 근본적으로 다르다.

① 시간관념에 철저해야 한다. 시간은 금이다. 지각을 하거나 약속을 어기는 것은 직장인의 기본적인 마음가짐이 아니다.

② 많은 정보를 가진다. 정보를 가진다는 것은 한발 앞서서 멀리를 내다 볼 수 있는 안목을 갖게 해준다. 자기계발을 위해 책을 많이 읽고, 연수회나 세미나에 자주 참석하며 자료를 많이 수집하여야 한다.

멋있는 직장인이 되는 법 10가지

1. "할 수 있습니다"라고 말하는 긍정적인 사람
2. "제가 하겠습니다"라고 말하는 능동적인 사람
3. "무엇이든지 도와드리겠습니다"라고 말하는 적극적인 사람
4. "기꺼이 해 드리겠습니다"라고 말하는 헌신적인 사람
5. "잘못된 것은 즉시 고치겠습니다"라고 말하는 겸허한 사람
6. "참 좋은 말씀입니다"라고 말하는 수용적인 사람
7. "이렇게 하면 어떨까요?"라고 말하는 협조적인 사람
8. "대단히 고맙습니다"라고 말하는 감사할 줄 아는 사람
9. "도울 일 없습니까?" 물을 수 있는 여유 있는 사람
10. "지금 이 순간에 내가 할 일이 무엇일까?"라고 일을 찾아서 할 줄 아는 사람

2. 치과위생사의 윤리

윤리란 어떤 선택을 하게되는, 살아가는 동안 해야 할 것과 하지 말아야 할 것, 윤리적 문제가 발생하는가, 이때 합리적으로 설득(정당화)할 수 있는 도덕적 원리가 윤리이다.

치과위생사는 구강보건전문인력의 한사람으로서 면허가 있는 전문기술직으로 임상술식가이며 구강보건교육자이다. 전문직업인으로서의 명성이나 이익보다는 봉사하는 마음으로 사람을 소중히 해야한다.

이런 점에서 직업적 윤리가 필요하며 이것은 도덕이나 법으로부터 뚜렷한 이념을 받아서 실천하는 책임을 가져야 한다. 직업인으로서 금전의 가치에 치중하지 않아야 한다.

특히 의료관계인 및 모든 직종에 종사하는 사람들과 유대관계를 갖고 개개인이 하나의 일원으로서 이행해야 할 기준을 토대로 유지해 가도록 노력해야 한다. 이런 의미에서 치과위생사를 위한 윤리강령은 직업윤리의 기본이 된다.

일반적으로 직업윤리란 그 직능을 충실하게 수행하는 일로서, 사회의 구성원으로서의 의무를 분담하고 또 공적인 직업에 있어서 그 공적기능을 성실하게 수행하는 것이다.

치과위생사 윤리강령
CODE FOR HYGIENIST

우리 치과위생사는 구강보건교육, 예방치과처치, 치과진료협조 및 경영관리를 지원함으로서 국민구강건강증진을 도모하여 궁극적인 인간생명의 존엄성과 의료복지의 구현에 일익을 담당하는 전문인으로 치과위생사의 직무윤리확립과 권익보호를 위해 다음의 윤리강령을 다짐한다.

1. 우리는 국민의 한사람으로서 준법정신에 투철하며 전문인으로서의 품위와 사회적 신뢰를 손상시키는 일체의 행위를 하지 않는다.
2. 우리는 모든 인종적 신앙적 경제적 배경을 초월하여 인류의 구강건강증진에 헌신한다.
3. 우리는 대상자의 가치관 관습을 존중하며, 업무상 습득한 사적인 정보를 누설하지 않는다.
4. 우리는 학리상 인도주의상 허용되지 아니하는 업무의 수행을 거부할 권리가 있으며, 관련직종 종사자들의 고유업무를 존중하고 협력한다.
5. 우리는 수행업무의 질적 향상과 치위생학의 학문적 발전을 꾀하기 위해 지속적인 연구활동을 한다
6. 우리는 치과위생사의 사회적 지위와 권익향상을 위해 공조하며, 전문성확립을 위한 조직적 활동에 적극 동참한다.
7. 우리는 사회적 경제적으로 공정한 취업상태를 보장받을 권리가 있으며, 비인도적인 관행에는 적극적으로 대처한다.

의학의 아버지인 Hippocrates(B.C 460~377)는 전문적 의료인들을 위한 윤리법인 히포크라테스 선서를 만들었는데 현재까지 의료인에게 교훈을 주는 내용이다.

1) 치과위생사를 위한 직업적 윤리강령

인간의 행실에 직접적인 실천학문으로서 철학과 윤리학의 기본원리를 이용하여 지식에 의해 책임을 다하는 의무를 갖도록 한다. 치과위생사는 환자가 원하는 것에 응답할 수 있도록 준비되며 모든 책무를 다하며 환자에게 존경과 신임을 얻음으로써 친절과 호감으로 수행하며 모든 것에 중용을 지킨다.

또한 올바른 기술을 수행해야 한다. 다음과 같은 원리를 따라 윤리적 의무를 갖도록 한다.

(1) 정확한 지식과 판단 및 능력을 갖고 구강보건관리를 준비한다.

치과위생사는 전문지식과 경험을 토대로 개개인의 환자를 돌보고 교육하면서 책임감을 갖고 예방, 교육, 치료과정의 업무 등 다양한 역할이 필요하다.

치과임상 및 공중구강보건활동 현장에서 구강보건의료를 효과적으로 추진하고 향상을 도모해야 하며 치과의사와 치과위생사 관계도 신뢰감이 있고 대한치과위생사협회, 구강보건협회, 치과의사협회 등의 단체를 이용하여 그들의 생각을 나타내고 반영시켜 보다 많은 발전을 하도록 노력한다.

(2) 차별하지 않고 모든 환자에게 봉사한다.

① 종교, 인종, 피부색, 나이, 성별, 언어, 문화적 유산, 성격 등에 따라서 차별화하면 안 된다.
② 신체적 또는 정신적인 장애나 재정상태, 직업, 외모 등을 포함한 조건에 따라 환자에게 소홀히 하거나 불손하게 대하는 행위 등이 발생해서는 절대로 안 된다.
③ 모든 사람에게 차별하지 않고 봉사하며, 직장 내의 모든 법과 규율을 준수하고 직업적으로 모든 이에게 동등하고 만족할 수 있도록 노력해야 한다.
④ 개개인의 구강건강유지에 성심 성의껏 최선을 다한다.

치과위생사 선서

- 나는 나의 생애를 인류봉사를 위하여 바칠 것을 엄숙히 맹세합니다.
- 나는 치과위생사의 명예와 존엄성을 유지할 것이며, 책임과 의무를 다하겠습니다.
- 나는 인류의 구강건강증진을 위하여 박애와 봉사정신으로 헌신하겠습니다.
- 나는 스승의 가르침을 잊지 않고 치위생학의 발전을 위하여 정진하겠습니다.

이상의 선서를 충실히 행할 것을 선서합니다.

히포크라테스 선언

1. 나의 일생을 전 인류에 대한 봉사에 공헌할 것을 엄숙히 선서한다.
2. 나는 스승에 대하여 당신이 당연히 받아야 할 존경과 감사를 드리겠다.
3. 나는 나의 의업을 수행함에 있어서 양심과 권위를 가지고 행하겠다.
4. 내 환자의 건강은 나의 최대의 관심사이다.
5. 나는 환자의 비밀을 지키며, 혹 환자가 사망한 후라도 그에 관한 비밀을 지키겠다.
6. 나는 모든 최선을 다하여 의업의 명예롭고 숭고한 전통을 유지하겠다.
7. 나의 동료들은 나의 형제와 같다.
8. 나는 환자의 종교나, 국적이나, 종족이나, 정당이나, 사회적 지위 등에 관계 없이 그들에 대한 나의 의무를 다하겠다.
9. 나는 인간이 수태된 그때부터 인간생명에 대하여 최상의 존경을 바치겠다.
10. 어떠한 위협이 온다 하더라고 인류애에 위배되는 의술은 행하지 않겠다.
11. 나는 자유로이, 그리고 내 명예를 걸고 이와 같이 서약한다.

(3) 직업적으로 신뢰감의 관계를 유지한다.

① 신뢰란 안심하고 믿고 의지한다는 의미이다.
② 치과위생사가 직업적으로 환자와 신뢰감을 지키는 것은 윤리학적 교훈보다는 법적인 요구이다.
③ 환자에게 보고 들은 그들의 모든 비밀을 지켜주어야 한다. 진료상 알게 된 환자의 비밀을 누설하게 되면 법적인 책임을 져야 한다.
④ 환자와의 신뢰관계가 깨지게 되면 자신은 물론 직업적 믿음마저 손상받는다.

(4) 모든 사람들과 조화하는 팀 능력을 가져야 한다.

치과의사, 치과위생사, 치과진료조무사, 접수원 등은 역할을 분담하여 업무를 처리해나가는 협동정신, 즉 팀능력(teamwork)을 가져야 한다. Staff들이 teamwork을 이루어 조화를 이룰 때 치과의료가 원활히 진행된다.

Teamwork의 두가지 성격은 자신의 담당분야를 정확히 시행한 후 책임을 갖고 업무의 흐름에 따라 담당자에게 넘겨주는 것이고 또 다른 하나는 팀 전체에 양질의 진료를 효율적으로 제공할 수 있도록 지식, 기술을 익혀 치과의사와의 일체된 공동동작을 행하는 것이다.

(5) 법과 규칙을 지켜야 한다.

치과위생사는 법적으로 면허를 취득한 전문가이다. 따라서 모든 행위에 있어 현재의 법률과 규칙을 준수하고 따라야 한다.

매사에 훈련과 교육을 충분히 쌓아서 치과위생사의 행동에 문제가 생기면 안된다. 모든 것은 준법적으로 이루어지며 비윤리적 행위는 재검토하고 환자의 안녕을 위해 노력한다.

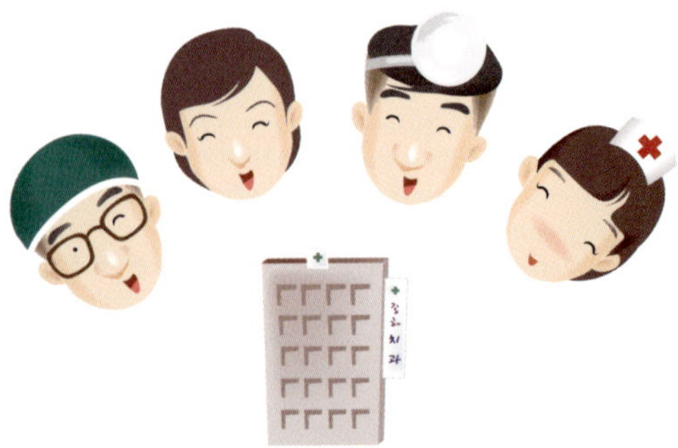

(6) 직업적 능력을 유지하도록 계속적인 교육을 받도록 한다.

전문적인 지식과 기술을 습득하기 위하여 끊임없이 노력하며 새로운 지식과 기술이 변화하고 있다. 따라서 새로운 학문과 기술을 연마해가는 직업적 삶을 통해 계속 노력하지 않으면 안된다.

따라서 전문서적, 세미나, workshop, 연수활동 등을 통해 계속적으로 학습적 연구를 통한 자신의 핵심역량을 높이도록 교육에 참여하여야 하며 전문치과위생사가 될 수 있도록 평생교육에 힘써 보다나은 장래를 위해 노력한다는 의무를 가져야 한다.

2) 치과위생사의 책무

(1) 구강보건교육자로서의 책무

교육자는 단순히 자신이 가진 지식을 전달만 하는 사람은 아니다. 그 지식의 전달을 통해 피교육자를 감화시켜, 동기 유발시키고 행동으로 끌어낼 수 있도록 해야 한다. 그러기 위해서는 우선 자신이 구강보건교육자로서 사명감과 책임을 가져야 한다. 또한 자신이 전달한 지식이 피교육자의 평생에 영향을 주게됨에 명심하고 관련 지식을 교육에 임하도록 관련 학문에 대한 지식을 쌓아야 한다.

그러나 곳간에 쌀이 아무리 많아도 마냥 쌓아만 둔다면 시간이 흐를수록 윤기도 잃어가고 그 맛도 상실될 것이다. 자신이 가진 지식의 올바른 활용을 위해 전달하는 기술도 구강보건교육자로서 가져야 할 책무이다.

(2) 구강병 예방전문가로서의 책무

날로 증가하는 구강병으로 인해 국민들이 고통받고 있다. 방치한다면 더욱 고통 받는 다는 것을 알면서도 구강병이 발생하도록 방관을 한다던지, 발생한 구강병을 초기에 치료받도록 적극적으로 행동하지 않고 관조만 한다면 구강보건교육자와 구강병예방전문가로서의 치과위생사의 책무를 다하지 않는 것이 될 것이다.

(3) 진료분담자로서의 책무

진료기술은 단순히 지식만을 안다고 실천될 수 있는 것은 아니다. 관련 지식의 습득뿐만 아니라 기술을 연마하는 끊임없는 노력이 필요하다. 또한 과학의 발달과 함께 날로 새로운 기술이 개발 보급되고 있다. 새로운 기술을 배우고 익히는 것 또한 치과위생사가 가져야 할 책무이다.

(4) 국민으로서의 책무

모든 대한민국 국민이라면 국민이 가지는 기본적인 책무가 있다. 크게는 한사람의 국민으로 또 작게는 지역사회의 일원으로써 그 의무를 다하는 자세가 필요하다. 자신이 속한 지역사회의 구성원으로 주변에 도움이 되도록 하는 것은 국민으로서 책무이다.

예를 들어 미용사는 미용기술로 고아원이나 양로원 등지에서 사회봉사하고, 치과위생사는 치위생관련 기술로 장애인이나, 의료소외계층에 봉사하면서 사는 삶의 자세가 필요하다.

3) 치과위생사의 자질

인간으로서 세상을 살아나가는데 갖추어야 할 여러가지 자질이 있다. 그러나 봉사를 기반에 둔 전문인력으로 치과위생사가 갖추어야 할 자질은 일반직업인이 가진 자질 외에 몇 가지를 더 갖추어야 한다. 우선 모든 직업인이 가져야 하는 정직, 성실, 근면 외에도 온화한 성품과 인격을 가져야 한다, 성품은 선천적인 요인의 영향도 있고, 인격은 하루에 이루어 질 수도 없으며 끊임없는 자기수련의 과정을 통해 이루어 질 수 있을 것이다.

또한 봉사와 희생에 대한 자질을 갖추어야 한다. 나보다 남을 위하고 고통받는 이들을 감싸줄 수 있는 자세가 요구된다. 희생과 봉사의 과정에 유난히 다른 직종에 비해 스트레스를 많이 받게 되므로 자신의 스트레스를 해소하고 자신을 조절할 수 있는 자질 또한 필요하다.

공동체 안에서 살아가는 사람이라면 준법정신을 가져야 한다. 당연히 치과위생사도 법에 의해 정해진 타인의 비밀을 지킨다던지 법이 금지한 행위들에 대한 준법정신을 가져야 한다. 또한 새로운 지식을 수용하고 연마할 수 있는 학구적인 자질이 필요하다.

제10장

치과위생사의 이미지 메이킹

제10장 치과위생사의 이미지 메이킹

학습목표

- 이미지 메이킹을 실행할 수 있다.
- 용모, 복장, 이미지 연출을 실행할 수 있다.
- 치과위생사의 몸가짐을 실행할 수 있다.

1. 이미지 메이킹

21세기는 이미지 커뮤니케이션 시대이다. 자신의 이미지를 어떻게 창출하느냐에 따라서 자신의 가치가 달라지는 것이 현실이기 때문에 자기만의 고유한 이미지를 구축해야 한다. 즉 직업에 걸맞은 이미지를 연출하지 못하면 자신도 모르는 사이에 자신감이 위축될 지도 모른다. 나만의 개성있는 이미지를 어떻게 만들어야 할까?

이미지란 그 사람에 대한 상(象), 표상(表象), 심상(心象), 즉 외관(象), 상징(象徵), 느낌(心象) 등의 다양한 뜻을 지니고 있다. 이미지는 타인의 보고 느낀 자신의 모습이기도 하며 사람에 따라 긍정적 혹은 부정적인 것일 수도 있고 실제의 인물보다 과장된 모습, 비하된 모습일 수도 있다.

이미지는 눈에 보이지 않는 허상으로 "어떤 것을 머릿속에 재현하는 일"이라면 '이미지 메이킹'은 어떤 목표나 상황을 이미지화하여 실제로 실현시킬 수 있게 도와주는 것이다.

외적 이미지를 강화하여 내적 이미지를 끌어내는 시너지 효과(Synergy effect : 상승효과)를 얻는 것이 원리이다.

이미지 메이킹의 출발점은 바로 자신이 원하는 이미지를 마음 속에 상상하고 시각화하는 것이다.

1) 나의 이미지

자신의 이미지를 어떻게 창출하느냐에 따라서 자신의 가치가 달라지는 것이 현실이다. 특히 사람을 처음 만나서 받는 이미지는 쉽게 사라지지 않는다.

처음 만난 지 불과 몇 분 또는 몇 초(7~8초 이내) 이내에 첫 이미지가 결정된다. 이 짧은 순간에 아무런 대화없이 눈, 얼굴, 태도, 느낌만으로 커뮤니케이션이 이루어지는 것이다.

이와 같이 첫인상은 오랫동안 이미지에 영향을 미치기 때문에 중요하다. 또한 첫인상은 두 번 줄 수 없기 때문에 자신의 첫인상에 더욱 신중을 기한다. 매일 자신의 이미지 향상을 위한 노력이 중요하다. 자신의 이미지를 생각하는 것은 삶, 그 자체를 생각하는 것이다.

2) 이미지의 형성

앨버트 메리비안 교수에 의하면 이미지형성에는 시각적 효과 55%, 청각적 효과 38%, 대화의 내용 7%를 활용한다고 한다. 이미지는 내적 이미지인 인성(Personality)과 외적 이미지인 외모(Appearance)로 형성되며, 사람들에게 보여지는 것에 다른 사람들의 인식이 더해져서 만들어진다.

내적 이미지는 가치관, 신념, 이상, 지적 수준을 반영하며 외적 이미지는 표정, 용모, 복장, 메이크업, 태도, 말씨 등에 의해 표현된다.

훌륭한 인격형성을 위해서는 외적인 이미지뿐 아니라 내적인 이미지를 잘 가꾸어야 한다. 좋은 이미지를 형성하는 내적인 요인에는 모든 사람을 똑같이 귀하게 여기는 인간존중 사상, 정성을 다하는 마음, 인간과 자신이 맡은 일에 대한 깊은 관심, 성실성을 바탕으로 하는 신뢰감, 겸손함, 역지사지(易地思之)로 상대방을 배려하는 마음 등이 있다. 그리고 호감을 주는 외적인 요인에는 따뜻함이 느껴지는 눈길, 자연스럽게 긴장된 입 꼬리, 안정된 시선, 건강하고 반듯한 태도, 청결한 외모, TPO(때, 장소, 상황 : Time, Place, Occasion)에 알맞은 품위 있는 옷차림, 온화한 말씨 등을 들 수 있다.

표 10-1 이미지의 형성

구분	의미	동의어
외적 이미지	표정, 용모, 복장, 메이크업, 태도, 자세, 직업, 말씨	1차적 이미지
내적 이미지	가치관, 신념, 이상, 지적수준을 반영하는 내면의 요소	2차적 이미지

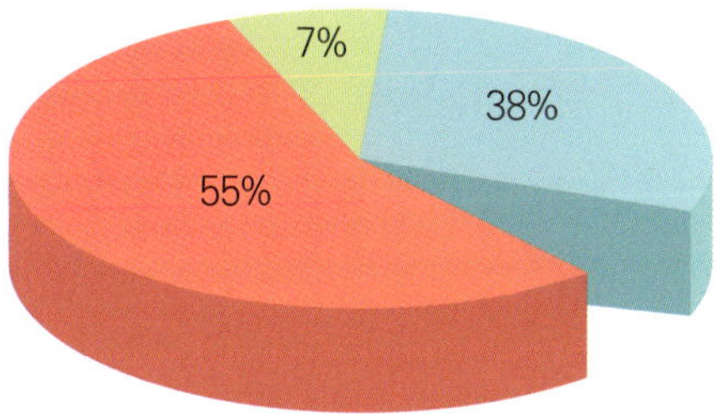

지각 = 시각정보 0.55 + 청각적 정보 0.38 + 대화의 내용 0.07

그림 10-1 메리비안 법칙

3) 첫인상과 이미지

사람의 이미지 형성에서 가장 중요한 것이 첫인상이다. 첫인상은 대개 표정에서 비롯된다.
첫인상이 콘크리트처럼 굳어져버리면 바꾸기 힘들고 시각적으로도 강한 인상을 준다.
3가지 느낌은 신뢰감, 자신감, 친근감이다.

4) 첫인상의 중요성

첫인상은 신속하게 결정되며 일방적이고, 보통 어떤 사람에 대해 반영구적인 편견으로 남게 된다.
첫인상 형성시 부정적 효과, 초두 효과, 인지적 구두쇠 효과 등이 적용된다.

① 부정적 효과

사람의 긍정적인 특성보다 부정적인 특성이 더 지배적이다.

② 초두효과

선행의 정보가 뒤따르는 정보보다 더 큰 영향을 발휘한다.

③ 인지적 구두쇠 효과

자기 주변의 인식개선에 가능하면 많은 노력을 들이지 않으려는 속성이 있다.

2. 이미지 관리

이미지 메이킹은 자기자신에게 기대하는 자신의 구체적인 이미지를 만들어가는 과정이다. 현재의 나를 진단하고 정확하게 판단하는 것에서 출발한다. 좋은 첫인상을 유지시켜 줄 기회를 만들어라.

① 1단계 : 실제적 자기 이미지 점검, 자기 인식
② 2단계 : 이상적 자기 이미지 고안, 스스로 추구하는 자신의 모습
③ 3단계 : 외모관리 및 상황 이미지 창출
④ 4단계 : 내면화, 자기화의 단계

- 첫인상이 좋으면 → 호감 → 인간관계 지속 → 계약존중
- 첫인상이 좋지 않으면 → 거부감 → 인간관계 단절

1) 1단계 이미지 점검하기

이미지 관리의 첫 단계는 자신의 이미지를 점검하고 이미지에 대한 컨셉을 정하는 것이다. 이미지에 대한 컨셉을 정할 때 유용하게 사용할 수 있는 개념으로 조해리의 창은 루프트(J. Luft)와 잉엄(H. Ingham)이 자아개방과 피드백을 축으로 하여 개발한 4개의 창이다.

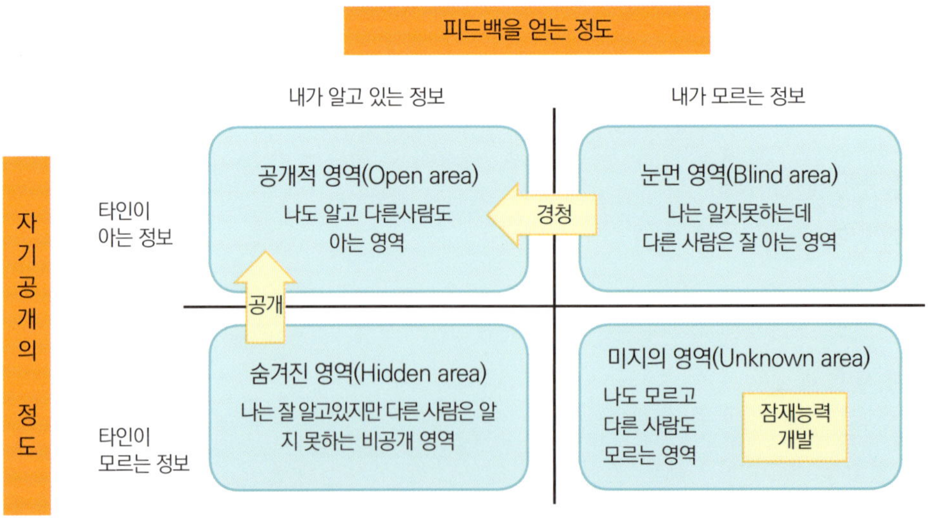

그림 10-2 조해리의 창(Johari Window)

코디네이터는 먼저 자신의 이미지를 객관적으로 파악하는 것이 필요하다. 자신의 시각뿐만 아니라 다른 사람의 시각에서 자신의 이미지를 분석해보고 열린영역을 넓혀가며 개인적 이미지와 직업적 이미지를 잘 고려하여 자신에게 어울리는 코디네이터의 이미지를 정하는 것이다.

2) 2단계 이미지 컨셉 정하기

이미지 분석을 통해 자신의 이미지를 파악한 후에 직업인으로서 치과위생사에게 요구되는 것이 무엇인지, 자신이 속한 병원에서 추구하는 이미지가 어떤 방향인지, 치과위생사의 역할을 통해 자신이 실현하고자 하는 가치가 무엇인지, 궁극적인 목표가 무엇인지를 고려하여 이미지 컨셉을 정해야 한다.

위생과 청결을 강조하는 병원의 치과위생사에게 가장 기본이 되는 것은 깔끔하고 단정한 이미지이다. 유행도 좋고 예쁜 것도 좋지만 기본적으로 깔끔하고 단정한 외모 관리가 가장 중요하다.

3) 3단계 좋은 이미지 만들기

바람직한 이미지는 밝은 빛, 달콤한 향기, 정다운 맛, 영원한 느낌을 바탕에 깔고 있다. 이러한 느낌의 좋은 이미지를 창출하기 위해서는 먼저 매너를 익혀야 한다. 매너의 5가지 기본요소는 다음과 같다.

① 온화한 표정
② 단정한 몸가짐과 용모
③ 바르고 절도있는 자세와 행동
④ 정중하게 인사하기
⑤ 부드럽고 상황에 맞는 말씨

매너의 5가지 기본요소는 한 요소, 한 요소를 잘할수록 이미지가 좋아지는 '덧셈의 원칙'이 아니라, 4가지 요소를 잘하더라도 한 가지가 부족하면 전체적인 이미지가 나빠지는 '곱셈의 원칙'이 적용된다. 즉 어떤 사람의 표정과 용모, 자세와 인사가 각각 '100점'에 가깝다 해도 그가 사용하는 말씨가 '0점'이라면 그의 이미지는 '400점'이 아니라 '0점'이 되는 것이다. 그러므로 치과위생사는 이러한 모든 요소를 골고루 갖추어야 한다.

4) 4단계 이미지를 내면화하기

이미지 메이킹을 하면 그 과정에서 자신에 대한 관심과 사랑이 높아지고 이미지 변화를 통해 자신감을 갖게 되어 자존감이 높아진다. 이미지가 좋아지면 대인관계도 원만해지고 직업인으로서의 인정도 받게 된다. 이미지에 대한 평가는 '다른 사람들'이 하지만 그 모습을 연출하는 것은 본인이다. 누구나 좋은 이미지를 갖고 싶어 한다. 그러나 좋은 이미지는 하루 아침에 이뤄지는 것이 아니다.

인격을 완성시키는 일이 평생의 과업인 것처럼 이미지 메이킹은 '현재진행형~ing'으로 평생에 걸쳐 꾸준한 자기관리를 통해서 지속적으로 업그레이드해 나가야 한다.

병원서비스는 단기간에 끝나는 일이 아니다. 병원에서 고객에게 제공하는 서비스는 사전-제공시점-사후 서비스로 연결될뿐 아니라 피드백 과정을 거쳐 새로운 서비스에 반영하여 계속 발전시켜 나가야 하는 과정이다. 치과위생사의 업무도 마찬가지이다. 그러므로 치과위생사는 자신의 이미지를 검토하고 지속적으로 새롭게 형성하여 성장하도록 관심을 기울여야 할 것이다.

성공하는 이미지 메이킹의 Key

이미지 메이킹은 단순한 외모의 변화만이 아닌 자신의 안과 밖을 모두 직업과 어울리는 사람으로 변화시키는 것이다. 직업에 맞는 말씨, 행동, 외모, 옷차림, 표정, 사고, 지식 등 모든 변화를 가져와야 한다.

자신의 이미지를 객관적으로 평가하고 자신의 변화에 대처하는 능동적 자세가 요구된다.

① 가슴에서 출발하고 머리로 판단한다(상황에 맞아야 한다).

② 손, 발로 표현하라(상대방 마음이 불편하고 어색하면 안된다).

3. 용모 · 복장 이미지 연출

1) 헤어 스타일 연출

이상적인 헤어 스타일은 머리를 단정히 뒤로 묶어 리본이나 핀으로 고정한다.

앞머리로 눈을 가리거나 염색이 눈에 띈다거나 헤어 스프레이, 젤을 너무 많이 사용하여 자연스럽지 못한 느낌은 피하며 Office worker의 이미지와 단정한 헤어스타일로 연출한다.

2) 복장 이미지

T.P.O(Time. Place. Occasion)에 의한 연출이다. 내가 무슨 목적으로 어느 곳에 가서 누구를 만나는가를 먼저 고려해서 그 상황에 적합한 옷을 입는 것이 가장 중요하다. 의상연출은 항상 자신의 직업과 위치 및 주변 환경을 고려해 옷을 입는 의상연출을 통해 내 이미지가 부각될 수 있도록 한다.

유니폼의 색상은 너무 어둡거나 화려한 무늬가 있는 것을 피하고 단순한 디자인으로 정갈한 이미지를 나타낼 수 있는 것이 좋으며 액세서리나 장식이 너무 큰 것은 피하도록 한다.

4. 부드러운 얼굴 만들기

1) 얼굴 근육 워밍업

① 눈썹 → 위로, 아래로

② 눈 → 오른쪽, 왼쪽, 위로, 아래로

③ 뺨 → (두 뺨에 바람을 가득 넣고) 오른쪽, 왼쪽, 위로, 아래로

④ 턱 → (아래턱을 살짝 내려서) 오른쪽, 왼쪽 반복

⑤ 입 → (입을 크게 벌려서) 아~ 에~ 이~ 오~ 우~ 에~

2) 밝은 표정 만들기 실습

① 힘을 빼고 다물어 꼬리만 살짝 올린다(으~음 하고 소리 내는 입 모양)

② 눈도 같이 웃는다.

③ "위스키", "치즈", "김치"

- 가장 아름다운 미소는 입꼬리가 살짝 올라가면서 윗니가 보이는 미소

④ 위스키~~하고 선창한다.

- 위스키하고 5번 반복하고 위스키 한 상태에서 5, 10, 30초 멈춘다.
- "안녕하세요~ 키" "감사합니다~ 키" "어서오십시오~ 키"

⑤ 모두 다같이 참여하는 릴레이(우정이, 요정이, 이쁜이, 노랑이, 멋쟁이, 키다리, 도토리)

5. 이미지 메이킹의 실제

1) 표정과 시선

얼굴은 '얼+꼴'에서 나온 말이다. 얼굴은 사람의 '얼(정신, 마음)'을 비추는 틀, 즉 거울이다. 사람의 얼굴은 그 상태에 따라 기쁘면 기쁜대로, 슬프면 슬픈대로 얼굴 근육의 변화를 일으켜 표정을 만들어낸다. 그래서 표정은 마음의 창이라고 하는 것이다.

'하루에 몇 시간 정도 자신의 얼굴을 보는가?' 연예인이나 메이크업 아티스트 같은 특별한 직업을 갖고 있지 않다면 보통 하루에 1시간 정도를 넘지 않을 것이다. 그 나머지 시간에는 내 얼굴의 주인이 '내가 아니고 나를 바라보는 사람들'이다. 그러므로 좋은 표정은 상대방에 대한 기본적인 예의라는 것을 깊이 인식하고 언제나 좋은 표정을 유지하도록 의식적으로 노력해야 할 것이다.
좋은 표정을 익히기 위해서는

첫째, 평소 거울을 자주 보는 습관을 기른다.
둘째, 얼굴 근육 훈련과 표정 훈련을 지속적으로 한다.
셋째, 근육 훈련만으로 표정이 자연스럽게 밝아지는 데는 한계가 있다는 점을 명심하고 밝고 좋은생각, 마음의 여유를 가지려는 노력을 기울인다.

좋은 표정이란 얼굴 전체가 자연스럽게 만들어내는, 상황에 적절한 표정, 그리고 평소에는 잔잔한 미소가 배어있는 그런 표정이라고 하겠다.

(1) 표정 훈련 방법

80개의 근육으로 만들 수 있는 표정은 7,000여 가지라고 한다. 이렇게 다양한 표정을 상황에 맞게 자연스럽게 연출하려면 얼굴의 근육이 잘 발달되어야 한다. 여성의 경우 매일 아침 화장을 하기 전에 20번씩만 훈련을 하면 자연스럽게 미소짓는 근육이 될 것이다.
세상에 어떤 값비싼 화장품보다 더 큰 효과를 낼 수 있는 표정훈련을 한 번 해보자.

(2) 눈썹

- 찡그린 표정의 눈썹을 만들어 본다.
- 웃을 때 표정의 눈썹을 만들어 본다.
- 손가락을 수평으로 눈썹에 달까말까 할 정도로 한일자로 대고 눈썹만 상하로 올렸다 내렸다 한다.

(3) 눈

- 눈을 감고 서서히 힘을 주기 시작하여 최대한 눈을 꽉 감는다.
- 눈을 크게 뜨고 눈동자를 오른쪽, 왼쪽, 위, 아래, 한 바퀴를 크게 돌린다.
- 눈을 감고 다시 눈에 힘을 준다.
- 위와 같은 과정을 3번 반복한 후
- 갑자기 놀란 표정으로 눈을 뜨고
- 아주 기분 나쁜 표정을 짓고 아주 기쁜 표정을 짓는다.

(4) 입, 뺨

- 입을 크게 연다.
- 입을 다물고 큰 알사탕을 문 것처럼 볼을 부풀린다.
- 그 상태에서 볼의 바람 사탕을 좌우상하로 돌린다.

(5) 턱, 코

- 입을 살짝 벌리고 아래턱을 좌우로 조심스럽게 움직인다.
- 콧등을 위로 끌어 올린다.

(6) 미소 만들기

- 큰소리로 도, 레, 미, 파, 솔, 라, 시, 도를 3번씩 반복해서 연습한다.
- 이때는 음절을 '솔' 음에 맞추고 입 모양을 정확하게 한다.
- 배에 힘을 주어 스스로가 아름다운 음성임을 느낄 때까지 천천히 한다.
- 'ㅣ'로 끝나는 단어(위스키, 와이키키, 쿠키, 오이지)를 말한 후 약 10초간 그대로 있는다.
- 이때는 입과 눈이 함께 웃도록, 특히 양쪽 입꼬리가 자연스럽게 올라가는지 확인한다.

(7) 시선

사람을 처음 만났을때 대다수의 사람들은 눈을 본다고 한다. 예로부터 눈은 마음의 거울이고 그 사람의 정신을 말한다고 믿어져 왔다. 시선에는 분위기가 있다. 진지하고 성의있는 시선은 사람을 기분 좋게한다. 상대방에게 관심을 기울이고 받아들일 자세가 되어 있다는 것을 느끼게 하기 때문이다.

- 시선은 수평으로 둔다. 고개를 숙이고 눈을 위로 치켜뜨면 자신감이 없어 보이고 경계심을 갖고 있는것 같아 거북스럽다. 반면 턱을 치켜들고 아래로 내려다보면 상대방을 무시하는것 같아 보인다.
- 시선과 얼굴의 방향을 일치되게 한다. 얼굴은 앞을 향하고 시선만 옆으로 보면 상대에게 곁눈질하는 느낌을 줄 수 있다.
- 시선을 너무 오랫동안 고정시키지 않는다. 오랜시간 대화를 할 때는 뚫어지게 쳐다보는것 같은 느낌이 들지 않도록 시선을 가끔 다른 곳으로 옮겨주는 것이 좋다.

나의 스마일 파워는 몇 점?

자신에게 해당되는 항목을 표시한다.

☐ 자신의 미소 짓는 얼굴이 마음에 든다.
☐ 웃는 얼굴이 매력적이라고 칭찬을 받은 적이 있다.
☐ 미소 지을 때 입술을 최대한 벌린다.
☐ 미소 지을 때 치아가 되도록 많이 보이게 웃고 있다.
☐ 미소 지을 때 입술 끝이 위로 향하도록 노력한다.
☐ 항상 미소짓고 있으려고 노력한다.
☐ 사진을 찍을 때 자연스럽게 웃는 얼굴을 취할 수 있다.
☐ 미소 지을 때 손으로 입을 가리지 않는다.
☐ 환하게 미소짓는 얼굴이 건강에 좋다고 생각한다.
☐ 나의 웃는 얼굴을 바꾸고 싶다고 생각해 본 적이 없다.

스마일 파워 진단

위의 설문에서 표시한 항목이 몇 개인지 세어 확인해 본다.

8개 이상 : 당신은 강력한 스마일 파워를 가지고 있다.
6개 이상 : 당신은 보통의 스마일 파워를 가지고 있다.
4개 이상 : 당신은 스마일 파워를 키워야 한다.
3개 이하 : 당신은 스마일 파워에 문제가 있다.

표 10-2 백만불짜리 미소 테스트

1. 미소 지을 때 나의 입꼬리는 어떤 모습?	**2. 미소 지을 때 입술 양 끝간의 크기는?**
1) 입꼬리가 처져있어 웃을 때 자연스럽지 못하다. 2) 입꼬리를 약간 위로 당기며 웃는다. 3. 입꼬리가 수평이어서 자신감 있어 보이지 않는다.	1) 양눈 눈동자 간격보다 좁다. 2) 눈동자 간격만큼 벌어진다. 3) 눈동자 간격보다 넓다.
3. 치아가 보이는 정도는?	**4. 치아 상태는?**
1) 치아가 거의 보이지 않는다. 2) 위아래 치아가 적당히 보인다 3) 잇몸까지 보인다	1) 치아가 갈색인데다 치열이 고르지 못하다 2) 치아의 색이 깨끗하고 치열이 가지런하다 3) 치아가 누렇고 치열이 고르지 못하다
5. 잇몸 상태는?	**채점표**
1) 잇몸이 검붉은 색이며 출혈이 된다 2) 핑크색으로 건강하다 3) 붉은색으로 충혈돼 있다	1) 8점 2) 20점 3) 14점 80점이상 : 백만불짜리 미소 65점이상 : 아직 웃는 것이 어색 40점이상 : 치아나 표정에 신경써야 한다. 40점미만 : 항상 무표정하다. 일부러라도 미소를 지어야 한다.

아름다운 미소를 위한 표정트레이닝

'아, 이, 우, 에, 오'

'하, 히, 후, 헤, 호'

'마, 미, 무, 메, 모'

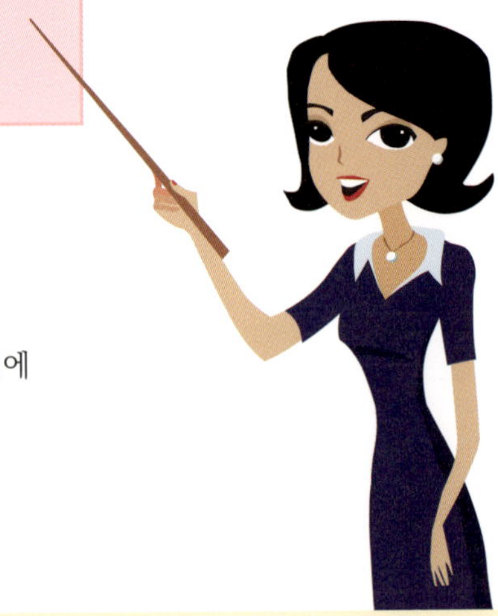

[U자형 스마일라인 만들기]

스트로우를 입에 물고 최대한 입 꼬리에 바짝 가까이 댄다.

'위스키', '와이키키'

표 10-3 첫인상 이미지 테스트

번호	문항	선택	번호	문항	선택
1	**처음 만나는 사람에게 주로 어떤 표정을 하십니까?** 다정한 미소로 대한다. 무표정하게 웃으면서 대한다. 반갑게 웃으면서 대한다. 경계심을 가지고 대한다.	a b c d	9	**약속 시간은?** 먼저 가서 기다리는 편이다. 정시에 칼 같이 나타난다. 조금씩 늦는 편이다. 잘 못 지키는 편이다.	a b c d
2	**악수를 할 때 상대방의 손을 어떻게 잡습니까?** 힘 있게 잡는다. 부드럽게 잡는다. 상대방이 잡도록 내밀고 있다. 가볍게 댄다.	a b c d	10	**당신의 성향은 어떤 편입니까?** 수줍고 얌전한 편이다. 보통이다. 활발하고 사교적인 편이다. 혼자 있기를 좋아한다.	a b c d
3	**처음 만나는 사람에게 주로 쓰는 인사말은?** 안녕하십니까? 말은 거의 하지 않는다. 반갑습니다. 처음 뵙겠습니다.	a b c d	11	**당신의 성격은 어떤 편입니까?** 온순 착실 형이다. 명랑한 편이다. 거칠고 강한 편이다. 사교적이다.	a b c d
4	**인사는 어떻게 하십니까?** 큰 목소리로 명확하게 한다. 낮은 목소리로 부드럽게 한다. 그냥 미소만 짓는다. 보통 목소리로 한다.	a b c d	12	**당신의 웃는 눈을 자세히 보면?** 다정하게 웃고 있다. 멍하니 보고 있다. 노려보는 듯하다. 약간 웃는 듯하다.	a b c d
5	**대화를 나눌 때 귀하의 목소리는 어떠합니까?** 부드럽고 다정하다. 입이 일자(-)형이다. 아래로 처져 있다. 한쪽은 올라가고, 한쪽은 내려가 있다.	a b c d	13	**당신의 웃는 입을 자세히 보면?** 입꼬리(구각)가 위로 올라가 있다. 거칠고 강하다. 크고 명랑하다. 조용하고 침착하다.	a b c d
6	**대화를 나눌 때 주로 상대방의 어디를 봅니까?** 눈을 본다. 얼굴 전체를 본다. 입과 목 부위를 본다. 얼굴을 보기가 민망하다.	a b c d	14	**외출할 때 주로 당신의 옷차림은?** 주로 정장을 입는다. 별로 신경 쓰지 않는다. 내가 편하게 입는다. 상황에 맞게 입는다.	a b c d
7	**당신이 어린 아기를 보고 웃으면 그 아기의 반응은?** 고개를 돌린다. 방긋 웃는다. 눈을 피한다. 삐죽거리다가 울어버린다.	a b c d	15	**처음 만나는 모임에서 귀하의 행동은?** 소개해 주는 사람이 있으면 인사를 나눈다. 먼저 찾아다니면서 인사한다. 다른 사람이 찾아다니면서 인사한다. 조용히 앉아 있다.	a b c d
8	**당신이 누군가를 기다릴 때** 입구 쪽을 바라본다. 다른 생각에 잠긴다. 읽을 거리를 보고 있다. 다른 사람과 통화를 한다.	a b c d			

a : 4점, B : 3점, c : 2점, d : 1점

▶ 첫인상점수 : 테스트 결과 당신의 첫인상 점수는 몇 점입니까?

표 10-4 첫인상의 유형

점수	평가
불안형 (15점 이하)	당신은 처음에 접근하기가 어려운 사람이다. 어딘지 모르게 차갑거나 배타적이며 이기적인 사람으로 비쳐지거나 상대방을 무시하는 듯한 인상을 풍기는 사람이다. 만약 당신의 직업이 영업, 서비스 부문이거나 많은 사람과 접촉해야 하는 일이라면 자신의 의도와는 다르게 다른 사람들이 오해를 하거나 손해를 볼 확률이 매우 높다. 따라서 당신의 본질과 다르게 비쳐지는 원인을 찾아 제거해야만 인간관계를 원만하게 이루어 나아갈 수 있다. 이것이 당신이 성공에 이르기 위한 첫 번째 과제이다. 빠른 시간 내에 전문가와의 상담을 요한다.
평범형 (16~35점)	당신의 첫인상은 평범하다. 첫인상 때문에 손해를 보거나 큰 오해를 불러일으킬 우려는 없다. 그러나 뚜렷한 인상이나 강한 이미지가 부족하기 때문에 만나는 사람들의 기억에서 희미하게 잊혀지기 쉽다. 따라서 개성있는 첫인상이 요구되는 스타일이다. 자신의 장점과 단점이 무엇인가를 정확히 파악하여 처음 만나는 사람들에게 선명한 인상을 주려는 노력이 요구된다.
친근형 (36~55점)	당신의 첫인상은 좋은 편이다. 누구나 쉽게 다가설 수 있는 친근한 인상을 풍긴다. 만나는 모든 사람들이 거부감 없이 접근하고 부담감 없이 대화할 수 있는 유형이다. 대인관계에 있어 조금만 더 상대방을 배려하는 노력을 하고 계속적으로 발전시킨다면 "고객감동"까지도 내다볼 수 있는 좋은 첫인상의 소유자이므로 당신에 대한 기대가 크다.
호감형 (56점 이상)	오랜만에 만나는 옛 친구 같은 첫인상의 소유자이다. 전혀 서먹하지 않고 누구에게든지 쉽게 끌리는 느낌을 준다. 많은 사람을 만나는 일을 하면 빠르게 인정받고 성공할 수 있는 유형이다. 당신 같은 분이 대인관계에 성공하지 못한다면 그 원인은 하나! 곧, 게으른 이유 뿐 일 것이다. 많은 사람들이 좋아하고 가까이 하려고 하므로 피곤해지거나 오히려 오해가 발생할 수도 있다. 성공의 첫 번째 관문을 통과했으니 이제부터는 자신의 전문성을 점검하고 능력 개발에 매진하기 바란다.

5. 치과위생사의 몸가짐

의복은 여러목적으로 사용되었다. 몸을 보호를 위해, 또는 체온조절을 위해 사용되었으며 신분을 나타내기 위해서도 사용되었다. 우린 흔히 그 사람의 옷매무새나 행동 또는 사용하는 단어에서 그 사람의 교양과 지식을 가름하기도 한다. 현대에 있어서 옷차림은 개인의 심리상태를 나타내는 의사표시의 한 수단으로 옷차림에서 그 사람의 직업, 환경, 성격, 취미, 교양 등을 엿볼 수 있다. 또한 언어는 사람 됨됨이를 표현한다. 아무리 단정하게 옷을 입었다 하더라도 대화를 통해 그 사람의 인격이나 교양을 알 수 있다. 따라서 일상생활이나 직장생활에서 복장과 태도, 말씨 등에 주의한다는 것은 단순히 멋을 낸다는 이야기가 아니라 품위를 갖춘다는 말이기도 하다.

때와 장소, 직업에 알맞은 옷차림과 몸가짐을 가져야 한다. 즉 치과위생사는 소박하고 단정하며 활동성 있는 옷차림과 태도를 가져야 한다. 특히 많은 사람을 대하는 사람은 호감과 신뢰를 받을 수 있는 단정한 몸가짐을 지니도록 해야한다. 평소의 몸가짐과 행동에 의해 자신이 평가되고 직장에서 자기의 좌표가 설정된다는것을 염두에 두어야 한다.

1) 복장

첫 인상은 짧은 시간에 결정된다. 그 시간은 최소 5초에서 2분 사이라고 한다. 치과병·의원의 첫 인상을 결정지을 수 있는 것은 주변환경, 치과의사와 치과위생사의 표정, 태도, 말씨 그리고 외모 등 여러가지 요소들이 있다. 첫 인상의 대부분은 감성에 의해서 느껴지는 것이다.

치과 경영전문가들의 보고에 의하면 치과병·의원에서 치과위생사가 차지하는 비중은 우리가 일반적으로 생각하는 것보다 훨씬 크다고 한다. 따라서 전체 치과병·의원의 이미지를 가꾸는데 있어서 치과위생사가 주역이라는 사실을 인식하는 것이 중요하다. 구성원들이 각자의 위치에서 환자들에게 신뢰감을 줄 수 있는 친절한 표정이나 태도가 갖추어져 있는지 정기적으로 점검할 필요가 있다.

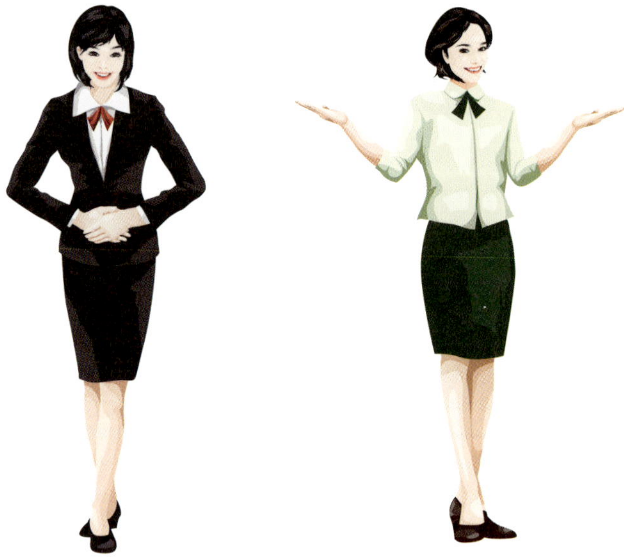

그림 10-3 단정한 차림새

(1) 단정한 차림새

치과병·의원에서는 항상 단정한 차림새를 갖추고 있어야 한다. 개성이나 세련미도 좋지만 병원에서 갖추어야 할 이미지의 생명은 청결과 단정함이기 때문이다. 단정한 차림새를 이루는 중요한 요소들을 살펴보면 다음과 같다.

① 머리형

머리는 얼굴이나 눈을 덮지 않도록 한다. 앞머리로 눈을 가리면 표정이 어두워 보이며, 흘러내린 머리카락을 쓸어 올리는 행동은 비위생적으로 보일 수 있다. 긴 머리는 반드시 묶어주고, 짧은 머리는 단정하게 정리하도록 한다. 너무 큰 리본이나 요란한 염색이나 머리모양은 피하는 것이 좋다.

② 화장

직장 여성의 자연스럽고 옅은 화장은 예의라고 할 수 있으나, 너무 화려한 색의 눈화장이나 립스틱, 짙은 향수는 피하는 것이 좋다. 화장을 고칠 때는 휴식시간에 환자의 눈에 띄지 않는 곳에서 한다.

③ 손, 손톱

손에서 냄새가 나지 않도록 청결히 하고, 감염을 방지하기 위해 손톱은 짧고 둥글게 정리하는 것이 좋다. 매니큐어는 피해야 하며 반지 등은 착용하지 않도록 한다.

④ 구강

치아는 항상 청결히 하고, 치료받을 치아는 서둘러서 치료를 받는다. 또한 입냄새가 나지 않도록 주의하며 구강청정제를 준비하는 것도 좋은 방법이다.

⑤ 유니폼

최근에는 유니폼의 색상이나 디자인이 다양하므로 치과병·의원의 분위기와 맞는 것을 선택하도록 한다. 그러나 무엇보다도 몸에 잘 맞고, 활동적이며, 청결을 유지하기 쉬워야 한다. 특히 깃이나 소매부분의 청결유지에 노력하고, 스타킹은 가능한 피부색과 같은 것이 좋다.

⑥ 구두

자칫 소홀해지기 쉬운 부분이다. 구두끈이 풀어져 있거나 걸을 때 뒤축에서 소리가 나는 것은 좋지 않다. 샌들보다 발이 보이지 않는 3~4cm 내외의 슬림형 구두가 가장 여성스러움을 돋보이게 한다. 흰 구두는 더러움이 눈에 잘 띄므로 두 켤레 이상 준비해 갈아 신거나 자주 닦도록 하고, 밖으로 신고 나가는 일이 절대 없도록 한다.

2) 태도

우리의 모습은 항상 환자에게 노출되어 있다. 따라서 치과위생사의 인상이 그 병원의 이미지를 결정짓는데 크게 영향을 끼친다고 해도 지나친 말이 아니다. 겸손하고 예의바른 자세로 표정은 밝고 자연스럽게 하는 것이 중요하다. 말이 조금 서툴더라도 사려깊게 이해하는 자세와 진지한 표정으로 하는 대화는 상대방에게 호감을 주기 마련이다.

때와 장소에 맞는 미소와 함께 능숙한 몸짓은 상대방에게 신뢰감을 높일 수 있다. 치과위생사는 언제나 환자를 따뜻하고 친절하게 맞이할 준비가 되어 있어야 한다. 또한 의식의 흐름을 가장 단계적으로 표현하는 것은 바로 눈이다. 같은 눈높이에서 안정된 시선으로 상대방의 눈동자에 시선을 맞추는 것이 바람직하다.

3) 말씨

말씨는 마음씨를 나타낸다고 할 수 있다. 치과병·의원에는 어린아이에서부터 노인까지 여러 계층의 환자들이 찾아온다. 그러므로 치과위생사는 상황에 맞는 언어를 사용하도록 항상 주의를 해야 한다.

또한 환자의 질문에 누구나 이해할 수 있는 쉬운 말로 정중하게 대답을 할 준비가 되어 있어야 한다.

효과적인 말씨방법은 다음과 같다.

① 상대와 장소에 알맞은 언어를 사용한다.
② 치과의사나 동료직원과 대화를 할 때도 항상 주의한다.
③ 위압감을 주는 표현은 삼가한다.
④ 불쾌한 표현은 삼가한다.
⑤ 상대방이 꺼리는 화제는 삼가한다.
⑥ 감정적인 말은 피한다.
⑦ 친구나 친지가 환자로 방문한 경우 사적인 이야기는 길게 하지 않는다.
⑧ 긍정과 부정의 이유를 분명히 밝힌다.

제 11 장

의사소통

제11장 의사소통

학습목표

- 커뮤니케이션을 이해하고 활용할 수 있다.
- 효과적인 대화법을 응용할 수 있다.
- 진료상담 실무를 이해하고 활용할 수 있다.

1. 커뮤니케이션에 대한 이해

- 커뮤니케이션(communication)은 라틴어의 'communis(공유)', 혹은 'communicare(협의하다, 공통성을 이루다)'를 어원으로 한다.
- 커뮤니케이션은 사람들이 서로 정보, 생각, 느낌, 소망 등을 공유하고 나누기 위한 활동이다.
- 커뮤니케이션은 상대방과 어떠한 관계에 있느냐에 따라 주고받는 내용이나 전달하는 방식이 달라진다.
- 서비스를 포함한 모든 인간의 활동, 인간관계는 커뮤니케이션을 통해 이뤄진다. 그러므로 커뮤니케이션은 일방적인 활동이 아니고 서로 주고받는 쌍방향으로 진행되는 활동이다.
- 커뮤니케이션은 일순간에 끝나는 단순한 일이 아니고 과거와 현재, 미래로 계속 이어지는 지속적인 과정이다. 현재의 커뮤니케이션은 과거의 경험에 의해 영향을 받고, 미래의 커뮤니케이션에 영향을 주기 때문이다.

(1) 커뮤니케이션의 기본원리와 요소

커뮤니케이션은 전하고자 하는 의사를 가진 사람, 전달자가 메시지를 수신자에게 전달하고 수신자는 그에 대한 반응을 전달자에게 되돌려 주는 방식으로 순환적으로 진행된다.

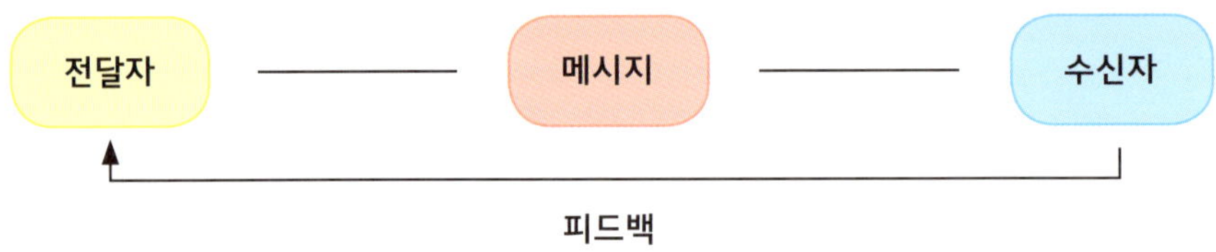

그림 11-1 커뮤니케이션의 순환체계

(2) 전달자와 수신자(sender & receiver)

- 커뮤니케이션을 하면서 사람들은 전달자와 수신자의 역할을 한다.
- 치과위생사가 고객에게 정보를 제공할 때는 전달자의 역할을, 문의사항을 접할 때는 수신자의 역할을 주로하고, 상담을 할 때는 전달자와 수신자의 역할을 동시에 반복적으로 하게 된다.

(3) 메시지(message)

- 메시지는 전달하고자 하는 의사를 언어적, 비언어적인 상징으로 표현한 것이다.
- 메시지에는 말과 글을 사용한 언어적인 메시지(verbal message)와 표정, 자세, 옷차림, 침묵으로 표현되는 비언어적인 메시지(nonverbal message)가 있다. 고객에게 죄송하다는 의사를 표현할 때 "정말 죄송합니다"라고 말하는 것은 언어적인 상징을 사용하는 것이고 '참으로 죄송해서 몸둘 바를 모르겠다는 표정으로 낮은 자세를 취하는 것'은 비언어적인 상징을 사용하는 것이다.

- 언어적인 메시지와 비언어적인 메시지의 의미는 일치하도록 해야 한다. 예를 들어 언어적으로는 '미안하다'고 하면서 비언어적으로 '전혀 미안하지 않은 표정'을 짓는다면 수신자는 메시지를 해석할 때 혼란을 일으키게 된다. 언어적인 메시지와 비언어적인 메시지가 일치하지 않을 때 사람들은 비언어적인 메시지를 더 신뢰하는 경향이 있다는 것도 알아두자.

(4) 회로(channel)

- 메시지가 전달자에게서 수신자에게 가는 통로를 '회로' 또는 '경로'라 한다. 메시지는 빛과 소리의 파장, 인쇄매체, 전화, TV 등의 매체를 통해 전달된다.
- 주변이 시끄러워 소음이 심한 경우, 신문을 보면서 대화하는 것 같이 동시에 여러 회로로부터 메시지를 받는 경우, 전화가 혼선이 되는 것처럼 회로가 얽히거나 명확하지 않은 경우에는 커뮤니케이션이 잘 되지 않는다. 그러므로 커뮤니케이션을 할 때는 회로를 잘 정돈하여야 한다.

(5) 피드백(feedback)

- 전달자의 메시지에 대해 수신자가 보이는 반응을 피드백이라 한다.
- 수신자의 반응으로 전달자는 자신의 의사가 잘 전달되었는지 확인할 수 있다. 커뮤니케이션을 할 때 전달자는 수신자의 반응을 보아가면서, 수신자는 전달자에게 적절한 반응을 보이면서 진행해야 커뮤니케이션이 원활하게 추진될 수 있다.

(6) 소음(noise)

- 커뮤니케이션을 잘 하려면 소음을 없애야 한다.
- 커뮤니케이션을 방해하는 소음에는 크게 물리적인 요소와 심리적인 요소가 있다.
- 물리적 요소나 소란스러운 주위 환경, 짜증나게 하는 기계음, 너무 환하거나 어두운 조명, 좋지 않은 냄새 등을 의미한다.

2. 효과적인 대화법

1) 의사 전달하기

말을 잘 한다는 것은 자신이 의도한 것을 상대방에게 적극적으로 전달하는 것이다. 그러려면 ① 듣기 좋은 음성과 말 ② 호감이 가도록 메시지를 표현 ③ 효과적으로 말하는 요령이 필요하다.

(1) 듣기 좋은 음성과 말

- 좋은 음성은 정확한 발음, 적당한 억양, 적당한 속도로 밝고 친근감을 주는 목소리이다. 음성의 질, 발음, 높낮이, 크기, 억양, 속도 등은 전달하려는 메시지를 정확하게 전달하는 데 영향을 미친다.
- 사람의 목소리는 꾀꼬리 같이 맑은 목소리와 탁한 목소리, 포근한 목소리와 가는 목소리, 부드러운 소리와 거친소리 등 다양한 음성이 있다.
- 사람의 타고난 음성의 질은 바꿀 수 없지만 음성의 분위기는 노력에 따라 얼마든지 바꿀 수 있다. 그래서 목소리에도 메이크업이 필요하다. 음성은 그 사람의 감정을 반영하는 것이므로 말을 할 때 밝고 편안한 감정을 음성에 싣고자 노력하면 음성의 결이 부드럽고 친근해질 수 있다.
- 음성을 잘 가다듬으려면 복식호흡을 하고 발성연습을 해야 한다. 복식호흡을 위해서는 편하게 앉아서 손을 배 위에 얹고 심호흡을 천천히 하는데, 열을 세면서 숨을 들이마시고, 또 열을 세면서 내뱉는 연습을 하는 것이 도움이 된다. 발성연습은 입을 가능한 한 크게 벌리고 '아, 에, 이, 오, 우' 두 번씩 끊어 읽는다. 처음에는 천천히 정확하게 하고 점차 빠르고 부드럽게 한다.
- 음성의 기본적인 높낮이는 사람마다 달라 어떤 사람의 '솔'은 다른 사람의 '도'처럼 들린다. 목소리가 너무 높으면 신경질적으로 들리고 너무 낮으면 무거운 느낌을 주는데, 일반적으로 듣기 좋은 음성은 음계에서의 '솔'음이라고 한다.

① 말의 속도

- 대화할 때 어른의 말의 속도는 분당 100~120단어 정도라고 한다.
- 말의 속도가 너무 느리면 답답해 보이고 너무 빠르면 상대방을 긴장시킨다.
- 커뮤니케이션을 할 때는 정확성과 효율성을 모두 감안해야 하는데 서비스를 할 때는 빨리 많은 내용을 말하는 것 보다 정확하게 의사를 전달하는 것이 우선이다.

② 억양

- 억양은 소리의 높낮이, 빠르기, 크기가 합해져서 이뤄지는 소리의 흐름이다.
- 억양은 음성의 표정과 같다. 똑같은 말을 해도 억양이 없으면 무표정한 얼굴을 보는 것 같다. 단조로운 억양으로 말하는 것보다는 리듬을 타면서 상대방과 상황에 맞게 소리를 크거나 작게, 빠르거나 느리게, 높거나 낮게 조절할 때 의미를 더 잘 전달할 수 있다.

③ 발음

- 발음은 정확한 의사 전달에 필수적인 요소이다. 발음 연습은 평소에 발성연습이나 어려운 말 연습을 통해 꾸준히 하는 것이 좋다.
- 발음이 명확하지 않을 때는 볼펜을 입에 물고 큰 소리로 연습해보자.

(2) 호감가는 표현

고객과 커뮤니케이션을 할 때 어떤 표현을 쓰는 가는 매우 중요하다. 똑같은 내용도 어떤 어휘를 사용하여 포장하느냐에 따라 상대방에게 주는 이미지가 엄청나게 달라지기 때문이다. 고객에게 친근감을 주면서도 정중한 표현, 즉 경어법, 개방적인 표현, 완곡한 표현 등을 구사할 줄 알아야 한다.

① 경어법과 호칭

- 경어에는 상대방을 자신보다 높이는 존경어와 자신을 상대방보다 낮춰 간접적으로 상대방을 높이는 겸양어가 있다.
- 상대방을 부를 때에는 병원의 전문적인 이미지를 잘 나타내는 호칭을 쓰도록 한다.
  (내부고객에게) -씨, -선생(님), 실장(님)(-야, -언니는 금물)
  (외부고객에게) -고객님, -(이름)님
- 상대방을 높이는 말씨는 "~입니다, ~하십니까?"의 '다까체'와 '~하세요'의 '요조체'가 있다. '다까체'는 높임 말씨이고 '요조체'는 반높임 말씨이다. 고객에 대해서는 높임 말씨를 함께 사용하는데 이때 '다까체'와 '요조체'의 비율은 6:4 정도가 적당하다. 물론 이것은 절대적인 비율은 아니고 음성이 무거운 느낌의 사람은 '요조체'를 약간 더, 가벼운 느낌의 사람은 '다까체'를 좀 더 사용하는 것이 좋다.

표 11-1 보통 어휘와 존대 어휘

보통 어휘	존대 어휘	보통 어휘	존대 어휘
밥	진지	골내다	화내시다
먹다	잡수시다	성질	성품
숟가락	간자	저 사람	저분
주다	드리다	보다	뵙다
말	말씀	데리고	모시고
말하다	여쭙다	있다	계시다
죽다	돌아가시다	이, 가	께서
자다	주무시다	집	댁

- 존경과 겸양의 의미를 나타내는 어휘를 잘 알아두면 상황에 맞게 적절히 활용할 수 있다(표 11-1).
- 경어를 쓸 때 어려운 것으로 '압존법'이라는 것이 있다. 나보다 높은 사람이지만 더 높은 사람에게 이야기 할 때는 그 사람을 낮춰서 말하는 것이다.
  - 저희 남편께서는 집에서 진지를 드십니다.(×)
    → 저희 남편은 집에서 저녁을 먹습니다.(O)
  - 원장님, 홍실장님께서는 외근 중이십니다.(×)
    → 원장님, 홍실장은 외근 중입니다.(O)
    → 원장님, 홍실장님은 외근 중입니다.(O)

② 긍정적인 표현

- 긍정적인 표현이란 긍정적인 부분을 중심으로 표현하는 것이다.
- 같은 내용도 긍정적인 부분을 강조해서 말하면 거부감을 줄일 수 있다.
  - 이곳에서는 담배를 피워서는 안됩니다.(×)
  - 건물 바깥에 흡연실이 마련되어 있습니다.(O)
- 긍정적인 내용과 부정적인 내용을 함께 말해야 할 때는 긍정적인 것을 먼저 이야기하고 나중에 부정적인 것을 말한다.
  - 헤어스타일이 잘 어울리네요. 그런데 병원에 근무하기에는 약간 화려한 것 같네요.

③ 청유형의 표현

- 명령형의 표현은 상대방에게 거부감을 줄 수 있다. 그러므로 해결방안을 모색하는 것처럼 함께 의논해야 하는 상황에서 "이렇게 하세요"라고 자신의 의견만을 제시하지 않고 "이렇게 하는 것이 어떻겠습니까?"라고 고객의 의견을 구하면서 자신의 의견을 적절히 제시하도록 한다.

좋지 못한 표현	좋은 표현
- 여기 접수카드에 써 주세요. - ○○○님, 들어오세요.	- 번거로우시겠지만, 접수카드에 써 주시겠습니까? - ○○○님, 들어오시겠습니까?

④ 개방적인 표현

- 계속적으로 대화를 하고 고객의 이야기를 많이 듣기 위해서는 고객으로 하여금 말을 할 수 있도록 적절하게 질문을 하도록 한다.
- '네, 아니오'의 대답만 가능한 폐쇄적인 질문은 가급적 지양하고 개방적인 질문을 하도록 한다.

좋지 못한 표현	좋은 표현
- 예약 하셨어요? - 어떻게 오셨습니까?(의심스런 눈초리)	- 혹시 오늘 예약하셨습니까? - 안녕 하세요? 무엇을 도와드릴까요?

⑤ 완곡한 표현

- 고객이 요구하는 것을 거절해야 하거나, 고객이 불만을 제기하는 어떤 문제의 책임이 고객에게 있을 때 고객의 문제점을 지적하고 책임을 규명해야 하는 등 고객에게 응대하기에 난처한 상황에서 되는 것, 안되는 것을 완곡하게 표현하는 것을 말한다.
- 고객의 자존심을 상하게 하거나 또 다른 불만이 생기지 않게 하기 위해 꼭 필요한 표현 방법이다.

좋지 못한 표현	좋은 표현
- 진료비를 안 내셨어요.	- 진료비를 내셨는지 확인 부탁드립니다.

⑥ 생생하고 구체적인 표현

- 막연하고 모호한 표현 대신 형용사와 부사를 적절히 사용하여 구체적이고 생생한 표현을 하도록 한다.

좋지 못한 표현	좋은 표현
- 글쎄요, 얼마더라....	- 네, ○○○진료는 보통 ○○○원에서 ○○○원 입니다만 정확한 것은 가장 잘 알고 있는 담당자에게 알아보고 말씀드리겠습니다.
- 연락드릴테니까 기다려 주십시오.	- 5분 이내에 연락드리겠습니다.

⑦ I-message

- 커뮤니케이션은 '나와 너'의 상호 작용이다. 전달자가 메시지를 보낼 때 '나'를 주어로 하여 나의 입장을 솔직하고 정확하게 표현하는 메시지 'I 메시지'라고 하고 '상대방'을 주어로 하여 상대방에게 요구하는 메시지를 'You 메시지'라고 한다.
- 'I 메시지'는 상대방에게 나를 설명하고 부탁하고 동의를 구하는 말이므로 상대방이 수용하기 쉽다.
- 'You 메시지'는 상대방에게 요구하고 명령하고 추궁하는 느낌을 주기 쉬워 상대방으로 하여금 배타적인 감정을 들게 한다.
- 나의 마음을 전달하는 커뮤니케이션 스킬

  예) 상황 : 일이 늦어지고 있음
  - 일하는게 왜 그 모양이야? 꾸물거리기나 하고...(You message)
  - 일이 늦어져서 걱정이네요. 퇴근 너무 늦지 않아요?(I message)

⑧ 쿠션화법

- 부탁이나 거절을 할 경우 상대방을 배려하여 언어와 언어 사이에 완충 역할을 해주는 쿠션언어를 사용한다.
- 딱딱한 문장의 의미를 부드럽게 만들어 준다.
- 커뮤니케이션 스킬을 높여주는 언어이다.
- 저기, 여보세요. → 실례합니다. 실례지만
- ~해주세요. → 괜찮으시다면, 해주시겠어요?

a) 거절의 쿠션언어
- 대단히 죄송합니다만
- 도움이 못되어 죄송합니다만
- 실례인거 알지만
- 말씀드리기 어렵습니다만
- 공교롭게도
- 대단히 안타깝습니다만
- 기대에 부응하지 못해 죄송합니다.
- 모처럼 청해 주셨는데
- 유감스럽지만
- 말씀은 정말 감사하지만

b) 부탁의 쿠션언어
- 미안하지만
- 많이 바쁘신 줄 알지만
- 수고를 끼쳐드려 죄송합니다만
- 실례가 안 된다면
- 번거로우시겠지만
- 귀찮게 해드려 죄송합니다만
- 귀찮으시겠지만
- 어려우시겠지만

c) 반론할 때의 쿠션언어
- 무슨 말씀인지는 알겠습니다만
- 확실히 맞는 말씀입니다만
- 말대답 같아 죄송합니다만
- 네 ~의미는 충분히 알겠습니다만

d) 공감의 쿠션언어
- 네~
- 정말요?
- 굉장하네요!

⑨ 언어적 메시지와 비언어적인 메시지의 조화

- 메라비안(1971)의 연구결과를 보면 사람들은 호감, 지위, 반응을 표시하는데 다음과 같은 일반적 특성을 보이는 것으로 나타났다.
- 상대방에 대하여 호감이 있을 때는 자세가 상대방 정면을 향하고, 가까이 다가서 있고, 접촉이 늘고, 편안한 자세, 팔과 몸이 열린 자세를 취하고, 눈맞춤이 많고 표정이 밝다고 한다.
- 고객과 호의적으로 커뮤니케이션을 하려면 표정, 시선, 자세, 상대방과의 거리, 접촉 같은 비언어적 메시지를 고려해야 함을 알려준다.

병원에서 고객에게 친절하게 말하기

① 맞이할 때
- 어서 오십시오, 안녕하십니까?
- 무엇을 도와드릴까요?

② 기다리게 할 때
- 죄송하지만, 잠시 앉아서 기다려 주시겠습니까?
- 5분 정도 걸릴 테니 조금만 더 기다려 주시겠습니까?

③ 안내할 때
- 고객님, 이쪽으로 오시겠습니까?

④ 서류 등의 작성을 요구할 때
- 죄송합니다만, 여기에 작성해 주시겠습니까?

⑤ 용건을 들었을 때는
- 네, 잘 알겠습니다.

⑥ 고객을 안내할 때는
- 오래 기다리셨습니다. 이쪽으로 오시겠습니까?

⑦ 오래 기다리게 했을 때
- 오래 기다리게 해서 대단히 죄송합니다.

⑧ 진료실에서
- 전체적으로 좋아 보이십니다. 대부분 좋은데 한군데만 신경 쓰면 거의 완벽할 겁니다.

⑨ 진료가 끝나면서
- 항상 협조적이셔서 진료하는데 저희가 수월합니다.

⑩ 용건이 끝났을 때는
- 감사합니다. 또 뵙겠습니다.

⑪ 고객이 가실 때는
- 안녕히 가십시오.

2) 듣기

(1) 듣기와 경청의 차이

- 듣기에는 그냥 듣기(hearing)와 경청(listening)이 있다.
- 듣기는 귀만 열고 듣는 것이고 경청은 마음을 열고 정신을 집중하여(concentration) 이해하면서(comprehend) 듣는 것이다. 고객의 말을 들을 때는 귀를 열어 표정, 눈빛, 몸, 마음을 상대방에게 집중시켜 듣겠다는 자세가 필요하다.

(2) 잘 듣기 : 경청

① 주의를 기울이기

- 잘 듣기는 주의를 기울여 상대방을 진지하게 바라보는 데서 시작된다.
- 고객에게 다가가서 몸을 고객의 방향으로 향하고 약간 고객에게 몸을 기울여서 듣는 것이다.
- 상대방을 보면서 고개를 끄덕이거나 '아하, 저런'이라는 감탄구로 상대방의 말에 응수를 해주면 더 효과적이다.

② 인정하기

- 말을 들을 때는 그의 입장을 충분히 인정해 주는 것이 필요하다.
- 고객을 인정하는 것과 그 말에 동의하는 것은 다르다.
- 인정한다는 것은 그가 갖고 있는 생각과 감정을 그럴 수 있다고 받아들여 주는 것일 뿐이다.
- 들으면서 "그러셨군요"라고 인정하는 말을 해주면 상대방은 자신이 존중받고 있다는 느낌을 갖게 된다.

③ 요약하기

- 고객이 하는 이야기를 잘 듣고 비난이나 평가, 훈계, 조언없이 감정을 정리하여 "그러니까 ~하다는 말씀이시지요?"
- 들을 때는 중간에 끼어들지 말고 끝까지 듣도록 한다.
- 의문이 있으면 말이 끝난 뒤에 묻는다.

④ 메모하기

- 사람들이 듣는 속도는 말하는 속도의 2~3배라고 한다.

- 말하는 속도보다 듣는 속도가 빠르기 때문에 두뇌능력에 여유가 생겨 고객의 말을 듣는 동안 고객의 말에 집중하지 못하고 다른 생각에 빠지기 쉽다.
- 메모를 하면서 경청하는 습관을 익히면 집중하여 듣기에 도움이 된다.

대화의 기본자세

① 눈 : 듣는 사람의 눈을 부드럽게 주시한다.
② 표정 : 밝게 상황에 따라 변화를 준다.
③ 자세 : 등을 펴고 곧은 자세
④ 동작 : 적당한 제스처 사용
⑤ 말투 : 알기 쉽게 경어 사용
⑥ 음성 : 적당한 속도, 경쾌한 소리

말의 중요성

'말 한마디로 천냥 빚을 갚는다'
'되로 주고 말로 받는다'
'아' 다르고 '어' 다르다'
'가는 말이 고와야 오는 말이 곱다'

이 4가지 속담의 공통점은 바로 '말'이다. 말은 어떠한 단어를 사용하여 어떻게 말하느냐에 따라서 '복'이 될 수도 '독'이 될 수도 있다. 이 단어 하나만으로도 고객은 자신이 고급서비스를 받고 있는지 하급서비스를 받고 있는지 판단하게 된다.

우리는 흔히 '인격'이라는 말을 많이 사용한다.

여기서 인격이란 그 사람의 가치(가격)이다. 그 '인격'이 바로 그 사람이 사용하는 단어에 따라 달라진다.

표 11-2 개방적 언어와 폐쇄적 언어

	개방적 언어	폐쇄적 언어
특징	마음을 열어주는 언어	마음을 닫히게 하는 언어
성질	권면하고, 설명하고 동의를 구하고 부탁하는 언어	일방적 지시, 명령, 위협적, 단정적 언어
예	"이거 오늘까지 마무리 좀 부탁해요. 부장님이 내일 보겠다고 했으니까. 잘 해줘요."	"뚝 그쳐", "입 다물어", "빨리빨리", "확실히 하지 못해", "넌 사람되긴 글렀어", "넌 나중에 커서 뭐가 될래", "시끄러워, 말이 많아", "미스 김 오늘 중에 일 끝내. 알았어?"
결과	수용적 긍정적 너그럽고 창의적인 사람이 되게한다.	반항적, 부정적, 비판적, 공격적 또는 우발적인 사람이 된다.

발음연습

(어려운 단어와 발음을 연습하여 정확한 발음과 천천히 말하는 습관을 들인다)

- 간장공장 공장장은 강 공장장이고, 된장공장 공장장은 공 공장장이다.
- 저기 있는 저 분이 박 법학박사이시고, 여기 있는 이 분이 백 법학박사이시다.
- 저기 가는 저 상장사가 새 상장사냐, 헌 상장사냐
- 중앙청 창살은 쌍 창살이고, 시청 창살은 외 창살이다.
- 사람이 사람이라고 다 사람인 줄 아는가, 사람이 사람구실을 해야 사람이지
- 한양 양장점 옆 한영 양장점, 한영 양장점 옆 한양 양장점
- 저기 있는 말 뚝이 말 맬 말뚝이냐, 말 못 맬 말뚝이냐
- 옆집 팥죽은 붉은 팥 팥죽이고, 뒷집 콩죽은 검은 콩 콩죽이다.
- 멍멍이네 꿀꿀이는 멍멍해도 꿀꿀하고, 꿀꿀이네 멍멍이는 꿀꿀해도 멍멍하네
- 들의 콩깍지는 깐 콩깍지인가 안 깐 콩깍지인가
  깐 콩깍지면 어떻고 안 깐 콩깍지면 어떠냐
  깐 콩깍지나 안 깐 콩깍지나 콩깍지는 콩깍지인데

(위의 내용을 천천히 띄어 읽기를 하면서 읽는 연습을 한다.)

3. 진료상담실무

1) 진료상담실무 개요

상담이란 도움을 필요로 하는 사람이 전문적인 훈련을 받은 사람과의 대면에서 생활과제의 해결과 사고, 행동 및 감정측면의 인간적 성장을 위해 노력해 나가는 학습과정이다.

일상적으로 병원에서 고객인 환자와 그의 상태 및 진료계획을 가지고 대화하는 모든 과정을 '진료상담'이라고 할 수 있다. 병원에서 바람직한 진료상담은 "고객과 병원 쌍방이 고객의 상태 및 조건을 충분히 이해하여 그에 알맞은 단기적 진료계획 및 계속적인 관리계획을 수립하는 것"을 목적으로 한다.

진료과정은 물론 의사의 실력, 진료 후 효과나 후유증, 진료비 등에 대해 다시 한번 확인하고 싶어 하는 것이다. 따라서 치과위생사가 수행하는 진료상담 실무란 치과의사를 도와 고객이 편안하게 진료를 받을 수 있게 도와주는 일련의 전문적 서비스이다.

치과위생사가 고객과 인간적인 관계를 어떻게 형성하느냐에 따라 진료의 성공여부가 달려 있다고 해도 지나치지 않다.

2) 진료실 상담 실무 이해

(1) 상담실 및 진료실 환경관리

① 상담실 환경관리

상담실은 가급적 독립된 공간을 확보하도록 한다. 상담실에 준비해 두어야 할 것은 다음과 같다.

- 거울 : 손거울, 탁상용 거울, 거울에 따라 확대경이 필요한 때도 있다.
- 달력 : 다음 진료일정을 잡을 때 필요한데 석달 치를 한꺼번에 볼 수 있는 탁상용 달력이 적당하다.
- 메모 도구 : 병원 연락처가 있는 전용 메모지와 펜을 준비한다. 펜 하나도 병원 진료수준을 나타낸다는 사실을 인식하고 성의있게 준비한다.
- 설명문 : 전 직원이 공통된 내용을 전달할 수 있게 표준화된 자료가 준비되어야 한다.
- 사전 제작된 프리젠테이션 자료 : 매번 반복적으로 설명해야 하는 상황에 대비하기 위한 자료를 구비한다. 직원의 업무 능률과 만족도를 높일 수 있고 고객에게 설명이 필요한 경우 자료를 이용하여 이해를 높일 수 있다.
- 병원에 대한 소개자료 : 병원의 철학이 명시된 자료, 서비스 현장, 병원의 지역사회 활동 등과 같은 관련자료들을 비치하여 병원에 대한 신뢰감과 이미지를 높인다.
- 치과의사소개 파일 : 자세한 프로필을 준비하여 미리 정보를 주면 보다 친밀감을 높일 수 있고 구전효과로 이어질 수 있다. 진료실로 가기 전 복도 벽면에 투명 판넬을 전시하여 치과의사의 신문칼럼 혹은 TV 인터뷰 장면 등을 담은 사진을 넣어 배치하거나 병원을 잘 알릴 수 있는 자료, 기고문이나 신문기사들을 액자로 만들어 걸어 놓는다.
- 유명인 사진 : 병원을 다녀간 고객 중 유명인의 사진과 서명을 전시한다. 우리 병원은 진료를 잘한다는 백 마디 말보다 이 한 장의 사진이 더 효과적일 수 있다.
- 브러셔 : 고객이나 보호자 등 고객들이 주로 머무는 공간에 잘 보이게 비치한다. 공간이 좁다면 데스크에서 치과위생사가 진료를 마치고 가는 신규 고객에게 직접 전해주는 것도 효과적인 방법이다. 이때는 명함을 반드시 챙겨준다.
  - 이번에 새 브러셔가 나와서 ○○○님께 드립니다. 참고하셨으면 합니다.

② 진료실 환경관리

진료실 환경을 성공적으로 관리하기 위해서는 진료실 환경이 진료의 질을 가시적으로 보여주고 무형적인 병원서비스의 질을 평가하는 데 많은 영향을 미친다는 사실을 인식해야 한다.

- 혐오감이나 공포감을 느끼는 기구나 사진, 모형 등을 치워두고 그림을 전시하여 친숙함을 느끼게 한다. 진료상담실 입구나 데스크 위에 환영안내판을 붙여 두어도 좋다.
- 진료실에서는 외부의 소리가 들리지 않는다.
- 진료실의 조명은 너무 밝거나 어둡지 않은 형광등을 사용한다.
- 진료실 문을 여닫는데 '쾅쾅'거리는 소음이 나지 않는다.
- 고객과 보호자가 모두 앉을 수 있는 의자가 여유 있게 준비되어 있어야 한다.
- 진료실 내 배드 시트는 매일 교환한다.
- 진료실 내 집기는 청결하게 유지한다.
- 진료실 내 거울과 세면대, 수건 등을 청결하게 유지한다.
- 진료실 바닥에 피 묻은 거즈나 사용한 지저분한 것들은 바로 청소, 정리한다.
- 진료기구, 드레싱 카를 청결히 관리한다.
- 병원 특유의 약품 냄새가 나지 않도록 환기와 방향처리를 철저히 한다.

3) 상담 전 점검

(1) 신규 고객의 전화

① 무엇 때문에 전화했나?

② 어떻게 우리 병원을 알았나? 소개자나 알게 된 경로

③ 과거 다른 병원을 내원한 경험을 물어 본다.

④ 무엇을 원하는가? 다른 곳에서 불만족스럽던 것은 무엇인가?

⑤ 전화 쇼핑자일 경우 일단 방문하도록 만든다.

⑥ 시간약속을 정하고 소요시간을 알려준다.

⑦ 상대방의 이름과 연락처를 받아둔다.

(2) 첫 번째 진료일

① 인상적인 경험이 되도록 만든다. 예를 들어 게시판에 환영의 문구를 전시해 둔다.
② 이름을 불러주며 환대한다.
③ 고객이 원하는 급한 진료를 우선으로 하며 길어야 30분을 넘지않게 하고 이후 필요한 사항을 설명한다.
④ 다음 약속 때는 반드시 다음 진료내용과 소요되는 시간을 미리 알려준다.

(3) 두 번째 진료일

① 약속을 지키도록 미리 확인 전화를 한다.
② 마무리 진료를 하고 경과를 설명해 준다.
③ 시간을 갖고 고객의 전반적인 상태를 긍정적인 분위기에서 차분히 설명한다(친해지는 기회로 만든다).
④ 진료를 마친 후 소감을 말하거나 쓰게 한다. 이때 진료 후 상담이 필요하다.
⑤ 해피콜 : 반드시 당일 저녁이나 다음날 오전 중 코디네이터가 직접 통화한다.

4) 진료 전 상담

고객이 병원을 직접 방문하기 전 사전상담은 전화로 가장 많이 이루어진다. 고객은 사람과 직접 대화하는 방법이 가장 빠르고 정확하다고 느끼기 때문에 전화를 가장 많이 이용한다.

(1) 전화상담

일반적인 위치 안내나 진료시간에 대한 설명 등 단순상담이 아닌 좀 더 깊이 있는 진료상담을 원할 경우 진료상담 치과위생사가 상담을 담당하게 된다.

전화로 진료상담을 하는 고객의 경우, 특히 진료비만 묻는 고객이 있는데 이러한 고객들은 전화쇼핑을 하고 있는 것이다.

(2) 전화상담의 구체적인 5단계

전화상담을 하였는데 고객이 이해하지 못하여 끊는다면 치과위생사의 역량이 부족한 것이다. 전화 한 통을 받을 때도 전문가와 상담했다는 느낌을 줄 수 있어야 한다.

① 1단계 : 고객이 궁금해 하거나 의심스러워하는 것을 구체적으로 알아낸다.

- 그 점에 대해서는 좀 더 자세히 말씀해 주시겠어요? (또는)
- 그렇게 말씀하시는 이유를 여쭤봐도 될까요?

② 2단계 : 고객의 걱정을 중요한 문제로 받아들여서 공감하고 안심시킨다.

- 제가 볼 때도 그 점을 걱정하시는 것이 이해가 됩니다. 같은 질문을 하시는 분들이 많이 계시거든요.

③ 3단계 : 고객의 걱정에 대답한다.

- 많이 궁금하실 겁니다. 제가 도움을 드리고 싶은데 상담을 한 번 받아보고 결정하시면 어떨까요?
- 같은 질문을 하신 분이 최근에 저희 병원에서 진료를 받으시고 무척 좋아지셨습니다. 제가 그 분을 소개해드리면 어떨까요? (또는)
- 자세한 상담을 받으신다면 진료결과를 찍어둔 사진을 보여 드릴 수도 있습니다.

④ 4단계 : 걱정하는 것에 대한 대답이 되었는지 확인한다.

- 이제 걱정하셨던 것은 안심이 되시나요?
- 혹시 더 궁금한 점은 없으신가요?

⑤ 5단계 : 고객에게 행동을 요청한다.

- 그럼 내일 오후에 약속을 정해 드릴까요? 4시와 5시 중에 언제가 좋으십니까? (두가지 중에 선택하도록 유도한다)

전화상담을 통해 고객을 처음 대하게 되는 치과위생사는 유능한 정보원 역할을 한다. 전화받은 내용은 반드시 적어 두어야 한다. 고객도 역시 병원에 대한 정보를 수집하고 있다는 것을 잊지 않는다.

5) 진료상담

고객에게 상담실 또는 진료실은 낯설기만 하다. 일단 의자에 앉는 순간 또는 침대에 눕는 순간부터 고객은 아무것도 모르고 그저 치과의사의 설명과 손길을 기다리는 일종의 '포로' 상태임을 인식해야 한다. 따라서 치과위생사는 물론 담당치과의사는 고객이 들어서는 순간부터 직접 반갑게 맞아주고 호의적인 태도로 대해 주어야 한다.

(1) 진료상담 요령

환자가 편안하게 진료를 받을 수 있도록 도와주는 서비스이다. 환자들은 진료시간이 짧아도 유익한 상담이 이루어지면 만족해하는 반응을 볼 수 있다. 그리고 의사의 태도가 진심과 관심, 배려가 있었다면 더욱 환자의 만족도는 높다.

환자에게 적극적인 상담은 병원에 대한 두려움과 진료에 대한 공포감을 감소시킬 수 있다.

① 정성과 감사의 마음으로 한다.
② 예절이 바르고 정중하게 대한다.
③ 밝고 상냥한 미소로 대한다.
④ 성의 있게 대한다.
⑤ 먼저 상대의 눈을 보고 응대한다.
⑥ 환자의 말을 끝까지 경청한다.

6) 상담 전 확인사항

(1) 진료 전의 확인사항 (진료 전의 응대)

① 환자가 내원하게 된 이유
② 전화를 하게 된 이유
③ 다른 병원 내원 경험여부
④ 환자의 요구사항 파악
⑤ 환자와의 시간약속
⑥ 환자이름, 연락처 메모

(2) 진료 중의 응대

① 환자를 환영하고 있다는 인상을 갖게 한다.
② 환자이름을 불러주며 환대한다.
③ 환자가 원하는 진료를 우선 처리한다.
④ 다음 약속 때는 다음 진료내용과 소요시간 진료비 등을 알려준다.

(3) 진료 후 응대

① 확인전화를 미리 한다.
② 최종 진료 후 예후를 설명한다.
③ 환자와 친해지는 시간을 갖는다.
④ 진료 후 환자의 의견을 받는다.
⑤ 구강건강을 위하여 정기적으로 리콜한다.

7) 진료 후 상담

상담할 때는 무엇보다 환자를 존중하고 배려하는 자세가 중요하다. 지나치게 적극적으로 권하는 경우 오해하는 경우도 있다.

진료가 끝난 후에는 반드시 주의사항을 설명한다. 그리고 다음 진료일정을 예약하고 궁금한 사항은 언제든지 상담할 수 있도록 안내한다.

진료 후 상담의 필요성

① 환자 스스로 느끼지 못하는 좋아진 점들을 알려준다.
② 환자의 불만과 불편했던 점들을 파악하여 다음 진료에 참고할 수 있다.
③ 불필요한 과잉진료나 오해를 예방할 수 있다.
④ 환자의 불만을 내부에서 흡수한다.

8) 치과위생사의 진료 모니터링

치과위생사는 우수한 병원을 몇 군데 선정해서 진료를 받아 보아야 한다. 무엇보다 고객의 입장을 경험할 수 있어 좋고 다른병원 서비스와 우리병원 서비스 수준을 비교하는 기회가 된다. 그 후 우리병원 서비스를 받아보고 무엇을 개선할 지 정리해 본다.

제 12 장

인간관계의 형성

제12장 인간관계의 형성

학습목표
- 인간관계를 정의할 수 있다.
- 인간관계의 원칙을 설명할 수 있다.
- 긍정적, 부정적 인간관계를 설명할 수 있다.

1. 인간관계

인간관계란 사람과 사람과의 심리적 관계로서 특정한 목표의식 없이 자연인 상호간에 형성되는 관계 그 자체를 의미한다. 대인관계라는 의미로 사용될 수 있으나 이때의 의미는 사람과 사람이 만나 개인의 언행과 태도에 관심을 가지고 형성되는 상호관계이므로 개인과 개인의 교양정도나 수용태도에 치중하는 내용으로 이해할 수 있다.

인간관계는 동기부여(motivation), 일체감, 이해관계, 직위와 같은 요소에 의해 영향을 받는다. 직장에는 연령, 지적수준, 성격, 사고방식, 학력 등이 서로 다른 사람들이 모여 각각 주어진 직위나 직책에 따라 수직 또는 수평관계를 맺으며 공동의 목표를 달성하기 위해 인간관계를 맺으며 생활하고 있으며 회사분위기와 연관된 인간관계의 분위기를 지니고 있다.

직장 내에서 여러 구성원들과 더불어 살아가기 위해서는 다른 사람들을 이해하고 존중하며 협력함으로써 서로 최고의 기능을 발휘할 수 있도록 하는 자세가 필요하다. 즉 다른 사람에게 폐를 끼치지 않으려는 마음을 가지고 호감을 주도록 노력해야 하며 상대를 존경할 줄 아는 마음이 있어야만 하겠다.

좋은 태도(good manners), 호감, 편안함, 원만한 의사소통, 신뢰감, 역지사지(易地思之 : 남의 입장에서 생각해 주는 마음) 등이 인간관계 요인임을 잊지 않아야 한다.

1) 인간관계의 원칙(신뢰, 성실)

① 항상 친절히 말할 것
② 미소를 지을 것
③ 이름을 부를 것
④ 항상 다정하고 협조할 것
⑤ 진심으로 대해 줄 것
⑥ 진심으로 흥미를 가지고 대해 줄 것
⑦ 칭찬하며, 비판 시 신중할 것
⑧ 상대방의 기분을 맞추어 줄 것
⑨ 상대방의 의견을 존중하여 줄 것
⑩ 남의 일을 돕는 일에 게을리하지 말 것

치과위생사는 다른 모든 사람들로부터 믿음과 신임을 얻고 모범이 되도록 노력해야 한다.

치과의사와 함께 환경에 적응하고 좋은 인간관계를 유지하고 환자에게 성실함을 보여주면 좋은 인간관계가 형성된다.

(1) 환자와 좋은 인간관계를 형성한다.

환자와 좋은 인간관계를 만들어 가는데 도움이 되는 것은 대화이다. 대화는 말하는 것과는 구분이 되어야 한다.

상대로부터 아무런 반응이 없는 혼잣말이나 개인적인 연설이 아니다. 서로 주고 받는 이야기를 통해 인간관계를 만들어 가야 할 것이다.

상대의 말을 침착하고 주의깊게 잘 들어주는 사람이 진정으로 대화를 잘 이끄는 사람이다. 따라서 치과의사나 치과위생사는 항상 환자의 말에 귀를 기울여야 한다.

환자의 말을 잘 듣고 나서 앞으로의 치료계획이나 진료과정에 관한 내용을 환자가 이해하도록 친절하게 설명해 주어야 한다.

환자와의 좋은 인간관계가 무엇보다 중요하다. 좋은 인간관계는 삶의 행복이자 성공으로 이끄는 지표이다.

(2) 언제나 따뜻하고 친절하게 환자를 맞는다.

접수원은 항상 환자의 사정을 잘 들어주며 친절해야 한다. 환자를 진료실로 안내할 때도 친절하게 안내하며 편안한 자세를 취하도록 도와주어야 한다.

언제나 따뜻하고 친절하게 환자를 대할 의무가 있다. 이는 인간의 기본적인 자세이다.

(3) 상냥한 인사는 좋은 인간관계의 첫걸음이 된다.

① 인사는 먼저한다.
② 친근감을 더해주는 인사말을 함께한다.
③ 상대에게 관심을 표현하면서 밝게, 상냥하게 한다. 관심없이 형식적으로 주고 받는 말은 무의미하다. 항상 관심을 갖고 사람을 대한다.

(4) 설득력을 길러야 한다.

능숙한 화술, 설득력 있는 표현을 할 줄 아는 것이 반드시 필요하다.

화술의 효과 = 성실함(진심), 열의(진지함), 기능(조건, 123법칙)

3가지 중 한 가지라도 충족되지 않는다면 아무런 효과를 발휘할 수 없다.

※ **대화의 123법칙** : 1분 말하고, 2분 경청하고, 3분 호응한다(맞장구 쳐준다).

(5) 좋은 인간관계를 만드는 태도와 표정

삼가해야 할 태도는 다음과 같다.

① 거만한 태도(반감을 갖는다)
② 비굴한 태도(경계심을 갖는다)
③ 침착하지 못한 태도(신용할 수 없다)
④ 거드름을 피우는 태도(친근감을 잃고 차가운 느낌을 준다)
⑤ 의심하는 듯한 태도(상대에게 미움을 산다)

표정은 그 사람의 마음을 나타낸다.

항상 좋은표정을 만들어 모든 사람에게 좋은 이미지를 준다. 또한 복장은 깔끔하고 청결해야 한다.

(6) 누구나 싫어하는 비판, 비난, 불평 등은 삼간다.

항상 충분한 대화를 통해 해결하도록 한다. 환자와의 원만한 인간관계 형성이 나아가서 치과위생사로서 성공하기 위한 중요한 요건이다.

(7) 성공으로 이끄는 마음가짐

긍정적이고 진취적인 마음가짐이 필요하다.

"나는 할 수 있다"라는 적극적인 생각을 한다.

긍정적이고 적극적인 마음을 갖고 환자와의 인간관계를 보다 잘 이루어갈 수 있도록 긍정적인 생각을 항상 머리에 담아둔다. 그것은 성공하는 치과위생사의 필수조건이며 삶을 풍요롭게 만든다.

(8) 고민이나 자기합리화의 극복

일로 스트레스를 받을 때마다 자기 합리화를 시키고 고민을 피해 가려고 한다면 문제는 반복해서 닥쳐올 것이다.

고민을 극복하기 위해서는 먼저 고민의 원인을 분석해 본다.

진료상의 문제인가, 환자와의 인간관계 문제인가, 자신에 관한 문제인가, 만일 사실에 기인하는 것이라면 나름대로 가장 현명한 해결책을 찾아본다.

당장 대처할 수 없는 일이라면 인내하고 기다린다.

상상에 의한 불필요한 고민을 버려야 한다.

(9) 의료생활에서의 여러가지

① 타병원에서 치료받던 환자에 대한 처방

환자 앞에서 비판하는 듯한 어조로 이야기해서는 안된다. 혹시 환자가 이 치료에 대해 불평을 하거나 비판을 하더라도 그것에 동조하는 것은 옳지 않다.

환자에게 지금까지의 치료와 앞으로의 치료계획에 대해 이해할 수 있도록 설명을 해주는 것도 중요하다.

② 외부와 접촉하는 방법

의료봉사나 자선단체에 가입하여 열심히 참여하고 활동한다. 이러한 활동은 타인에게 도움이 되기도 하지만 자신에게도 도움이 된다.

③ 좋은 전달자를 만든다.

치과병 · 의원을 찾아오는 환자 한사람 한사람이 모두 좋은 전달자가 될 수 있다. 최선을 다해 환자가 만족하도록 진료를 한다.

어려운 치료를 마친 환자에게는 자주 연락하여 치료결과가 좋은지 확인하며 상냥한 미소와 친절은 기본이다.

2) 직원과의 관계

(1) 동료

동료사이란 직장 내에서는 서로 협력하며 업무를 수행하는 동시에 자기성장을 위하여 경쟁의식을 갖는 공적인 관계를 의미하지만 직장 밖에서는 친구인 사적관계도 지닌다.

직장에서는 마음이 맞는 사람만 선택하여 교제하는 개인적인 태도는 바람직하지 못하다. 동료라면 남녀를 구별하지 말고 고루고루 교제하는 마음이 필요하다. 동료라 하더라도 나이 어린사람은 나이 많은 사람에게 지켜야 할 예절이 있고, 자신의 나이가 많다 하더라도 나이 어린사람이 업무상 선배가 되는 경우가 있다. 이럴 경우는 선배로서의 예의를 잊지 말고 대하는 것이 중요하다.

① 지나친 자랑은 금물이다.

일반적으로 직장 내에서는 동료들에게 가족이야기나 사랑이야기 등의 개인적인 일을 자랑으로 늘어놓는 사람들이 있다. 자랑을 하거나 사적인 대화는 조심하여야 한다. 자주 자랑을 입에 담으면 동료들에게 따돌림을 당하여 인간관계가 나빠지기 마련이다.

대체로 직장에서 자랑을 늘어놓는 사람은 업무를 제대로 처리하지 못하는 사람에게 많다는 것을 알아야 한다. 특히 여성들의 경우 옷, 장신구 등이나 외모에 대한 지나친 자랑을 삼간다.

② 팀웍을 중시한다.

회사는 팀웍이 중요한 또 하나의 사회이다. 어느 직장이나 근무시간이 정해져 있지만, 업무가 퇴근시간에 맞춰 끝날 수 없을 때가 있다. 퇴근시간이 되었다고 하여 하던 일을 중단하고 퇴근한다거나 내 업무가 끝났다고 해서 혼자 퇴근할 수는 없다. 직장은 여러동료들과 합심해서 일을 처리해야 할 경우가 많기 때문에 자신에게 주어진 업무가 끝났다 하더라도 다른동료의 일을 도와주는 적극적인 사고방식을 가져야 한다.

한 예로 예정되었던 휴가라도 동료들이 업무에 쫓기어 바쁘게 일할 경우에는 자신의 휴가계획을 바꾸어 업무에 협력하는 것이 동료들에게도 힘을 주게되는 결과를 가져올 것이다. 간혹 시간외 근무를 하게되는 경우 불평없이 즐거움을 가지고 임해야 한다.

동료의 일은 열심히 도와주지만 자신의 업무는 다른동료에게 미루지 않는 자세를 가지고 늘 나보다는 직장전체를 생각하고 직장의 사규, 규칙, 도덕, 사풍을 준수하는 자세로 자기중심적인 행동을 삼간다. 서로 협조하고 믿으며, 감싸주고 친절하게 지낸다면 팀웍은 보다 든든하게 유지될 것이다. 하지만 직장내에 파벌을 만드는 행동은 팀웍을 깨뜨리는 원인이 됨을 명심해야 한다.

③ 자신의 분수를 지킨다.

직장은 직위와 업무에 따라 수평·수직적으로 맺어지는 관계이므로 각기 자기에게 주어진 업무가 다르다. 서로의 업무에 침범하는 일이없이 분수를 지켜야 한다. 그러나 동료가 하는 업무나 행동이 잘못되었을 때 망설이지 말고 충고하는 것이 동료나 직장을 위해 올바른 행동이다.

동료의 업무에 협조할 때는 그 사람의 업무를 침범하는 것으로 오해할 수도 있으므로 사전에 양해를 구해야 하며, 또 도움을 받은 사람은 고마운 마음을 속으로만 간직할 것이 아니라 '도와 주셔서 고맙습니다'라고 말과 행동으로 감사의 뜻을 전해야 한다.

동료들의 사생활에 대하여는 상대편에서 먼저 의논해 오기 전에는 필요없는 참견하지 않아야 한다. 만일 상대편이 먼저 의논을 청하면 그때는 최선을 다해서 성의 있는 조언을 해 주는 것이 미덕으로 보인다.

④ 불평이나 험담은 하지 않는다.

동료 앞에서 회사에 대한 불평이나 다른동료를 욕을 하면 듣는 사람은 속으로 말하는 사람을 신용하지 않는다. 특히 상급자에게 동료를 험담하는 일은 절대 삼가하여야 한다. 불평이 많은 사람은 주위의 환영을 받지 못한다. 그리고 어떤 소문을 접하여도 그 일로 인하여 사람에 대한 선입견을 가지지 않도록 한다.

칭찬은 다른 사람의 좋은 점을 높이 평가하여 상대방으로 하여금 사기를 높여주고 새로운 용기와 희망을 갖게하며 무한히 발전할 수 있는 힘을 갖게한다. 그러므로 칭찬은 아끼지말되 험담은 자제해야 한다. 남의 잘못을 꾸짖기는 쉬우나 잘한 것을 칭찬한다는 것은 쉬운 것이 아니다. 형식적이거나 가식적이지 않고 진심에서 우러나는 마음의 소리로 칭찬할 때 직장생활은 밝고 행복해 질 것이다.

⑤ 금전관계를 자제한다.

간혹 좋았던 관계가 금전적인 문제로 악화되는 경우를 접할 때가 있다. 동료사이에서는 돈을 빌려 주거나 빌려 쓰는 일을 피하는 것이 좋다. 돈 때문에 동료사이의 우정을 잃거나 자신의 신용에 손상을 끼치는 일이 일어나기 쉽기 때문이다.

⑥ 대등한 관계를 유지한다.

동료는 나와 대등하다는 생각을 잊지 말아야 한다. 동료가 나보다 실력이 없다고 무시해서도 안 되지만 나보다 능력있고 실력이 좋다고 해서 기죽을 필요도 없다. 동료가 조금 무능하다고 해서 무시하고 동료대신 나서지 않도록 주의하여야 한다. 항상 양보만 하는 동료를 무시하지 않도록 주의한다.

⑦ 호칭을 올바로 사용한다.

원칙적으로 연령위주로 하되 선후배 관계를 고려하여 존중해야 한다.

대개 '형' '선생님' '선생' '○○○씨' 등이 남자에게 사용되고, '양' '미스' '선생님' '선생' '여사님' '여사' 등은 여자에게 사용된다. 특히 여자 미혼인 경우는 '~양' '미스' 보다는 '○○○씨'가 좋고, 30대 후반의 기혼 여성에게는 '선생님' '여사님' 이 미세스 보다 좋은 호칭이다.

호칭은 상대가 듣기에 거부감을 느끼지 않는 것을 사용하는 것이 중요하고 연장자나 친숙하지 않은 상대는 높임말씨나 보통말씨를 사용한다. 동급자라도 이성간에는 호칭과 말씨에 각별한 배려를 해야하는데, 자신을 기준으로 하지말고 상대의 인격과 입장을 존중해야 한다.

⑧ 이성동료와의 관계

- 이성동료와는 실력과 업적으로 선의의 경쟁을 한다.
- 항상 상대방에 대하여 정중한 말과 행동으로 대한다.
- 특정 이성동료에게만 친근감을 표시하지 않는다.
- 개인적으로 만나게 되는 경우에는 오해를 받기 쉬우므로 근무장소 이외에서의 만남은 가급적으로 자제한다.
- 이성간에 있어서 단편적인 친절과 호의를 이성적으로 받아들이지 않는다.
- 예절을 갖춰 상대하고 남의 눈총을 끄는 그 이상의 관심이나 접근을 삼가해야 한다.

⑨ 기타 동료 간에 필요한 예절

- 상대가 인사하기를 기다리지 말고 먼저 본 사람이 인사를 한다.
- 좋고 싫은 것을 노골적으로 표현하지 않는다.
- 바쁜 일 속에서도 상대방을 배려하고, 격려하는 습관을 기른다.
- 감정의 응어리는 빨리 풀도록 노력한다.
- 칭찬과 공훈은 상대에게 미루고 어려운 일은 자기가 맡는다.

(2) 상급자

상급자는 부하를 신뢰하고 안심하여 일을 맡길 수 있는 관계가 이상적이라 할 수 있다.

상급자와 부하와의 관계는 업무면에서 지휘, 명령, 복종, 보고를 축으로 하는 수직적인 관계로 상급자와 원만한 인간관계를 유지하기 위해서 우선 서로 이해하는 것이 필요하다.

① 상급자는 결과적으로 모든 업무의 책임자이다.

- 상급자는 직장에서 업무의 책임자이고 그가 내린 업무를 수행하여야 한다. 그러므로 상급자의 가치관, 철학, 사고방식, 성격 등을 정확하게 파악하여 상급자의 입장에서 상급자의 생각, 말, 행동 등을 제대로 이해하여 업무를 이해하고 수행하는데 도움이 되게 한다.
- 상급자의 권한을 인정해 주어야 한다.
  업무의 협력자가 되어 직무상의 경험자로서, 회사라는 사회의 선배로서 항상 존경하는 마음을 갖고 대하는 것이 바람직하다.
- 상급자의 입장이 되어본다.
  협력자의 입장에서 일을 하며 부족한 점을 보완하여 훌륭한 보좌역이 된다. 상급자도 그 위의 상급자와 아래 부하직원 사이에서 곤란한 입장에 있다는 것을 이해하며, 동정심을 갖도록 한다.

② 장점을 보도록 노력한다.

인간은 개개인의 생각과 취향이 서로 다르기 때문에 가까이에서 생활하다 보면 상급자의 결점, 단점이 현저하게 눈에 띄어 실망하거나 존경하는 마음이 없어지게 된다.

인간은 누구에게나 결점이 있게 마련이다. 상급자와 일하기 어렵다는 생각이 들 때 상대편에게 호감을 가지게 되면 결점도 장점으로 보이는 법이다. 반대로 상대편이 싫어지면 장점도 단점으로 보이게 된다. 상급자의 사소한 결점을 과장하여 생각하고 비난한다면 자신의 역할을 제대로 수행하지 못하고, 자연히 업무도 적당하게 처리하게 되어 인간관계가 악화된다. 그러므로 상급자에 대해서는 언제나 긍정적이고 장점을 보도록 노력하고, 존경하는 마음가짐으로 대하면, 지금까지 발견하지 못하였던 상급자의 좋은 점도 찾아낼 수 있어 인간관계도 역시 좋아질 것이며, 업무도 즐거운 마음으로 처리할 수 있게 될 것이다.

③ 업무지시를 받으면 실행 후 보고한다.

상급자의 업무지시를 받을 때는 무조건 알았다고 하지말고 그 자리에서 반드시 메모를 한다. 지시내용을 잘 이해하지 못하면 다음으로 미루지 말고 즉석에서 다시 한번 확인을 해야한다. 업무지시가 끝나면 메모한 내용을 다시 한번 윗사람에게 확인을 한다.

만약 어려운 일인 경우는 무조건 못한다고 사양하지 말고 '나는 할 수 있다.'라는 자신감을 상대에게 보이며 도전해 본다는 의지로 자신의 능력을 발휘해 본다.

지시된 업무는 처리 후 종결되었으니까 하고 그냥 덮어두지 말고 보고를 한다. 이때 결과보고는 절대로 다른 사람에게 미루지 말고 본인이 직접해야 한다. 만약 상급자가 자리를 비웠을 경우 메모지에 결과보고를 적어서 책상위에 놓아두고 상급자가 돌아온 뒤 메모를 보았는지 확인한다. 또한 다른 사람들이 알면 곤란한 내용일 경우는 말로 전하지 말고 전화문자 등으로 보고하는 것도 하나의 에티켓이다.

④ 비평이나 충고를 받아들인다.

직장생활을 하다보면 여러가지 문제들로 문책을 받거나 때로는 자신의 실수가 아닌 일로 문책을 받을 때도 있다. 자신의 실수에 대하여는 잘못을 인정하고 순종하는 자세로 냉정히 자신을 반성할 줄 아는 태도를 가져야 한다.

상급자의 의견을 존중하며, 문제발생 시 해결의 지혜를 빌리고 충고는 감사하는 마음으로 받아드린다. 상급자의 정당한 문책을 기꺼이 소화시킬 수 있는 도량을 가진다. 변명하거나 다른 사람의 탓으로 돌리지 말고 그 자리에서 잘못을 시인하고 사과를 한다. 자신에 대한 비평이나 충고를 수용할 수 있는 사람은 주위로부터 호감을 받는다.

하지만 자신의 잘못이 아닌 것으로 문책을 받았을 경우나 도무지 납득할 수 없는 사안의 경우는 일단 '조심하겠습니다.'라고 인정하고 다시 보고한다. 동료들 앞에서 자꾸 따지는 것은 삼가며 일단 자신의 잘못이라고 하고 넘어가는 것도 요령이다. 일단 물러나 자기의견과 상급자의 주의를 잘 검토해 본 후에 동료들이 보지않을 때에, '조금 전의 일 말씀입니다만, 저도 다시 생각을 하고 반성해보았습니다만 이런 부분들은 이런 게 아닐까 생각됩니다만 어떻게 생각하십니까?'라고 하는 편이 현명한 방법이다.

⑤ 아부와 존경을 구분하라.

상급자를 존경하고 따르는 것이 직장생활의 기본이지만 직장이란 사회에도 직원사이에 경쟁의식이 있기 때문에 직접적인 이해관계가 있는 상급자에게는 자칫 아부하게 되기 쉬운 것이 직장인의 약점이기도 하다. 개인적인 용무에 있어서 과도한 시

중과 맹종은 삼가하고, 지나친 친절이나 굽실거리는 태도는 부자연스럽고 비굴하게 느껴지므로 예의를 잃지 않는 태도로 대하도록 해야 한다.

반대로 상급자를 너무 의식한 나머지 상급자와 거리를 두고 행동하는 것도 좋지 못하다. 아무리 높은 지위에 있는 상급자라 하더라도 결국은 같은 직장사회에서 일하고 있는 대등한 인간임을 인식하고 인간적인 결합을 맺어 상하 일체감을 갖도록 한다. 가끔 상급자가 모든 직원에게 고루 나누어주는 선물은 고맙게 받아야 하나 개인적인 선물은 주고받지 않는 것이 좋다.

⑥ 호칭을 올바로 사용한다.

상대방의 호칭, 특히 존칭을 적절하게 사용하지 않으면 실례가 되므로 직위를 바꿔 부르지 않도록 주의한다. 상급자를 부를 때 호칭은 성과 직급명 또는 직책명에 다음에 '님'의 존칭을 붙여서 부르며 높임말을 써야 하고, 상급자에게 '○○ 선배', '○ 언니'라고 부르는 것은 삼가한다.

대화의 어휘는 존대어휘를 골라 사용하고 간혹 상급자가 나이가 어리다 하여도 연령과는 무관하게 존대를 한다. 일반적으로 직장에서의 상급자는 연령이 고려되지 않는다.

⑦ 상급자에게 동료의 험담은 삼가한다.

상급자와 접촉하여 대화를 나누다 보면 때때로 상급자는 동료나 회사에 대한 질문을 하기 쉽다. 이때 평소에 생각하고 있었던 의견을 솔직하게 말하는 것이 좋다. 동료의 단점은 알리지 않는 것이 좋으나 꼭 이야기하여야 하는 경우라면 동료를 비방하지 말고 장·단점을 골고루 들어 말하도록 한다.

먼저 동료의 결점을 말한 다음 장점을 구체적으로 이야기 하는 것이 결점을 가려주는 효과가 있고 듣는 사람에게 좋은 여운을 남겨주기 때문이다. 또 상급자로부터 칭찬을 받았을 때 '○○로부터 배웠습니다.'라고 선배나 동료를 내세워 주도록 한다. 주의할 것은 상급자나 동료의 험담은 어디서라도 삼가하고 항상 자기자신의 결점을 찾아 고쳐나가는 자세가 필요하다.

⑧ 직장 내에서 상급자와의 예의를 지킨다.

- 보행 중 상급자를 만나면 걸음을 멈추고 반 경례로 인사하고 지나간 다음에 움직인다.
- 상급자나 선배 부재 시 그의 책상이나 의자에 앉거나 서랍 또는 서류함을 뒤져보는 일은 절대로 삼가한다.

- 상급자가 자기를 알아보지 못하더라도 아는 사람이면 인사한다. 인사는 선후나 상하에 관계없이 먼저 알아본 사람이 하는 것이다.
- 상급자가 자기를 부르거나 용무가 있어 가까이 다가오면 일어나서 맞이한다. 근무 중이 아니고 휴식 중이거나 사석에서라도 직장의 상급자가 출입할 때는 일어나는 것이 좋다.
- 상급자의 업무영역에 필요이상으로 개입하지 않는다.

(3) 하급자

직장에서 상급자나 동료에 대한 예절은 지켜지기 쉬우나 하급자와의 관계는 소홀하게 되는 경우가 많다. 성공적인 직장생활을 영위하기 위해서는 하급자와의 관계를 원만히 갖는것도 매우 중요하다.

하급자들을 대할 때는 개성을 지닌 인격체로서 간주하여야 한다. 윗사람이라고 해서 함부로 해서는 안 된다. 우리가 상급자와의 관계에서 느끼는 불편함을 생각한다면 하급자에게 보다좋은 상급자가 될 수 있을 것이다.

① 업무 시

- 업무의 결과에 대하여 때때로 이야기해준다.
- 일을 잘 하였을 때는 칭찬하여 주고, 잘못하였을 때는 주의를 준다.
- 상급자에게서 자신에게로 주어진 책임을 하급자에게 떠넘기지 말아야 한다.
- 하급자들은 책임감이 강한 상급자를 따른다.
- 칭찬과 상훈은 하급자에게 양보한다.
- 하급자 어려움에 봉착하거나 실패하였을 때 격려하며 뒤처리를 도와준다.

② 인간적인 관계를 유지

- 기분을 이해해 주고 새로운 감각을 갖고 대하도록 한다.
- 선배 티를 내지 않도록 한다.
- 아무리 하급자라도 연장자일 때는 연령에 따른 예우를 해야 한다.
- 하급자를 항상 편하게 해주고 존중해야 한다.
- 개인적인 일로 함부로 부리지 않는다.
- 어려움을 덜어주고 하급자에게 기쁜일이 생기면 남보다 먼저 기뻐하는 상급자가 되어야 한다.
- 하급자가 허물없이 상의하고 의지할 수 있는 상대가 되어야 한다.

③ 호칭

- 하급자에 대한 호칭은 되도록 직책명으로 부르고, 만일 직책명이 없는 경우에는 '○○○씨'라고 부른다.
- 특별히 친숙한 관계나 나이차이가 많아 서로가 양해된 경우는 호칭으로 부를 수도 있다.
- 말씨는 원칙적으로 높임말을 쓴다. 그러나 연령차이가 많이 날 경우 하급자가 양해할 때는 반 높임말을 쓸 수도 있다.

④ 기타예절

- 하급자가 인사하면 반드시 친절하게 답례해야 한다. 답례하지 않거나 건성으로 지나치는 상급자에게는 인사하기가 싫은 것이 인지상정이다.
- 하급자에게라도 순서를 따르지 않고 먼저 인사한다. 하급자가 인사하기를 기다려 인사하겠다는 심리가 직장의 분위기를 깨는 요소가 된다.

3) 환자와의 관계

고객이나 환자와의 관계는 사적인 관계가 아니라 공적인 관계라는 점을 명심해야 한다. 늘 내가 우리직장의 대표자라는 자세로 환자나 고객을 응대하여야 한다. 고객이나 환자도 우리병원 전체를 보고 병원을 선택하는 것은 아니다. 환자가 만나는 치과위생사 한사람의 태도가 우리병원 전체를 평가하는 척도가 될 수 있다는 것을 명심하여야 한다.

(1) 일반적인 응대법

① 마음가짐

항상 고객은 어려운 상대임을 명심하고, 친절하고 겸손한 마음과 진심으로 대하여야 하나, 일정한 선을 긋고 예의바르게 대하여야 한다.
간혹 그 사람의 옷차림새로 선입견을 가지고 대하는 경우가 있다. 방문객을 겉모습만으로 판단하지 말아야 한다.

② 대화

업무의 정도를 벗어나는 대화는 가능한 한 피하는 것이 좋다. 특히 환자나 고객의 상담이나 접촉과정에서 상급자에 관한 사항이나 자신이 속한 직장의 비밀스러운 사항을 이야기하는 일이 없도록 주의한다. 공적인 일 이외의 사생활에 관한 질문은 삼가고 이성고객에 대한 지나친 호의는 오해를 불러일으킨다. 말씨는 높임말을 사용하며 '○○○님'이라고 부른다.

③ 방문

고객이 방문하였을 경우는 너무 오래 기다리게 하거나 궁금증을 갖게 해서는 안 되며, 자기의 고객을 다른 동료에게 미루는 일이 없도록 한다. 고객이 나를 만난 것을 다행으로 생각하도록 해야 한다. 혹시 업무상 자신이 방문객이 될 경우는 주인의 자리에 앉지 않는다. 비록 의자가 있더라도 주인이 권하지 않으면 앉지 말아야 한다.

고객의 입장에서 불쾌감을 느끼는 경우

① 일을 하면서 손님을 맞는 태도
② 고객의 질문에 곁눈질로 대답하는 태도
③ 동료나 전화로 이야기하면서 인사를 하는 고객에게 답례를 하지 않는 태도 등은 상대방을 불쾌하게 할 뿐 아니라 병원의 이미지를 손상시킬 수도 있다.

치과병 · 의원을 찾는 분들은 대부분이 비슷한 이유이겠으나 혹시 방문객이 머뭇거리고 있는 경우 먼저 무슨 일로 왔는지를 물어보고 방문의 이유를 찾아 해결해 주어야 한다. 상담이나 치료를 원하거나 개인적으로 누구를 방문하였을 경우 방문 목적에 따라 안내해 준다. 직장구성원의 방문객일 경우 해당자에게 연락을 해주고 안내한다. 혹시 급한 업무수행 중 손님이 찾아왔을 때에는 우선 자리를 권하고 기다리게 한 후 업무를 최대한 빨리 처리하고 손님응대를 한다. 이때 기다리시는 분이 지루함과 어색함을 덜어 드리도록 읽을거리나 차 등을 미리 권하는 것이 좋다.

직장에 반가운 방문객만 있는 경우는 아니다. 상급자에게 불청객이 방문했을 경우에는 우선 사전약속이 되어 있는지를 파악하는 것이 좋다. 만약 상급자가 만나길 꺼리는 손님이라면 '예약환자가 많아 지금은 만나 뵙기가 곤란하시답니다. 나중에 연락 드리시겠답니다.'라는 식으로 사양의 뜻을 완곡하게 전하도록 한다.

근무지에 사적인 손님이 찾아오는 경우, 다른 직원들을 불편하게 하거나 업무에 방해가 되지 않도록 해야하며, 비록 자신이 상급자라고 해서 사적인 손님때문에 하급자에게 사적인 일을 부탁하는 것은 절대 금물이다.

4) 긍정적·부정적 인간관계

좋은 인간관계로 직장생활을 한다면 정말 행복한 직장생활이 될 것이다. 하지만 실제 직장생활은 그렇지 못한 경우가 많다. 우리는 직장생활의 갈등요인으로 직장 동료간의 갈등요인이 큰 비중을 차지한다. 하루에 많은 시간을 생활해야 할 직장 구성원간에 원만한 인간관계가 이루어지지 못한다면 업무의 능률은 물론이고 그 영향이 다른 환자에게 미칠 수도 있다.

(1) 긍정적 인간관계

다양한 사람들을 접촉하는 조직내의 인간관계에서 친분의 정도는 차이가 있겠으나 바람직한 의사소통을 이루고 이해와 신뢰의 상호관계를 유지하는 것이 중요하다.

긍정적인 인간관계 방법

① 완전한 인간은 없고 늘 인간은 부족한 존재라 생각한다.
② 상대방을 이해하려고 하는 의욕을 잃지 말고 관용하는 아량을 기른다.
③ 상대방의 장점을 찾아내자.
④ 싫은 사람도 이해하도록 하자.
⑤ 성격은 미워해도 사람은 미워하지 말자.
⑥ 자신의 감정을 조절하고 감정이입을 실천한다.
⑦ 이해력이 풍부한 사람의 이미지를 그려보자.
⑧ 다른 사람의 이야기를 진지하게 듣고 작은 약속도 소중히 여기고 지킨다.
⑨ 갈등과 실의에 젖은 사람을 위로하고 용기를 준다.
⑩ 아는 체하기보다는 겸손한 마음으로 상대방을 존중한다.

(2) 부정적 인간관계

직장 내에 원만한 인간관계를 맺지 못하는 경우는 꼭 다른 이들에게 이유가 있는 것만은 아니다. 내 자신을 돌아보고 반성하는 자세도 가질 필요가 있다.

바람직하지 못한 인간관계를 유발할 수 있는 요인

① 조직 내에서 미묘한 대항의식이 많은 경우
② 조직 내에 텃세가 강하고 상급자와 선배가 친절하게 가르쳐주지 않는 경우
③ 책임회피의 언동이 많은 경우

④ 무시하거나 헐뜯는 경우
⑤ 업무에 임하는 자세가 소극적이고 비협조적이며, 매사에 몸을 사리고 등 뒤에서는 불평만 토로하고 있는 경우
⑥ 말을 들을 때에 조심성이 없는 경우
⑦ 전체보다도 개인의 이해득실을 우선적으로 생각하는 경향이 많은 경우
⑧ 수직·수평의 인간관계가 원만하지 못한 경우
⑨ 필요 이상으로 규칙과 벌칙이 엄하여 불안한 경우
⑩ 자신의 문제를 토의하거나 결정하는데 소외당하는 경우
⑪ 인간을 위한 조직이 아니고, 조직을 위한 인간이 되어 있는 경우
⑫ 사생활에 필요 이상으로 구속받고 있는 경우

5) 원만한 인간관계를 위한 화법

① 이름으로 부르기

이름은 개인의 존재를 나타내 주는 집약적인 상징체계이다. 따라서 개인에게 이름이란 자신과 타인을 구분지어 주는 것일 뿐만 아니라 개인을 세상에서 유일한 인격체로 지정해 주는 수단이다.

② 간접적으로 지적하기

상대방과 이야기를 하거나 논쟁을 할 때 일방적으로 상대방의 의견이 틀렸다고 지적해 버리면 상대방 입장에서는 상당히 기분이 나쁠 수 있다. 따라서 이럴 때에는 원만하게 돌려서 완곡하게 이의를 제기하여야 한다. 가령 "네. 그렇게 생각할 수도 있겠습니다. 제가 당신이었어도 그렇게 말했을지 모릅니다. 그런데 한번 이렇게 생각해 보는 것은 어떨까요?"와 같이 시작하여 자신의 견해를 피력하는 것이다.

③ 깨끗하게 잘못 인정하기

간혹 사람들은 논쟁을 할 때 어떻게든 지지 않으려고 애를 써서 결국 논리적으로 오류를 범하거나 대중의 생각이나 감정에 호소하는 등의 오류를 범하기도 한다. 자신이 몰랐던 관점이라면 스스로는 그것이 올바른 정보인지 그른 정보인지 판단할 수 없다. 또한 상대방과 논쟁을 하면서 자신의 의견이 부적절함을 분명히 느꼈다면 깨끗이 그것을 인정할 줄 알아야 한다.

④ 말끝 흐리지 않기

소심하고 인간관계가 별로 원만하지 못한 사람에게서 나타나는 전형적인 특징 중 하나가 말끝을 흐리는 습관이다. 말의 끝 부분을 흐릿하게 말하는 습관은 그 사람이 매우 자신감이 없어 보이기 때문에 말의 끝은 분명하게 밝혀서 대화를 끝맺어야 한다.

⑤ 인신공격 피하기

논쟁을 할 때 자신이 밀리고 불리하다 싶으면 상대방에게 인신공격을 가하는 때가 있다. 인신공격을 가하면 상대방 입장에서는 자신의 체면이 망가지는 꼴이 되고, 인신공격은 감정적인 반응이므로 이성적인 반응이 필요한 논쟁에서 피해야 할 수단이다.

⑥ 꼬리를 내리지 않기

직장생활에서 상사가 부하 직원에게 일을 맡겼을 때 부하직원이 자신감 없이 꼬리를 내리고 회피하는 모습을 보이면 상사의 눈에는 감점요소로 보이기 마련이다.

⑦ 부족한 점에 대해 격려하기

부하직원이나 자녀의 업무성과나 학업성적이 기대와는 달리 도리어 나빠지거나 잘못된 방향으로 흘러갔을 때, 이것에 대해 직접적으로 문책하고 나무라기보다는 다음번에는 틀림없이 잘 할 수 있으리라고 용기를 북돋우며 위로하는 것이 필요하다. 부하직원이나 자녀 스스로도 자신의 성과에 불만족스러울 것이므로 이 상태에서 외부의 스트레스를 더 받으면 외욕도 떨어질 것이고 결국 성과는 더 저조해질 것이다.

⑧ 의미를 분명하게 하기

원만한 의사소통과 소통의 그 결과를 위해서는 불분명하고 추상적인 표현을 분명하고 구체적인 표현으로 바꾸어 줄 필요가 있다.

의사소통은 인간관계의 시작이자 끝이라 보아도 과언이 아니다. 따라서 의사소통을 어떻게 하느냐가 자신의 인간관계를 결정하며, 이것은 자신의 인생에도 영향을 미친다.

2. 인간관계 속의 자아분석

환자와의 원활한 의사소통을 위해 사용하는 인간행동의 유형분석은 성격 특성과 관련하여 MBTI(Myers-Briggs-Type-Indicator) DISC(Dominance, Influence, Steadiness, conscientiousness) 에니어그램(Enneagram)과 혈액형에 의한 ABO System이 있다.

1) MBTI

(1) MBTI의 개념

MBTI는 인식과 판단에 대한 카를 구스타프 융(Carl Gustav Jung)의 심리적 기능 이론과 인식과 판단의 방향을 결정하는 태도이론을 바탕으로 하여 제작되었다. 또한 개인이 자기 보고식 문항을 통해 인식하고 판단할 때의 각자 선호하는 경향을 찾고, 이러한 경향 하나하나와 여러 개가 합쳐졌을 때 인간행동에 어떠한 영향을 미치는가를 파악하여 실생활에 응용할 수 있도록 개발된 심리검사이다.

(2) MBTI의 성격 유형

MBTI 검사는 모두 95문항으로 이루어져 있으며 4가지 척도의 관점에서 인간을 이해하고 있는데, 융의 심리유형에 따르면 교육이나 환경의 영향을 받기 이전에 이미 인간에게 잠재되어 있는 선천적 심리유형인 선호경향이 존재하는데, 이것을 사고와 감정, 감각과 직관, 외향성과 내향성으로 설명하고 있다(표 12-1).

Myers와 Briggs가 고안한 도표는, 생각이 많은 내향성(introversion)은 도표 위쪽 2줄에, 적극적이고 활동적인 외향성(extroversion)은 도표의 아래쪽 2줄에, 감각형(sensing)은 도표의 왼쪽 2줄에, 직관형(intuition)은 도표 오른쪽 2줄에 배치하였고, 분석적이고 논리적인 사고형(thinking)은 도표의 왼쪽과 오른쪽에 배치하고, 관계 지향적인 감정형(feeling)은 도표의 중앙에 배치하였다. 정리정돈을 잘하는 판단형(judging)은 도표의 아래위로 배치하고, 개방적이며 때로는 즉흥적인 인식형(perceiving)은 도표의 가운데로 모아 놓았다.

이 도표는 사람들 사이의 상호작용을 쉽게 이해할 수 있도록 해 줌으로써 서로가 서로를 잘 알 수 있는 세상을 만드는 데 도움을 주고 있다.

표 12-1 MBTI의 16가지 성격유형

ISTJ 소금형 한번 시작한 일은 끝까지 해내는 성격	**ISFJ 권력형** 성실하고 온화하며 협조를 잘하는 사람	**ESTP 활동가형** 친구, 운동, 음식 등 다양함을 선호	**ESFP 사교형** 분위기를 고조시키는 우호적인 성격
INFJ 예언자형 사람에 관한 뛰어난 통찰력을 가진 사람	**INTJ 과학자형** 전체를 조합하여 비전을 제시하는 사람	**ENFP 스파크형** 열정적으로 새 관계를 만드는 사람	**ENTP 발명가형** 풍부한 상상력으로 새로운 것에 도전
ISTP 백과사전형 논리적이고 뛰어난 상황 적응력	**ISFP 성인군자형** 따뜻한 감성을 가지고 있는 겸손한 사람	**ESTJ 사업가형** 사무적, 실용적, 현실적인 스타일	**ESFJ 친선도모형** 친절, 현실감을 바탕으로 타인에게 봉사
INFP 잔다르크형 이상적인 세상을 만들어가는 사람들	**INTP 아이디어형** 비평적인 관점을 가진 뛰어난 전략가	**ENFJ 언변능숙형** 타인의 성장을 도모하고 협동하는 사람	**ENTJ 지도자형** 비전을 갖고 타인을 활력적으로 인도

2) DISC 행동유형

(1) DISC의 개념

DISC는 1928년 미국 콜롬비아대학 심리학 교수인 William Mouston Marston에 의해 만들어진 독자적인 행동유형 모델로서 인간의 행동유형(성격)을 구성하는 핵심 4개의 요소, 즉 주도형(dominance), 사교형(influence), 안정형(steadiness), 신중형(conscientiousness)의 약자이다. DISC는 자신의 행동유형과 감정을 발견하고 이를 활용할 수 있고, 타인의 행동을 이해하고 효과적으로 다른 사람과 상호작용할 수 있으며, 자신에게 맞는 갈등관리, 대인관계 유지방법, 학습방법을 발견할 수 있는 행동유형 분석이다.

표 12-2 DISC 행동 유형(성격)

	듣고 싶은 답변	성격 모드
D	무엇?-무엇이 핵심인가?	내 사전엔 불가능이란 없다.
I	누가?-누가 갈 것인가?	세상은 넓고 할 일은 많다.
S	어떻게?-어떻게 하길 원하는가?	우리는 하나
C	왜?-왜 하길 원하는가?	돌다리도 두드려 보고 건너라

(2) DISC 일반적 특징

D. 주도형(Dominance)	I. 사교형(Influence)
·목표(성과) 지향적 ·자기 주장이 강하다. ·도전과 모험을 좋아한다. ·타인의 감정은 중요하지 않다.	·사람 지향적 ·긍정적이고 낙천적이다. ·타인의 거부를 두려워한다. ·압력하에 일을 못한다.
C. 신중형(Conscientiousness)	**S. 안정형(Steadiness)**
·과업 지향적 ·주의 깊고 분석을 잘한다. ·일에 대해 타인의 비판을 두려워한다. ·기대가 높고 비판적이다.	·팀 지향적 ·정해진 방식대로 행동한다. ·변화를 두려워한다. ·남을 위해 자신을 양보한다.

① 주도형

주도형(dominance)인 사람은 일에 강한 관심을 갖고 있고 솔선수범하며 결과나 성과를 중시하는데 높은 관심을 둔다. 주도권을 잡아 새로운 과제에 도전하거나 목표 달성을 위해 최대한의 노력을 경주한다. 행동은 신속하고, 기회를 활용하여 자기의 의지를 관철시킨다. 혼자서 일을 하거나 남을 움직여 일하는 것을 좋아한다. 경쟁심도 왕성하다. 대인관계는 담백한 편이고 일 이외에 교제라던가 세상돌아가는 이야기 등을 좋아하지 않는다.

• 환자행동 접근전략

구체적이고 간단명료하게 핵심을 말하며, 의사결정을 하기 위한 핵심적인 대안과 선택안을 제공하고, 구체적인 질문과 논리적이고 효율적인 사실을 제시하되 목표와 결과를 언급함으로써 설득한다. 진료 및 치료가 끝난 뒤에는 항상 호의적으로 배웅한다.

② 사교형

사교형(influence)인 사람은 매사에 적극적이고, 자신은 물론 남도 잘 부추긴다, 사교적으로 이야기하기를 즐기고, 늘 주변에 활발한 분위기를 조성하며, 주위사람들과 의사소통을 많이 하면서 일을 추진해 나간다. 하지만, 주도권을 잡는 데도 관심을 기울여 창조적인 것을 찾아 위험을 무릅쓰고 문제해결에 도전한다.

- 환자행동 접근전략

  구체적인 것들을 제시하고, 일관되게 충분히 예측할 수 있도록 정확하고 실제적인 모습을 보인다. 할 수 있다고 말한 것에 대한 어떤 제안의 장·단점을 밝혀 신뢰감을 준다. 직접적이고 직선적으로 접근하되 공격적이지 않도록 하고, 논리적이고 체계적인 접근을 시도하고 동의하지 않는다면 당신의 입장을 체계적으로 설명하고, 오랜시간에 걸쳐 확신을 주고 선택하게 하며 그들의 노력이 성과를 얻도록 하라.

③ 안정형

안정형(steadiness)인 사람은 무엇보다도 집단적인 연관성을 중시하는데, 차분하며 부드럽고 성실하고, 소극적이나 따뜻한 감정표현 때문에 가까이하기 쉬운사람이라는 느낌이 든다. 팀워크를 중시하여 철저한 협력아래 일을 추진해 가기를 좋아하지만 모험을 별로 하려하지 않는다. 무엇보다도 책임을 다함께 지고 싶어한다. 인간관계를 쌓는데 관심이 있으며, 결단을 내릴 때는 주위 사람들로부터 지원을 요청한다.

- 환자행동 접근전략

  친근감을 느낄 수 있도록 충분한 시간을 통해 관계를 형성하고 사귈 수 있는 시간을 확보해 둔다. 흥미를 돋는 의견을 나누고 그들의 목적과 관련해 지나치게 세부사항을 이야기하지 않는다. 계속적으로 관계를 유지하고 그들이 중요한 사람이라고 느낄 수 있도록 한다. 위험을 기꺼이 감수하도록 구체적이고 직접적인 동기와 인센티브를 주며 행동으로 옮길 수 있는 아이디어를 제공한다.

④ 신중형: 분석형

신중형(conscientiousness)인 사람은 목표를 향해 착실히 추진해 나가는 과정에 높은 가치를 둔다. 행동은 언제나 냉정·침착하고 차분하며, 소극적인데다, 규칙적인 반면, 독립성이 강하다. 일에 있어서는 체계적이고, 사실과 논리에 입각한 접근을 중시하며, 정보나 데이터를 수집, 분석하기를 좋아하고 모험을 최소한으로 하는 방법을 철저히 검토한다. 대인관계는 비즈니스맨답게 감정을 드러내지 않는다. 결단을 내릴 때는 확률이나 확증을 늘 염두에 두고 행한다.

- 환자행동 접근전략

인간적으로 진정한 관심을 보이며 진솔하고 개방적이며 부드럽고 비위협적으로 이야기한다. 사적인 이야기를 간단히 언급하여 서로에게 관심을 가질 수 있는 시간을 갖는다.

체계적이면서 친근감있게 하고, 개인적 목표를 끌어내고 구체적인 확신과 해결안을 제시한다.

(3) DISC 유형별 행동스타일

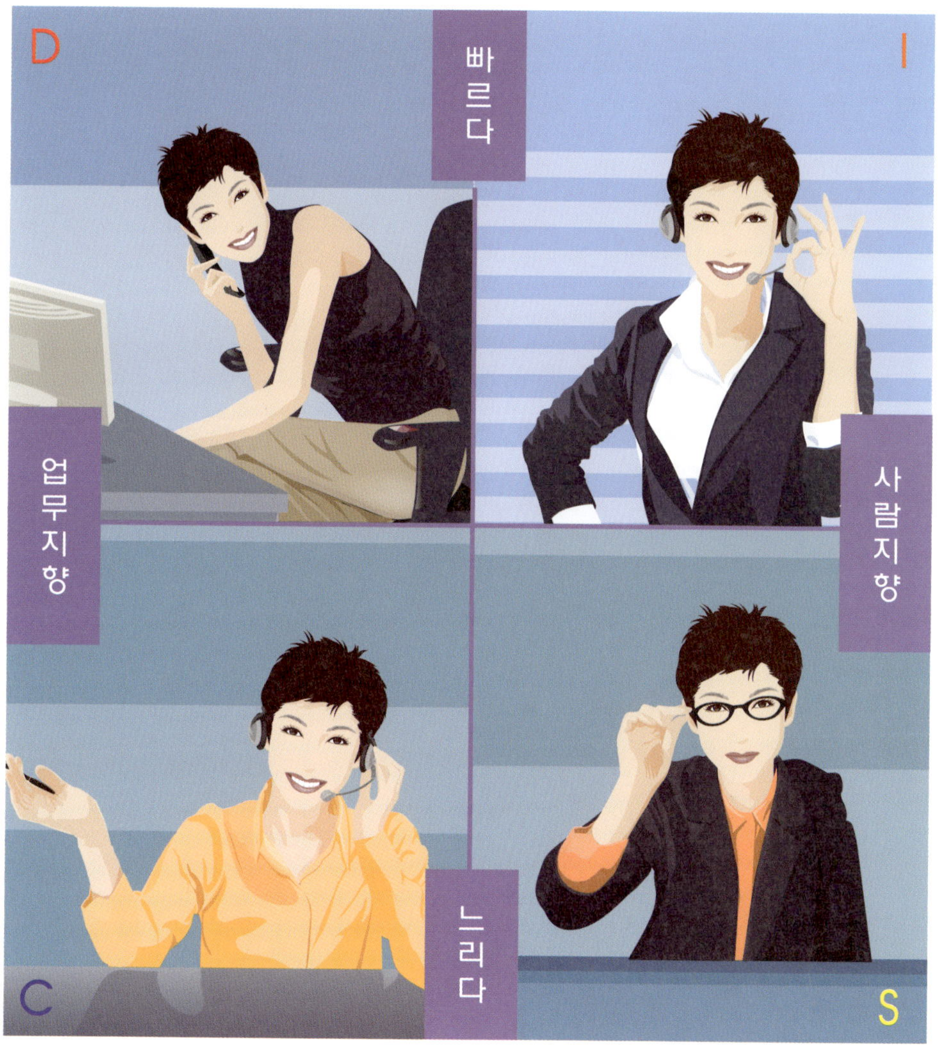

(4) DISC 유형 보완하기

구분	줄여야 할 점	늘려야 할 점
D	자신이 원하는 상황으로 사람과 조건 등을 통제하려는 행동	인내, 수용, 개방적인 태도, 경청하는 태도
I	타인으로부터 인정받으려는 욕구	경청하는 태도, 사실과 데이터에 대한 관심, 준비, 조직화
S	새로운 기회, 아이디어에 대한 전념, 갈등 회피, 위험 회피	직설적인 의견피력, 변화에 대한 개방성, 빠른 적응
C	완벽주의, 자신과 타인에 대한 비판	문제해결의 유연성, 타인의 관점수용, 공감적 태도

(5) 고객유형별 complain 해결방법

① 신경질적인 고객

- 매사에 짜증을 낸다.
- 작은 일에 민감한 반응을 보인다.
  - 인내를 가지고 응대한다.
  - 말씨나 태도에 주의한다.
  - 불필요한 대화를 줄이고 신속히 조치한다.
  - 삼가할 표현 : 고객님 마음대로 하세요. 알아서 하세요.

② 빨리 빨리 형의 고객

- 재촉이 심하고 의자에 앉아 기다리지 못하고 안내데스크 앞에 서 있는다.
- 업무지시를 한다.
- 다른 고객응대 시 끼어든다.
- 질문이 많고 짧다.
  - 정중함도 물론 중요하지만 신속함을 보여준다.
  - 늦어질 때는 사유에 대해 분명히 말하고 양해를 구한다.
  - 언짢은 내색을 보이거나 원리원칙만을 내세우지 않는다.
  - 삼가할 표현 : 글쎄요, 아마 …, 저 … 등의 애매한 표현

③ 뽐내는 거만형의 고객(자기과시형)

- 직원의 설명에 대하여 부정적 반응이 많다.
- 다 알고 있다는 듯 설명을 잘 듣지 않는다.
- 자기자랑이 심하고 거만하다.
- 스텝보다 원장님에게 접근하려 한다.
  - 되도록 정중하게 답한다.
  - 고객의 특이사항을 찾아내어 칭찬한다.
  - 욕구가 충족되도록 인정해 준다.
  - 의견에 대해 맞장구를 친다.
  - 삼가할 표현 : 다 아시면서 뭘 물어보세요?

④ 온순하고 얌전형의 과묵한 고객

- 직원에게 정중하게 접근한다.
- 말이없는 대신 오해도 잘한다.
- 조금 불만스러운 것이 있어도 내색을 잘 하지 않는다.
  - 되도록 예의바르게 응대한다.
  - 말씨 하나하나 표현에 주의한다.
  - $+\alpha$서비스를 제공할 수 있도록 한다.
  - 성의있게 응대하고 업무처리시 사고가 없도록 주의한다.
  - 아무리 바빠도 시선은 반드시 마주치며 말을 한다.

⑤ 신중한 고객

- 실용성에 대해 질문을 많이 한다.
- 망설임이 많다.
  - 초조해하지 않고 질문에 성의껏 답한다.
  - 사례나 다른고객의 반응을 예로들며 추가 설명한다.
  - 혼자 생각할 수 있는 시간적 여유를 준다.

(6) 유형진단지

낙천적인 ( )	온화한 ( )	확고한 ( )	공손한 ( )	유쾌한 ( )
참을성 있는 ( )	모험성 있는 ( )	진실한 ( )	유쾌한 ( )	정교한 ( )
결의가 굳은 ( )	겸손한 ( )	정확한 ( )	의욕적인 ( )	양보하는 ( )
객관적인 ( )	즐거움 추구 ( )	활기찬 ( )	정확한 ( )	대담한 ( )
표현력 있는 ( )	부드러운 ( )	성취, 달성 ( )	조심성 있는 ( )	열정적인 ( )
질을 중시하는 ( )	독립심이 강한 ( )	조화, 사랑 ( )	사람을 끄는 ( )	공평한 ( )
남을 기쁘게 하는( )	주의 깊은 ( )	안정, 독립 ( )	주도적인 ( )	협조적인 ( )
논리적인 ( )	솔직한 ( )	인정, 칭찬 ( )	자제력 있는 ( )	자주적인 ( )

- 각 문항의 Box 안에 자신에게 가장 가까운 것 4, 3, 2, 1 점수 순서를 기록함.
- DISC의 합이 100점 나오도록 계산하여 가장 높은 점수가 자신의 성격유형으로 진단함

■ D :　　I :　　S :　　C :　　Total 100

I		S		D		S		I	
S		D		S		I		C	
D		C		C		D		S	
C		I		I		C		D	

3) 에니어그램

(1) 에니어그램의 개념

에니어그램이란 그리스어의 '에니어(ennear: 9, 아홉)'라는 단어와 '그라모스(gra mmos: 도형 · 선 · 점)'라는 단어의 합성어이다. 즉, 에니어그램은 그리스어로 '9개의 점이 있는 그램'이라는 뜻이다. 원과 9개의 점 그리고 그 점들을 잇는 선으로만 구성된 단순한 도형이지만 그 안에는 우주의 법칙과 인간내면의 모든 것이 상징적으로 표현되어 있다. 에니어그램은 사람을 9가지 유형으로 분류할 수 있으며, 어떤 사람이라도 그 중 하나의 유형에 속할 수 있다고 본다.

(2) 힘의 중심

인간을 장(배, 본능)중심, 가슴(감정)중심, 머리(사고)중심으로 에너지 선호도를 나타내는 지표로 어느 것이 좋고 나쁜 것은 아니다.

표 12-3 힘의 중심별 특성

유형	장중심(8, 9, 1)	가슴중심(2, 3, 4)	머리중심(5, 6, 7)
신체	소화기	순환기	머리, 중앙신경 조직
성격	본능(경계) 적대적, 성적, 자발적	감정(이미지) 사회적, 사교적, 인간중심	사고(불안) 자기보존, 지식
인상	단호한 눈매, 도전적 안색	매력적인 미소, 온화	부끄러움, 소심
감정	분노, 공격적	수치심, 사회적	공포, 보전적
감각	청각, 후각	촉각, 미각	시각
관심	자신, 힘, 현재, 미래	인간, 상징, 과거	수수께끼, 전반 상황, 미래
상황 파악	진행하는 일, 현실, 조정통제	직관적, 감정적, 타인 관심	관찰, 비교, 분석, 내성적

(3) 에니어그램 유형별 특성

① 1 유형(완벽함을 추구하는 사람, 개혁가)

매사에 완벽을 기하고 스스로의 이상을 건설적인 자세로 추구하며 이를 위한 노력을 아끼지 않는다. 항상 공정함과 정의를 염두에 두고 정직하고 신뢰할 수 있는 성품으로 자신의 윤리관에 자신감을 갖고있다. 자신은 '올바른 길을 걷고 있다', '매사를 정확하게 파악하고 있다'는 생각으로 만족감을 느낀다.

- 무슨일이나 완벽하게 처리하고 정확하게 끝을 맺는 사람들이다.

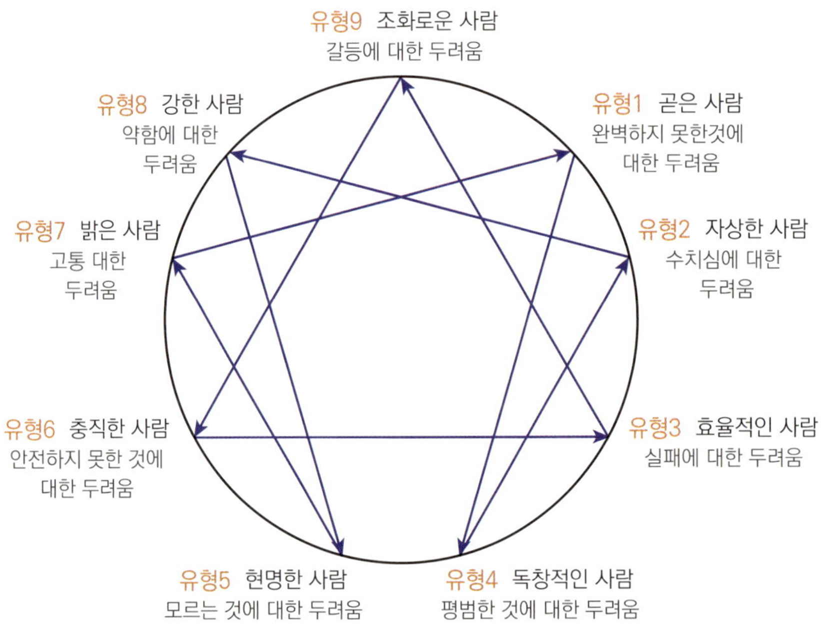

그림 12-1 에니어그램의 9가지 유형의 그림 모형

② 2 유형(타인에게 도움을 주려는 사람, 조력가)

정이 많고 곤경에 빠진 사람에게 도움의 손길을 뻗치며 주변사람에게 도움이 되는 일을 마다하지 않는다. 타인이 필요로 하는 것에 몰두하지만 타인의 도움을 필요로 하고 있는 자신에 대해서는 자각하지 못한다. '나는 필요한 사람이다', '무언가 남에게 줄 수 있다'는 생각으로 만족감을 얻는다.

③ 3 유형(성공을 추구하는 사람, 성취가)

항상 효율을 중시하고 성공을 위해서는 자신의 생활을 희생시키더라도 개의치 않는다. 인생의 가치를 '실패냐 성공이냐'라는 척도로 보고 실적을 중시하는 열정적인 사람으로 그들은 일이나 인간관계에서 성공을 꿈꾼다. 자신은 '성공했다', '일을 효율적이고 성공적으로 완수해냈다'는 것에 가장 큰 만족을 얻는다.

- 가치있는 사람이 되고자 자기계발에 열심이다.

④ 4 유형(특별한 존재를 지향하는 사람, 예술가)

자신은 특별한 사람이라고 자부하고 있으며 무엇보다도 감동을 중시하고 평범함을 싫어한다. 다른 사람들보다 슬픔이나 고독 등이 진지하게 느껴지며, 타인에 대한 이해심이 많고 사람들을 받쳐 주고 격려하는 것을 좋아한다. '나는 특별하다', '다른 사람과 다르다'는 것에 만족을 얻는다.

- 문제를 자기식으로 해석하고 자기식으로 해결한다.

⑤ 5 유형(지식을 얻어 관찰하는 사람, 사색가)

분석력과 통찰력이 뛰어나며 객관적이고 초연한 태도를 일관되게 유지하려고 한다. 현실을 파악하는 관찰력이 뛰어나지만 말이 적고 태도가 조심스럽다. 어리석은 판단을 내리는 것을 두려워하며 일을 시작하기 전에 정보를 열심히 수집해 상황을 정확하게 파악하려고 한다.

자신은 '지혜로운 사람', '현명한 사람', '무엇이든지 잘 알고 있는 사람'이라는 모습에 가장 큰 만족을 드러낸다.

- 유능하기 위해 지식을 추구한다.

⑥ 6 유형(안전을 추구하고 충실한 사람, 충성가)

책임감이 강하고 안전을 추구하는 유형으로서 친구나 자기가 믿는 신념에 가장 충실한 사람들이다. 전통이나 단체에 강한 충성심을 갖고 있으며 공동체에 대한 공헌심이 대단하다. 상대방에게 호감을 주는 유형이다. '책임감이 있다', '충성스럽고 믿을 만하다'는 말에 가장 큰 만족을 느낀다.

- 걸어다니는 준법주의자

⑦ 7 유형(즐거움을 추구하고 계획하는 사람, 낙천가)

모든 일을 낙관적으로 보려고 하며 밝고 명랑하다. 자기 주변에서 즐거움을 찾아

내는 능력이 뛰어나며, 아이디어와 상상력이 풍부하여 호기심이 많은 유형이다. '항상 즐겁다', '앞으로의 계획이 무궁무진하다'라는 것에 만족을 얻는다.

- 다재다능하다.

⑧ 8 유형(강함을 추구하고 주장이 강한 사람, 지도자)

자신이 옳다고 생각하는 것에 대해서는 전력을 다해 싸우는 전사이다. 용기와 힘이 넘치고 허영심 등을 재빠르게 꿰뚫어 보며 그것에 결연히 대항한다. '할 수 있다', '힘이 넘친다'라는 자신의 모습에 강한 만족을 느낀다.

- 리더십이 강하다.

⑨ 9 유형(조화와 평화를 바라는 사람, 중재자)

갈등이나 긴장을 피하는 평화주의자로 자신의 내면이 혼란스러워지는 것을 싫어한다. 다른 사람들에게 쉽게 동화되기 때문에 주위사람들의 영향을 받기 쉽다. '안정감', '조화'로 넘쳐 있는 상태에 가장 큰 만족감을 느낀다.

4) ABO 시스템

ABO 시스템은 혈액형의 특성에 따른 분류법이다. 혈액형에 따라 환자관리에 이용하기 위해서는 각 혈액형의 기질 및 특성에 관한 지식을 최소한 이해하고 있어야 한다. 따라서 기질이나 특성은 다양한 측면으로 접근해야 한다. 또한 혈액형에 근거한 성격구조가 아직 명확하지 못하며, 여전히 통상적인 개념이 상식적으로 통용되고 있어 혈액형 인간학을 환자관리에 활용하려고 한다면 인간기질에 대한 이해와 연구가 필요하다. 따라서 혈액형별 환자분류는 대부분 천성적인 경향의 기질과 특성으로써 후천적인 영향이 더해진 것으로 혈액형별 기질 및 특성과 그에 따른 환자상담 기법으로 제안한다.

표 12-4 ABO 시스템에 따른 상담 기법

	특성	상담기법
A형	신중하다. 통제 능력이 뛰어나다. 감정 표현을 잘한다. 감정 억제가 어렵다. 참을성이 있다. 완벽주의다. 자존심이 강하다.	사적인 대화를 한다(계절, 취미 등). 치료 내역에 관해 자세히 설명한다.
B형	솔직하다. 사고의 폭이 넓다. 참을성이 약하다. 주의력이 부족하다. 감정 억제가 어렵다. 허세를 부린다. 첫인상이 좋지 않다.	정확히 설명한다. 철저하고 완벽 하게 관리한다. 정확하게 근거자료를 제시한다.
O형	감정을 억제하는 능력이 있다. 현실성이 있다. 인내력이 뛰어나다. 허세를 부린다. 자기주장이 강하다.	신뢰를 준다. 적극적으로 관리한다.
AB형	통제능력이 뛰어나다. 감정억제 능력이 있다. 사고가 분석적이다. 다른 사람을 즐겁게 한다. 고집이 세다. 끈기가 부족하다. 비평을 잘한다.	정확한 근거를 제시한다. 간결하게 설명한다. 다양한 치료방법을 설명한다.

3. 교류분석을 통한 자아분석

1) 교류분석의 정의

교류분석(transaction analysis: TA)은 정신의학자 에릭 번(Eric Berne)이 창시한 심리치료 이론으로 성격의 인지력, 합리적, 행동적 측면을 강조하며 인본주의적 가치를 바탕으로 정신적 대인관계적인 심리치료 이론이다.

(1) 성격의 구조

인간의 성격이 '어버이 자아상태(Parents ego state)', '어른 자아상태(Adult ego state)', '어린이 자아상태(Child ego state)'의 세 가지 자아상태로 구성되어 있다고 본다. 이 세 자아 상태마다 고유한 사고, 행동 및 감정을 나타낸다.

① 어버이 자아(P)

프로이드의 초자아에 대응될 수 있는 개념. 주로 부모나 형제 혹은 정서적으로 중요한 인물들의 행동이나 태도의 영향을 받아 형성된다.

② 어른 자아(A)

생애 초기에 유아는 언어능력이 향상 발달하기 시작하며 객관적으로 현실을 파악하고자 한다. 그러기 위해서는 어른 자아는 외계는 물론 개체의 내적세계와 다른 자아상태(P, C)의 모든 원천에서 정보를 수집하고 저장하고 이용한다. 어른 자아는 프로이드의 Ego와 같이 행위에 관한 정보수집, 자료처리, 현실적인 가능성을 추정하는 기능을 한다.

③ 어린이 자아(C)

프로이드의 이드에 대응될 수 있는 것으로 인간의 어린시절의 흔적을 저장해 놓은 곳, 출생 후 5세경까지 외적인 일들에 대한 감정적 반응체제가 내면화된 것, 어떤 사람이 다른 사람과 다툴 때 마치 자신이 어릴 때 그랬던 것처럼 욕을 하거나 고함을 지르는 경우, 또 교양있게 보이는 남자가 길을 가다가 초등학교 동창을 만나자 반가워서 어쩔 줄 몰라하는 모습에서 어린 자아가 가능하다는 것을 볼 수 있다.

(2) 구조 분석(structural analysis)

성격이나 일련의 교류들에 대하여 자아상태 모델의 관점에서 분석하는 것으로, 주로 어버이(P), 어른(A), 어린이(C)의 세 가지 자아상태가 어떻게 구성되어 있는지 분석하는 것을 의미한다. 구조분석의 목적은 자신을 보다 객관화하고 자신의 성격의 불균형을 발견해 가는데 있다.

① 세 가지 자아상태 중에서 어느 것이 주도권을 잡고 있는가?

② 여러가지 생활상황에 따라서 세 가지 자아상태의 주도성은 어떻게 바뀌는가?

③ 자신의 특이한 행동양식은 어떤 것인가? 세 가지 자아상태에서 어느 하나가 필요 이상으로 강하게 작용하지는 않는가?

④ 자신이 진정으로 원하는 성격유형이란 어떤 것인가? 자신이 원하는 모습과 현재의 자기 모습과 행동양식 사이에는 어떤 차이가 있을까?

자아상태의 구조를 분석하면 개인은 자신이 무엇을 선택해야 할지 결정할 수 있게 된다.

자아구조	기능	언어적 표현
비판적 어버이 자아 (Critical Parents ego: CP)	• 주장적, 처벌적, 권위적 • 다른 사람을 가르치고 통제하고 비판하는 기능 • 지나치게 높을 경우: 지배적 태도, 명령적 말투, 칭찬보다 질책	• 비난: "그 정도 밖에 못하니?" • 처벌: "또 그러면 가만두지 않겠어." • 편견: "당연하지." • 단정: "난 역시 안 돼."
양육적 어버이 자아 (Nurturing Parents ego: NP)	• 배려, 격려 • 도움, 긍정적인 인정자극 • 지나치게 높을 경우: 과보호의 경향	• 위안: "힘을 내라" • 배려: "내가 도와줄게." • 격려: "잘 했어."
어른 자아 (Adult ego: A)	• 효율적, 적응적 • 자아상태 간의 갈등 중재 • 지나치게 높을 경우: 무미건조한 컴퓨터	• 효율적: "이렇게 하는 것이 제일 적절하겠어.", "어떻게 하는 것이 제일 좋을까?"
자유로운 어린이 자아 (Free Child ego: FC)	• 타인 배제, 자유로운 감정표현 • 생산적, 즐거움 • 지나치게 높을 경우: 질서나 규범 무시	• 자기중심: "난 이게 좋아." • 즐거움: "좋아."
순응적 어린이 자아 (Adapted Child ego: AC)	• 타인 수용, 순응적, 모범적 규범 준수 • 지나치게 높을 경우: 죄책감, 열등감	• 순응: "알겠어요." • 규범준수: "그렇게 하는 것은 옳지 않아."

(3) 기능분석(functional analysis)

그 사람의 자아 상태가 어떻게 기능하는가를 알기 위한 방법이다. 구조가 자아상태의 내용을 말한다면 기능은 각 자아상태가 어떻게 활용되는가를 말한다.

이러한 자아의 기능에 따라 문제가 해결되기도 하지만 문제가 유발될 수도 있다. 각 자아가 제대로 역할을 하지 못해서 문제를 일으키는 대표적인 경우는 혼합과 배타가 있다.

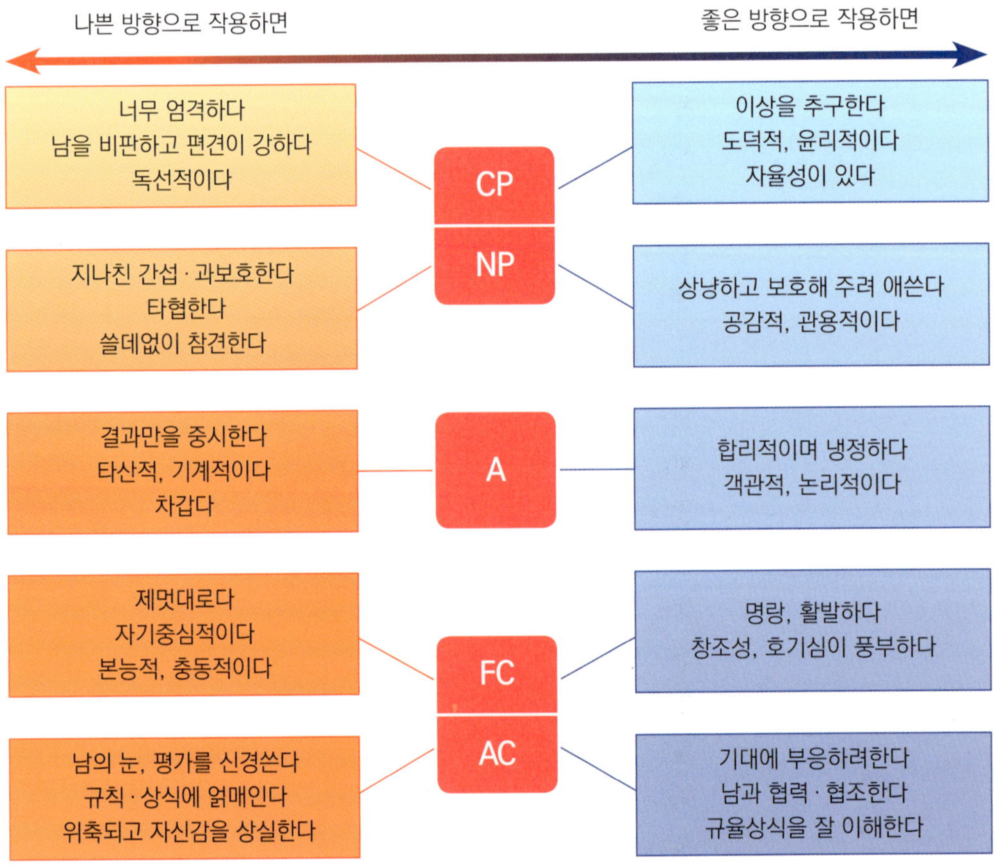

P: 부모(parents)의 자아상태, CP는 비판적인 부모(critical parents)의 약자로 엄격한 아버지의 이미지, NP는 양육적인 부모(nurturing parents)의 약자로 상냥한 어머니의 이미지
A: 성인(adult)의 자아상태
C: 어린이(child)의 자아상태, FC는 자유로운 아이(free child)의 약자로 응석받이 아이의 이미지, AC는 순종적인 아이(adapted child)의 약자로 착한 아이의 이미지

그림 12-2 자아상태의 양면성

* **혼합**: 각 자아의 경계심이 지나치게 이완되어 있어서 한 자아상태가 다른 자아상태를 침범하게 되는 경우다.
* **배타**: 각 자아의 영역이 지나치게 경직되어 있는 경우. 하나의 자아기능을 너무 오래 사용해서 발생하게 되는 문제다.

2) 교류패턴 분석(transactional pattern analysis, 대화분석)

교류분석이론에 의하면 사람은 P, A, C의 세 가지 기능 중 한 기능에서 메시지를 주고 받는다. 두 사람이 교류할 때 자극과 반응을 어떻게 주고받는가에 따라 상보교류, 교차교류, 이면교류로 나눌 수 있다.

(1) 상보교류(complemantary transaction)

자극과 반응의 주고받음이 평형이 되는 교류. 언어적인 메시지와 표정, 태도 등의 비언어적 메시지가 일치되어 나타난다.

"여보, 지금 몇 시야?" "12시에요."(A⇄A)

(2) 교차교류(crossed transaction)

어떤 반응을 기대하여 시작한 교류에 대하여 예상 밖의 반응이 되돌아오는 경우. 인간관계에서 고통의 근원이 된다.

"여보, 지금 몇 시야?" "당신은 시계 없어! 내가 당신 시계야?" (A→A/P→A)

(3) 이면교류(ulterior transaction)

상대방의 하나 이상의 자아상태를 향해서 현재적 교류와 잠재적 교류 모두가 동시에 작용하는 복잡한 교류. 사회적 차원에서 메시지를 보내고 있는 것 같으나 그 주된 요구나 의도가 이면에 숨겨져 있는 것이 특징이다. 대화를 할 때 어른자아 대 어른자아로 대화하는 것 같지만 그 이면에는 다른 속셈이 깔려 있는 경우를 말한다.

표현된 메시지(A→A) "여보, 지금 몇 시야?" "아직 12시 안 됐어."
잠재된 메시지(C→C) "너무 늦은 거 아니에요?" "나름대로 일찍 온 거니까 그만해."

4. 자가진단 리스트(Self-check List)

보다나은 인간관계를 형성하기 위해서는 우선 자기자신을 스스로 진단할 수 있어야 한다. 다음은 매일 스스로 진단해야 할 항목이다.

① 오늘 난 얼마나 행복했는가?

오늘 하루가 행복했었는지 불행했었는지도 모르고 사는 삶이 얼마나 건조하겠는가? 행복은 행복한대로 불행하면 불행한대로 느끼고 살아야 남의 불행을 이해할 수 있다.

② 하루를 잘 계획하고 실천했나?

아무 계획도 없이 되는대로 막 살았나? 오늘 하루는 의미가 있었나? 얼마나 보람찬 일들이 있었나?

③ 명상과 긍정적인 생각에 몇 분을 썼나?

아무 생각도 없이 부정적인 생각이나 남을 시샘하는 생각을 했는가? 생각이 올바르면 행동도 올바르기 마련이다.

④ 내가 어찌할 수 없는 일에 몇 분이나 허비했나?

아무런 의미 없는 공상을 얼마나 했는가? TV나 인터넷 서핑에 몇 분을 소모했나? 필요한 정보를 얻거나 긴장해소의 차원을 넘은 과도한 시간을 허비하지는 않았는가?

⑤ 별것 아닌 일에 몇 번이나 화를 내고 공격적인 말을 내뱉었나?

냉정한 이성이 아닌 감정에 치우쳤는가? 내가 옳다고 주장한 게 몇 번인가? 상대방의 이야기를 경청하고 정확한 판단을 하려 노력했는가?

⑥ 몇 시간이나 잤는가?

적절한 수면은 음식과 같이 반드시 필요한 필수적인 요소이다. 충분한 휴식이 없는 사람은 피곤하기 마련이고 당연히 짜증스런 일상이 되기 쉽다.

⑦ 얼마나 운동을 하려 노력했는가?

몇 분이나 걸었나? 걷는다는 것은 살아있다는 증거이며 생각을 깊게 할 수 있다. 팔굽혀펴기는 몇 번 했나? 어떻게든 운동을 하려는 노력을 게을리 하지 말아야 한다.

⑧ 오늘 몸무게는 몇 kg이었나?

매일 규칙적인 자기점검은 다른 부분까지 섬세하게 생각하게 한다. 작은 관심과 노력으로 생각할 수 없을 정도의 큰 성과를 얻기도 한다.

⑨ 가정을 위해 얼마나 헌신했나?

배우자를 얼마나 챙기고 도와주었나? 가정의 소중함과 동반자에 대한 도리를 저버리면 안 된다. 아이들을 위해 무었을 했나? 다음 세대를 이어갈 아이들을 잘 돌보고 키우는 것도 의무이다.

⑩ 건강한 삶을 위해 얼마나 절제를 하였는가?

고칼로리, 기름진 음식을 얼마나 먹었나? 술과 담배 등 적절한 자기규제와 통제는 필수불가결한 요소이다.

제13장

환자관리

제13장 환자 관리

학습목표
- 환자의 욕구를 이해할 수 있다.
- 치과공포증에 대한 전략을 이해할 수 있다.
- 리셉션 실무를 활용할 수 있다.
- 전화응대를 활용할 수 있다.

병원에서의 환자는 가장 중요한 사람이다. 환자는 각자 자라온 환경과 욕구 및 요구내용도 다양하다. 그러므로 환자와의 대화도 각 환자의 다양한 요구내용을 어떻게 처리해야 하는지를 파악하는 시간이므로 매우 중요하다.

치과위생사의 직업은 전문직으로서 환자의 요구를 파악하여 해결해 주는 것 뿐만 아니라 환자 자신이 스스로 해결해 나갈 수 있도록 도와주어야 한다.

1. 환자의 욕구이해

미국의 심리학자 Abraham H. Maslow(1908~1970)는 사람들의 욕구가 어떠한 행동을 유발해 내는지 이해를 돕기 위해 욕구체계를 기초적인 생리적 욕구로부터 시작하여 자아현실 욕구까지 5단계 욕구체계로 구분하였다.

1) Maslow의 5단계의 인간욕구

Maslow의 5단계의 인간욕구는 생리적 욕구(physiological needs), 안전에 대한 욕구(safety needs), 소속과 사랑의 욕구(belonging and love needs), 존경에 대한 욕구(esteem needs), 자아실현의 욕구(self-actualization needs)가 있다.

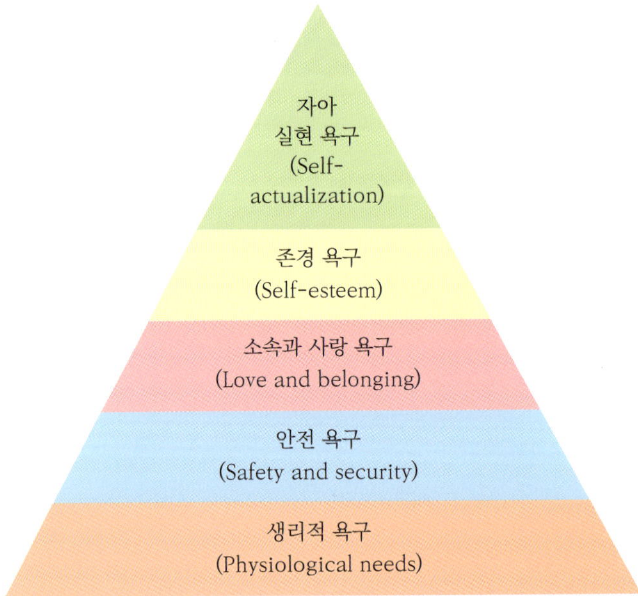

그림 13-1 Maslow's 의 욕구 5단계

① 1단계 : 생리적 욕구(physiological needs)

의식주에 대한 욕구, 성적욕구, 호흡, 혈액순환, 체온유지, 배설, 수면욕구 등 인간의 가장 기본적인 욕구로서 인간이나 동물을 막론하고 생물체의 본성에 근원을 둔 욕구이다.

② 2단계 : 안전욕구(safety needs)

신체적, 정신적, 경제적 안전을 추구하는 안전욕구는 생리적 욕구가 충족되었을 때 다음단계로 나타나는 욕구이다.

③ 3단계 : 소속과 사랑욕구(belonging and love needs)

소속과 사랑의 욕구, 즉 사회적 욕구는 집단에 소속되거나 구성원들의 소속감과 애정욕구이다.

④ 4단계 : 존경욕구(esteem needs)

존경욕구는 본인이 스스로 만족하는 내적 성취감과 타인으로부터 인정과 존경을 받고자 하는 외적 성취감의 욕구이다.

⑤ 5단계 : 자아실현욕구(self-actualization needs)

자신의 모든 잠재능력을 발휘하여 자기발전, 자아완성을 이루어 가치있고 창조적인 삶을 살고자 하는 욕구로서 성취감과 자기만족을 추구하는 욕구를 말한다.

2) 자아실현에 성공한 사람들의 공통된 특징

Maslow는 자아실현을 한 사람들이 일반적으로 가지고 있는 특성들을 다음과 같이 제시하였다.

① 현실을 정확하게 지각하고, 불확실한 것을 감당할 수 있다.
② 자신을 수용하고 타인의 능력을 인정한다.
③ 사고와 행동이 자발적이다.
④ 자기중심적이기 보다는 문제중심적이다.
⑤ 유머 감각이 풍부하다.
⑥ 창조적이고 유연한 사고방식을 가지고 있다.
⑦ 의도적이지는 않지만 관례에 대해 저항한다.
⑧ 평화와 인류복지에 관심이 있다.
⑨ 어렵고 힘들었던 경험에 깊이 감사할 수 있다.
⑩ 많은 사람보다는 몇 사람과 오래도록 깊고 원만한 대인관계를 형성한다.

강한 욕구가 행동을 일으키며, 일단 만족된 욕구는 그 힘을 잃어버리거나 약화되어 행동의 주요 원인에서 이탈한다.

치과병원에서의 환자를 잘 파악하기 위하여 Maslow의 욕구체계를 잘 적용하여 환자가 처해있는 욕구단계를 아는 것이 환자를 이해하는데 많은 도움이 된다.

치과진료팀들은 환자에게 특정한 치료를 받아들이기 위해서 먼저 환자의 욕구단계를 알아두면 치료 효과면에서도 도움이 된다.

2. 치료비 지불

환자의 치료비 지불방법에서 종종 어려움에 부딪히는 경우가 있다. 치료비 지불은 자신에 맞는 방법으로 선택되기를 원하며 치료비 지불방법의 마찰은 고정된 수입에서 모든 부분을 자신이 만족할 수 있게 결정하고자 하는데서 발생한다.

환자의 욕구나 필요한 부분을 결정하기 위해서 환자가 현재 직면하고 있는 어려움이나 사정을 감안해서 다양한 방법을 제시하며, 선택은 환자가 할 수 있도록 한다.

3. 고객중심의 치료

환자가 무엇을 요구하며 어떻게 느끼고 있는지, 무엇이 우선적인지 알고 있다는 것을 전제로 해야 한다. 환자의 말에 귀를 기울이고 더 나아가 환자의 입장을 충분히 이해하고, 환자의 요구가 무엇인지를 파악하고, 환자중심의 치료를 제공해야 한다.

4. 무언의 표시에 대한 인지

한번의 몸짓 의미는 상대방의 마음과 통할 수 있는 것이며 무언의 대화가 환자의 반응에 민감하게 작용할 수 있다. 그러므로 진료팀들은 무언의 표시를 빨리 인지하고 환자와의 대화에서 무엇을 의미하는지 표현에 대해 쉽게 이해할 수 있어야 하며 이에 적절하게 적응할 수 있어야 한다.

치과병원에서는 무언의 표시를 자주 볼 수 있고 이에 적절히 대응하는 기회가 많다.

방어적 태도

환자가 두 주먹을 움켜쥐거나 팔짱을 끼는 행동 또는 손을 허리에 걸치는 자세는 불응의 태도이거나 방어적 태도이다. 이런 경우의 환자는 자신이 의료진과 동떨어진 느낌을 받거나 이의가 있을 때 취하는 자세이다.

무언의 표시에 대한 환자의 심리상태를 파악해야 한다.

1) 환자 심리상태를 파악하는 것이 중요하다.

① 건강해지고 싶다.
② 불안감을 가지고 있다.
③ 친절한 대우를 받고 싶다.
④ 치료비를 걱정한다.
⑤ 책임있는 대우를 받고 싶다.
⑥ 기다리지 않고 신속히 진료를 받고 싶다.
⑦ 비밀을 지키고 싶어한다.

2) 환자심리와 대처법

병원에 내원하는 환자들은 다양한 심리상태를 볼 수 있으며 환자 스스로가 건강하지 못하다고 생각하는 사람들이 아픔과 고통을 호소하는 곳이 병원이다.

병원은 신체적, 정신적으로 원만하지 않은 사람들이 자신의 욕구를 해결하는 곳으로서 치과위생사는 환자의 고통과 아픔을 이해하고 그들의 욕구를 충족시킬 수 있어야 한다.

5. 치과공포증에 대한 전략

1) 어린이 환자의 대처법

치과진료에 대한 두려움은 어릴 때에 시작되는 경우가 많다. 따라서 어린시절에 치과치료에 대한 바람직한 태도를 가지면 향후 치과진료에 대한 태도형성에 긍정적인 영향을 미칠 수 있다.

(1) 어린이 환자의 특징

치과치료 공포증은 자연적으로 생기는 것이 아니라 경험에 의해 획득되는 것이며, 대부분 공포증의 최대원인은 어린이에게 치과방문을 위협수단으로 이용하는 환자가족의 태도이다. 그러므로 치과 방문을 위협대상으로 삼아서는 안된다.

(2) 어린이 환자의 대응

어린이 환자 내원 시에는 곧바로 진료를 시작하지 않고 치과와 기구에 대한 설명을 통해서 불안감 해소와 병원에 익숙해지도록 시간여유를 갖고 노력한다. 극심한 소란을 피우는 어린이 환자는 응급처치로 마무리하고 수개월 후 재진을 한다. 환자가 비협조적이어도 다음의 진료를 위해 꾸짖지 말고 혼내지 않고 칭찬을 해 준다.

환자의 마음을 헤아리는 태도를 유지하여 진료팀과 친해지도록 유도한다. 어린이 환자의 눈높이에 맞추어 게임 및 가족, 친구 등의 소재활용과 친근한 대화를 나눈다. 치료내용을 설명할 때에는 방사선 사진이나 모형 등의 보조자료를 사용한다.

2) 노인 환자의 대처법

노인 환자의 진료시 친밀한 관계를 형성하는 것이 가장 우선시 되어야 한다. 환자와 얼굴을 맞대고 대화하는 것은 환자를 편안하게 해주고 안심하게 한다. 노인들은 자존심에 상처를 받는 것에 무척 민감하다. 항상 공손한 태도로 환자를 대하는 것이 중요하다.

(1) 노인 환자의 특징

자기중심적이며 의심이 많고 특정사물이나 사고에 집착하기 쉽다. 감정표출이 복잡하고 지적능력과 표현능력이 저하될 수 있다.

젊은시절의 사고가 노년이 되면서 후유증으로 나타날 수가 있으며 때로는 성격이 퇴행될 수도 있다.

(2) 노인 환자의 대응

치과병·의원은 노인환자에게 정신적인 안식처라는 것을 이해하고 편안한 분위기를 조성한다. 어린이로 취급하지 않도록 하며 환자의 욕구와 고통을 잘 통찰하고 이해하도록 노력한다.

진료내용을 설명할 때는 전문용어를 사용하지 않고 알기쉬운 용어로 천천히 설명한다.

6. 리셉션 실무

환자가 처음으로 대하는 사람이 방문한 치과병·의원의 이미지를 결정하게 마련이다. 첫 내원시에 환자에게 병원의 성실함과 신뢰를 심어 줄 수 있는 이는 바로 접수원으로서 치과위생사라 할 수 있다.

인간관계는 상호신뢰에서 출발하므로 우선 환자의 성향이 어떠한지를 잘 알고 그에 맞게 응대해야 한다. 환자들은 목소리 뿐만 아니라 얼굴의 표정, 태도, 에티켓 하나에서 병원이미지를 결정하게 된다. 성실한 응대를 통하여 환자자신이 대접받고 있음을 느끼도록 하는 것이 필요하다. 이는 환자 개개인을 소중하게 생각하는 것으로부터 시작된다고 할 수 있다. 따라서 치과위생사는 자신이 몸담고 있는 치과병·의원을 대표해서 환자를 만난다고 생각하는 것이 환자의 응대에서 가장 중요한 마음가짐이다.

1) 접수응대(reception)

치과병·의원의 접수원이 대하게 되는 사람은 환자인 것이다. 환자에게는 부드럽고 밝게 대하는 것이 중요하고, 항상 온화하고, 친절한 인상을 지니도록 한다. 접수원은 그 의원의 첫인상을 결정짓는 중요한 요소이기 때문이다. 그리고 대부분 근무위치가 대기실에서 기다리는 환자의 시선을 받고 있는 곳이므로 접수원 인상은 지속적이고, 우호적이어야 한다. 즉 접수원이 치과병·의원과 치료내용을 대표하고 있으며, 접수원에게 편안함을 느끼는 환자가 치과의사에게도 편안함을 느낀다는 것을 명심해야 한다. 따라서 접수를 담당하고 있는 치과위생사는 마음에서 우러나오는 친절이 몸에 베이도록 노력해야 한다.

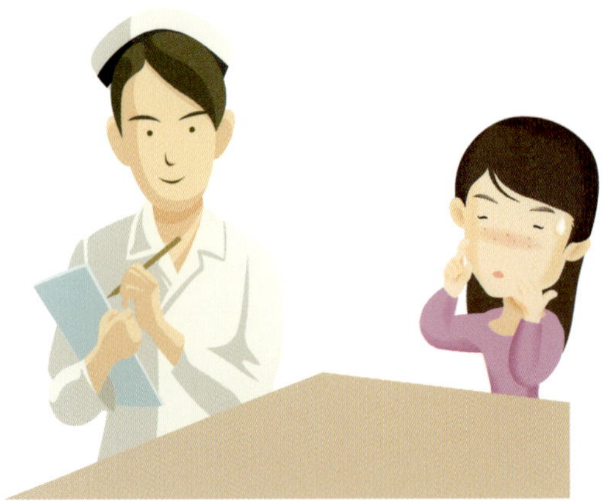

예를 들면 환자가 문을 열고 들어설 때 치과위생사는 즉시 웃는 얼굴로 맞이해야 하며, 이때 인사하는 말은 미리 결정되어 있어야 한다.

바람직한 접수원의 이미지

① 정중하고 상냥한 말씨를 사용한다.
② 깨끗하고 단정한 몸가짐을 한다.
③ 절도있고 현명한 사무처리를 할 수 있다.
④ 분위기가 정돈되고 안정되어 있다.
⑤ 밝고 명쾌하게 인사한다.
⑥ 환자 개개인에게 성실한 관심을 갖는다.
⑦치과의료에 관한 사항이나 진료후의 처리에 대해 분명히 알고 있다.
⑧ 금전에 관한 사무는 정확히 한다.
⑨ 성실하게 전화업무를 수행한다.

고객에 대한 응대매너는 고객을 맞이하기 위해서 대기하는 순간부터 시작된다. 고객을 맞이할 때는 부드럽고 밝은 표정으로 친밀감을 주면서 고객을 맞이한다.

2) 고객을 친밀하게 맞이하는 자세

① 환자의 요구가 무엇인지 신속하게 파악하는 첫 관문의 역할을 잊지 말자.
② 대기시간을 정보공유나 환자와 신뢰를 형성하는 기회로 만든다.
③ 기존에 당연한 것으로 생각한 것을 능동적으로 바꿔보자.

3) 리셉션에서 이루어지는 치과위생사 업무의 단계

(1) 사전서비스단계

① 자기관리 및 대기실 환경관리
② 전화상담 : 진료상담, 위치, 진료시간 등 안내
③ 예약관련 업무

(2) 온서비스단계

① 고객응대 업무 : 방문 시 응대, 신규 고객상담 등
② 접수 및 대기관리
③ 수납 및 다음 약속 : 상담안내, 진료 약속, 진료비 정산
④ 불평처리 및 사후상담
⑤ 주차안내 및 배웅

(3) 사후 서비스 단계

① 환자관리 : 리콜
② 미수금 관리
③ 보험심사청구
④ 세무관련 업무

리셉션에서 환자응대는 친절하게 안내와 감사의 마음으로 대한다.

리셉션에서는 진료가 시작되기 전 사전준비가 중요하다. 진료일정의 경우 전날 퇴근시에 다음날 예약 또는 매일 아침 하루의 진료예약을 확인한다.

(4) 방문 고객응대

환자 중심으로 업무과정을 바꾼 전략적 서비스를 실시하는 '증공소건대 서비스'를 들 수 있다. 증공소건대란 증상 - 공포 - 소개자 - 건강보험 - 대기의 첫 자를 딴 말이다.

대부분 병원들은 환자가 방문하면 관행대로 이름, 주소, 생년월일 등을 적는 등 행정적인 절차를 밟는다. 환자가 원하는 것이 무엇보다 자신의 불편한 증상을 빨리 이야기해서 진료를 받도록 한다.

증공소건대 서비스는 환자의 입장에서 병원업무절차를 정리한 것이다. 신청서 작성 - 건강보험 - 대기 - 증상 순으로 이어지는 일반적인 절차를 증상 - 공포 - 소개자 - 건강보험 - 대기 순으로 바꾸고 이를 진료기록부에 그대로 반영하는 시스템이다.

치과위생사는 이런 절차를 통해 얻어진 환자에 대한 정보를 습득한 후 그것을 사전에 진료를 담당하게 될 치과의사에게 설명해 준다. 담당의사가 진료를 시작하기 전에 환자의 증상, 두려움 등에 언급함으로써 환자는 의사가 자신에 대하여 잘 알고 있다는 사실에 안심하게 될 것이다.

① 증공소건대 과정

- 증 : 증상에 대한 설명을 듣는다.
- 공 : 진료에 대한 공포심이나 두려움이 있는지 질문한다.
- 소 : 소개자에 대하여 묻는다.
- 건 : 건강보험 진료내용에 대해 알려준다.
- 대 : 대기시간을 알려준다.

② 병원이 지켜야 할 8가지 예절

- 환영의 마음 : 어서오십시오.
- 밝은 마음 : 안녕하십니까?
- 상냥한 마음 : 예, 그렇습니다.
- 겸손의 마음 : 미안합니다.
- 겸허한 마음 : 덕택입니다.
- 봉사의 마음 : 부탁합니다.
- 감사의 마음 : 고맙습니다.

(5) 진료팀과의 협조

리셉션에서는 담당진료팀에 대기상황을 수시로 알려주어 밖의 상황을 인식하고 진료시간을 조절할 수 있도록 도와준다. 그러나 진료실 안에 있는 환자들을 고려하여 직원들끼리 알 수 있는 방법, 즉 메모나 개인송수신기를 이용하여 노출되지 않도록 한다. 치과위생사는 진료팀에 대해 충실히 도와주고 진료과정을 관리하는데 핵심역할을 한다.

진료가 끝난 환자는 처음에 반갑게 맞이한 것처럼 일관성이 있게 응대한다. 만약 진료가 끝난 환자와 처음 내원하여 접수하려는 환자를 한꺼번에 처리해야 할 경우 전자를 우선 배려해야 한다. 기다리는 초진환자를 처리시 감사의 뜻을 전하고 신속하게 처리한다.

(6) 진료비 수납

수납업무는 환자의 진료비 계산 수납활동 처리업무를 말한다. 진료비를 수납하고 그때 그때 정리하는 것이 중요하다. 그 이유는 업무마감시 진료비가 정확히 맞지 않아서 당황하는 일이 생기기 때문이다.

미납진료비는 환자에게 정중하고도 성실한 방법으로 받을 수 있는지 단계별로 정리한 수납에 대한 개선방법이 필요하다. 처음부터 무리한 방법보다는 차근차근 상대방을 설득시켜 진료비를 완납시킬 수 있는 인내가 필요하다.

미납환자와 전화의 확인단계는 다음과 같다.

- 1단계 : 인사/안부
- 2단계 : 미납내역안내
- 3단계 : 지불방법 및 정확한 지불 날짜 약속
- 4단계 : 마무리 인사

(7) 환자환송

환자의 불편감이나 궁금한 점에 대해서 재확인 할 수 있으며 신뢰와 확신을 주는 시기이다. 다음 내원날짜를 약속하고 약속카드를 작성하여 환자에게 주고 내원시 준비물, 진료내용에 대해 설명을 하며 안내자료 등을 전달한다. 내원한 것에 감사의 마음을 전하고 배웅을 한다.

마무리 단계에서의 마음자세는 새환자를 만들려고 노력하는 것도 중요하다. 현재 치료 중인 고정환자에게 최대의 만족감을 느끼게 하여 새로운 환자를 소개받는 일도 중요하다. 고정환자의 만족이 신규고객의 유치에 더 없이 좋은 파트너이기 때문이다.

환자의 마음을 잡기 위해서는 집으로 돌아간 후의 환자서비스도 중요하다. 최근 들어 병원들이 해피콜 서비스를 실시한다. 이는 환자의 만족확인 전화는 당일 상담이나 진료를 받고 환자에게 병원의 만족도를 직접 확인하는 커뮤니케이션이다.

아무리 완벽한 친절한 서비스를 한다고 해도 환자로부터 불평은 있기 마련이다. 그 이유는 인간은 완벽할 수도 없으며, 주관적인 사고를 갖고 있으므로 모든 환자에게 욕구가 똑같을 수 없기 때문이다. 따라서 불만의 환자가 지적하는 일과 불평이 발생했을 경우 항상 긍정적인 자세로 환자입장에서 정확하게 원인을 파악하여 불평에 해결방안을 강구하여 환자에게 호감이 갈 수 있는 만족한 조치가 이루어지도록 신속하게 처리해야 한다. 병원의 이미지를 향상시키고 신뢰감을 높여서 환자가 재방문하거나 고정환자를 유치할 수 있게 될 것이다. 병원운영을 파악하기 위해서는 일정기간의 환자수용과 진료수익 등을 분석한다.

(8) 진료 후 만족도 확인

환자를 위한 서비스 개선은 병원경영에 중요한 영향을 미친다. 그러나 병원이 환자를 위하여 서비스를 개선한다고 해도 환자의 고충이 무엇인지, 병원이 이러한 노력의 결과가 어느 정도의 반응을 가져왔는지를 알 수 없다. 따라서 이런 것을 해결하기 위하여 평가방안으로 민원함 제도가 필요하다.

환자의 민족사항과 불만족사항을 접수하여 분석한 다음 서비스 부문을 개선해 나가야 하는 것도 치과위생사의 역할이라고 볼 수 있다.

진료가 끝난 환자에게 가볍게(부담을 느끼지 않도록) 질문하는 것부터 환자만족에 대한 설문지 등을 이용하여 환자의 만족도를 확인 할 수 있다.

(9) 병원 조사 실무

환자서비스를 평가하는 방법에는 고객만족도를 통한 평가방법보다 모니터링을 통한 방법과 자체적으로 평가 시스템을 만들어서 평가하는 방법이 있다.

고객의 만족을 실현하기 위해서는 고객의 욕구와 욕구를 충족시켜 주는 서비스 마케팅활동 평가기준으로 볼 수 있다.

7. 전화응대

전화는 개인, 가정 그리고 그 나라의 문화 수준을 나타내게 된다. 한번도 가 본적이 없는 치과병 · 의원 일지라도 밝고 시원스러우며 친절한 전화 한 통화는 그 치과의 모든 이미지를 결정하게 할 수 있다.

병원만이 아니고 여러 기업체의 경우도 전화 통화가 첫인상의 70~80%를 결정한다고 하며, 고객접점(customer contact audit)이라고 해서 접수부, 대기실 분위기, 전화문의 등 수십 초의 짧은 시점들이 이미지의 많은 것을 결정한다는 이론은 널리 알려져 있다.

전화는 보이지 않는 상태에서 이야기를 나누는 것이기 때문에 소홀히 하더라도 당장의 불이익이 돌아오지 않는다는 것은 잘못된 생각이다. 눈에 보이지는 않지만 전화를 응대하는 목소리만으로도 당신의 지적 수준과 치과병 · 의원의 분위기를 전달하기에는 충분하다 할 수 있다.

전화응대를 할 때는 제일 중요한 일에 몰두해 있을 때처럼 진지하게 치과병 · 의원 전체를 대표해서 항상 상대방이 자신의 앞에 마주하고 있다는 마음가짐으로 친절하고, 정확하고, 능숙하게 그리고 효과적인 전화응대를 할 수 있도록 해야 한다.

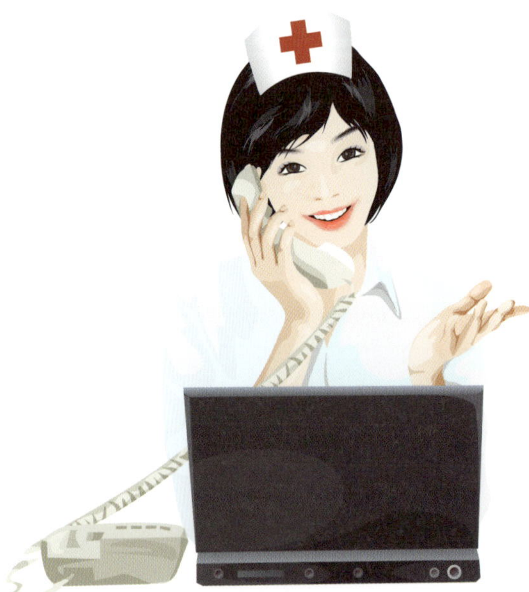

1) 전화 예절과 마음가짐

① 목소리

- 정확한 발음과 상냥한 음성으로 대화한다.
- 음성의 크기와 높이를 적절히 해야 한다.

② 언어

- 이해하기 쉬운 바른언어를 사용한다.
- 유행어와 속어를 사용하지 않는다.
- 전문용어와 외래어는 꼭 필요한 경우에만 사용한다.
- 경어는 대상에 따라 올바로 사용해야 한다.

③ 태도

- 말은 언제나 정중하게 해야 한다.
- 전화기 앞에서 보기 좋은표정과 바른자세를 갖춘다.
- 몸가짐은 자연스럽게 목소리로 나타나는 것이므로 인사말에 맞추어 몸으로 인사할 수도 있다.
- 상대방의 이야기를 잘 듣고 이야기 도중에 말을 끊지 않아야 한다.
- 성의와 열의를 가지되 논쟁은 피해야 한다.

2) 전화응대의 방법

① 손님을 맞이하는 마음으로 응대한다.
② 전화벨 소리는 두 번 이내에, 수화기는 메모를 하지 않는 손으로 받는다.
③ 발음은 명확하게, 목소리는 명랑하게 한다.
④ 인사 및 소속과 이름은 먼저 밝힌다.
⑤ 상대방의 말을 충분히 경청하며 듣는다.
⑥ 필요한 내용은 메모하도록 한다.
⑦ 통화 내용은 간단 명료하게 한다.
⑧ 정성스런 끝맺음 인사를 해야 한다.
⑨ 수화기는 조용히 제자리에 놓는다.

8. 계속구강건강관리제도(Recall system)

치과병 · 의원에서 환자관리를 위하여 필요한 제도이며, 정기적으로 환자에게 연락하여 병원에 내원하여 지속적인 교류와 환자가 이미 진료를 받은 것에 대한 예후나 정기적인 관리를 하기 위한 것이다. 즉 필요한 진료시기와 방법을 사전에 알려주는 것이다.

환자들은 예방과 검사를 위해 가장 많이 예약을 한다.

1) 성공적인 리콜제도의 효과

(1) 환자 만족이 증대한다.

환자가 예약된 시간에 진료를 받을 수 있도록 함으로써 환자의 불만족을 해소시키며 특정 요일이나 시간대에 환자가 집중되는 것을 사전에 조정할 수 있기 때문에 병원이나 고객의 입장에서도 효율적인 의료서비스의 개선에 도움을 줄 수 있다.

(2) 업무능률을 향상시킨다.

의사는 환자의 상태나 결과를 사전에 알 수 있는 장점과 각종 검사결과를 사전에 먼저 파악하여 준비함으로써 상항에 맞는 진료계획을 수립하여 업무를 분산시킬 수 있고 예측 가능한 업무를 수행한다.

(3) 인력관리를 효율화한다.

예약제도의 활용은 업무가 폭증되는 시간이 분산되므로 서비스 증대와 병원의 인력관리에도 많은 영향을 미친다.

(4) 병원 관리에 용이하다.

예약제도를 활용함으로써 환자 및 보호자 등이 병원 내 체류시간을 단축시킬 수 있다.

고객의 체류시간의 단축은 병원내의 혼잡을 줄이고 조용한 진료 분위기를 유지할 수 있으며, 병원의 순환을 빠르게 한다(예 : 주차난을 해결할 수도 있다).

(5) 환자의 증가

환자의 증상에 대한 의료진의 충분한 설명과 예약시간의 준수로 인한 고객의 만족도 증가는 병원의 홍보효과를 겸할 수 있다.

- 구강건강에 대한 교육
- 동기부여
- 지속적인 실행이 있다.

(6) 리콜제도의 장점

① 여유를 갖고 진료를 할 수 있게 질 좋은 의료서비스가 가능하다.
② 환자의 분산과 수입이 균등하다.
③ 환자가 병원에 대하여 신뢰감을 가지도록 한다.
④ 환자가 질병을 대한 정보 및 진료 후 예방의 중요성에 인식시킨다.
⑤ 담당자가 별도의 시간을 낼 필요가 없다.

(7) 리콜제도의 단점

① 의례적인 것으로 미래에 대한 확신이 없다.
② 방법 중 신빙성이 낮고 적극성이 결여되어 있다.

2) 리콜제도의 주기

마지막 진료를 기준하여 개인차는 있지만 통상적으로 6개월에서 1년에 1번 정도로 하는 것이 좋으며, 어린이의 경우 3~6개월 주기로 어른보다 자주 관리해 주는 것이 좋다. 1년 이상 내원하지 않은 환자가 많을 경우 리콜제도 방법을 점검해야 한다.

3) 리콜방법

휴대전화, 우편엽서, 카드형태의 메시지를 통해 환자에게 정보를 주게 된다.

정보화의 발달로 요즘은 휴대전화나 전자우편으로 리콜하는 병원도 있다. 그러나 손으로 쓴 한 장의 편지가 환자에게 정겹고 인간적인 측면을 볼 수 있다.

우편물 발송지를 자택, 직장, 전자메일 중에서 선택할 수 있도록 사전에 동의를 구한다.

4) 리콜제도의 종류

① 내원당일, 다음약속

진료가 끝난 환자와의 약속, 향후 내원의 중요성을 강조한다.

② 우편

일정기간이 지난 후 우편으로 리콜하는 방식이다.

③ 전화

일정기간이 지난 후 전화로 리콜한다.

가. 장점

- 고객의 반응을 즉각 확인할 수 있다.
- 반응결과에 따른 진료계획 수립이 쉽게 이루어질 수 있다.

나. 단점

- 용무에 열중인 환자를 번거롭게 할 수 있어 근무방해가 될 수 있다.
- 대규모 병원에서는 리콜전화 담당자를 별도로 채용해야 한다.
- 가장 중요한 것은 전화 담당자의 전화하는 태도 여하에 따라서 전혀 상반된 결과가 나타나거나 오히려 병원전체의 이미지에 손상을 줄 수 있다.

5) 리콜제도의 일정관리

진료 예약제도에서 가장 중요한 것은 환자와의 신뢰성이다. 환자 예약일시에 맞춰서 내원하여 대기하지 않고 진료를 받을 수 있는 과정의 개발과 직원과의 협조체계가 완비되어 있어야 한다. 진료기록부는 예약환자가 도착하기 전에 미리 준비되어야 한다.

그러나 의사의 예기치 않은 사정으로 진료를 할 수 없어서 진료가 취소되는 경우에는 예약환자들에게 전화, 문자메시지 등 가장 빠른 방법으로 변경된 사실을 알리고 가능한 빠른 시일내에 진료일자를 재 예약하여 환자가 불편함이 없도록 하는 데 최선을 다한다.

제14장

직장생활의 예절

제14장 직장생활의 예절

학습목표
- 직장 예절을 실천할 수 있다.
- 근무 중 예절을 나열할 수 있다.

1. 출 · 퇴근 및 기타 외출 예절

1) 출근

직장인의 하루 시작은 출근 준비로부터 시작한다. 아침은 하루의 기분을 좌우한다. 아침의 시작이 즐거워야 하루가 즐거운 것이다. 또한 밝고 명랑한 출근인사는 다른 구성원들에게도 좋은 영향을 준다는 점에 유의해야 한다.

출근 도중 직장 구성원들을 만나면 먼저 〈안녕하세요〉 또는 〈좋은 아침입니다〉라고 적극적인 자세로 친절하게 인사를 나눈다. 또한 근무지에 도착하였을 때 다른 구성원이 먼저 와 있을 경우는 〈안녕하세요. 일찍 오셨네요〉하고 인사한다.

사람은 같은 행동을 반복하게 되면 습관이 되어버린다. 출근은 좀 여유있게 하는 습관을 가지도록 한다. 지각도 자주하는 사람은 계속하게 되고, 어떤 사람들은 몇 년 동안 한 번의 지각도 하지 않는다. 지각이 잦은 사람은 출근시간이 한 시간 늦추어져도 또 그 시간만큼 지각을 하는 것을 보면 이런 행동들은 어떤 마음가짐을 가지느냐에 따라 발생한다는 것을 알 수 있다. 지각을 했을 경우에는 〈죄송합니다. 제가 늦었습니다.〉라고 솔직히 사과하고 출근 도중에 있었던 일에 대해 변명하지 말아야 한다.

그러나 상급자가 지각 이유를 물으면 그 이유를 설명하여야 하나 어떤 경우에도 〈나는 잘못이 없다.〉는 표정이나 자세는 금물이다. 직장생활에서 지각은 나 자신만의 지각으로 그치는 것이 아니라 동료들에게 영향을 끼쳐 team work가 깨어지게 된다는 점을 알아야 한다. 또 '출근 시간에만 지각하지 않으면 된다'라는 생각은 금물이다. 특히 치과위생사는 직업적인 특성상 소독이나 진료준비 등을 마친 시간이 진료개시시간에 맞추어져야 하므로 좀 일찍 출근하는 것이 바람직하다.

충분히 여유있게 출근하여 진료개시 전에 예약환자를 확인하고 구성원들과 오늘 하루에 대해 간단한 의견교환을 나누는 준비가 필요하다. 이 모든 준비는 진료개시 10분 정도 전까지는 마무리가 되어야 한다.

2) 퇴근

퇴근시간은 직장인 누구에게나 기다려지는 시간이긴 하나 마치 해방된 기분으로 들뜨는 것은 금물이다. 업무를 수행하다 보면 정확한 시간에 퇴근을 할 수 없는 경우가 종종 발생하기도 하나 가능하면 근무시간 안에 자기가 맡은 업무는 완수하고, 퇴근 시간이 되면 책상을 말끔히 정리하고 퇴근할 수 있도록 노력해야 한다.

근무시간 안에 다 할 수 있는 업무도 퇴근시간이 경과하여 업무가 많은 것처럼 남아서 늦게까지 일하는 사람이 없지 않다. 이러한 일처리 방법은 근무자 본인이나 직장을 위해서 이익이 되지 못한다.

퇴근은 하루근무를 마무리하는 것이므로 내일을 위한 오늘의 끝맺음을 제대로 해야 한다. 오늘 한 일을 점검하고 내일 할 일들을 메모하여 남겨두어 다음 날 업무가 원활하게 진행되도록 한다.

때때로 직장에서 퇴근시간에 특별한 일도 없는데 상사가 퇴근하지 않은 까닭으로 눈치를 보는 풍토는 직장의 밝은 분위기를 해치게 된다. 아랫사람이 먼저 퇴근한다고 언짢아하는 상사가 되지 말고 오히려 아랫사람이 퇴근시간이 넘도록 퇴근하지 않을 때는 빨리들 퇴근하라고 말할 수 있는 인격을 갖춘 상사가 되도록 해야 한다. 그렇다고 업무가 남아 있는데 무조건 일찍 퇴근하는 것은 아니다. 바쁠 때는 업무를 남아서 처리하거나 집에라도 가져가서 마무리 하는 책임과 의무를 다하는 주인정신을 가져야 한다.

어떤 직장인은 퇴근시간 30분 전부터 책상을 말끔히 정리하고 퇴근시간만 되면 어김없이 회사 문을 나서는 이도 있다. 아침 출근을 업무개시 전 도착하여 준비를 하고 업무시간을 맞듯이 퇴근도 그 시간까지 열심히 일하다'벌써 퇴근시간인가?'하고 그때부터 퇴근 준비를 하는 것이 바람직하다.

자신의 업무가 종료되었다고 남의 일을 방해하는 행동을 하여서는 안 된다. 퇴근 시간이 되고 일이 끝났으면 정중히 인사하고 즉시 퇴근하여야 하며, 어떤 경우라도 남의 일에 지장을 주어서는 안 된다. 혹시 퇴근하지 못하고 남아서 업무를 처리하는 사람이 있다면 비록 내가 퇴근할 시간이라 하더라도 미안한 마음으로 인사하고, 〈도와드릴 일은 없습니까?〉라고 청한다.

퇴근시는 의자를 책상 밑으로 반듯하게 밀어넣고, 같이 사용하는 물건들은 제자리에 가져다 두고 주변을 깔끔하게 정돈한다. 일거리를 책상위에 늘어놓은 채로 퇴근하면 뒤가 지저분한 사람이 된다. 보안을 위해 개인용 PC, 디스켓 보관함, 책상서랍, 케비넷 등은 반드시 잠금장치를 하고 가장 늦게 퇴근하는 사람은 소등, 화재예방, 안전점검을 위하여 확인한다. 특히 전열기구나 소독기 등 열이 발생하는 기구들은 꼭 점검한다.

직장의 문을 나서며 상급자, 동료, 하급자와 헤어질 때 〈오늘 하루 수고하셨습니다.〉라는 하루의 수고를 위로하는 인사를 명랑하게 한다.

3) 기타 외출 시

직장생활도 사람의 일이라 짜여진 생활 외에 어떤 예기치 못했던 일들이 발생할 수 있고 경우에 따라 조퇴나 외출, 자리를 비울 수 있다. 또 결근이나 출장, 휴가 등과 관련된 공석이 생길 경우 올바른 대처로 업무에 지장을 주는 일은 없어야 할 것이다. 우선 어떤 사유로 장시간 업무를 수행하지 못할 경우 자신의 공석으로 인하여 업무가 마비되는 일은 없어야 한다.

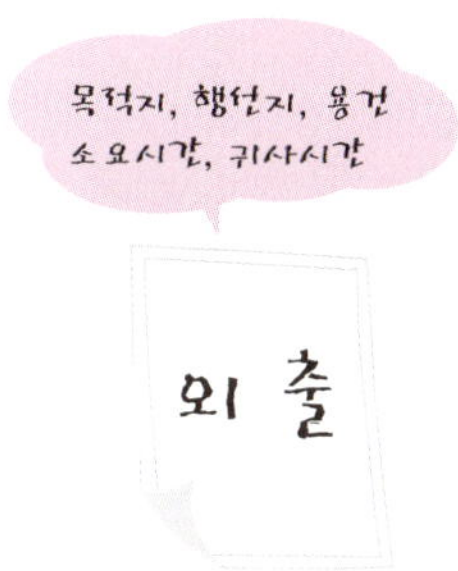

우리는 간혹 공공기관이나 회사에서 담당자 부재로 장시간을 기다리거나 다시 방문하여야 하는 일을 겪는다. 이런 업무처리 방식은 정말 잘못된 일이다. 담당 직원이 없으면 직장 구성원 중에 한 사람이 동일 업무를 처리할 수 있도록 업무의 진행 사항을 자세히 전해 주는 것이 직장인의 책임 완수요, 예절이다.

근무 중 자리를 뜰 때는 반드시 상사나 옆자리에 있는 동료에게 알려야 하고 30분 이상 자리를 비울 때는 책상위의 서류를 엎어놓거나 서랍속에 넣어 정리해 둔다. 중요한 것은 반드시 서랍에 넣고 열쇠를 잠가야 한다.

개인용무를 위해 자리를 비우는 것은 가능한 삼가야하며, 조퇴 또는 외출 시에는 목적지, 행선지, 용건, 소요시간, 귀사시간 등을 보고하고 결재 받은 후 직장을 나가도록 한다. 자리를 비우기 전에 우선적으로 자신의 업무를 마무리 할 수 있도록 최선을 다하여야 하나 그렇지 못한 경우에는 자리를 비웠을 때 처리해야 할 업무, 손님이 찾아올 경우 등의 업무진행 사항과 내용을 동료 또는 직속상사에게 분명히 인계하고 미안함을 표시한 다음 조퇴 또는 외출을 하도록 한다.

특히 외출의 경우 외출한 곳에서 예상했던 시간보다 지연되면 그 사실을 회사로 알려주는 것이 원칙이고, 외출 시에는 반드시 귀사하여 업무를 마감한 후 퇴근하도록 한다.

외출에서 돌아온 후에는 부재 중의 용건유무를 확인하고, 외출결과를 상사에게 상세히 보고하도록 한다. 부득이한 사정으로 귀사가 곤란할 경우나 외출지에서 퇴근시간이 넘었을 경우에는 도중에 상사에게 전화를 걸어서 긴급사항 여부를 확인하고, 외출 결과를 요약·보고한 후 바로 퇴근할 것인 지의 여부를 지시 받도록 한다.

결근이나 휴가의 경우는 미리 신청서를 제출하여 회사로부터 사전에 승낙을 받도록 한다. 갑자기 결근하게 될 때는 상사에게 전화로 사과와 함께 이유를 설명한다. 어떤 경우에도 무단결근은 금물이다. 본인이 전화를 하지 못할 경우는 가족이나 가까운 사람에게 연락을 부탁하고 사후에 결근계를 제출하도록 한다. 결근이나 휴가 시 자신이 처리해야만 하는 사항은 상사에게 보고하며, 다른 구성원들의 협조를 구하여 사전조치를 취함으로써 회사의 업무에 방해가 되지 않도록 최선을 다하여야 한다.

만일 장기간 결근이나 휴가 시에는 종종 직장과의 연락을 취하도록 한다. 휴가를 갔다가 쉬지도 못하고 일 때문에 급한 연락을 받고 돌아오는 것은 회사에 자신이 꼭 필요한 사람이기 때문이 아니고 휴가에 대비한 업무처리에 책임을 다하지 못한 결과임을 알아야 한다.

출장이나 교육, 휴가 등으로 장기간 사무실을 비울 경우에는 책상위에 사유를 적은 표시판을 놓아두는 것이 좋다. 결근이나 휴가에서 돌아온 첫 출근 시는 여러 사람에게 두루 인사를 한다.

2. 근무 중 예절

때로는 작은 행동이나 태도, 말투 하나가 그 사람을 평가하고 결정하기도 한다. 직장생활에 있어서 서로의 예의를 갖추고 올바른 자세로 단정하게 일해야 한다. 근무 중에 갖추어야 할 몇 가지 예절로는 다음과 같다.

1) 공과 사를 구별한다.

회사의 시간을 사적으로 사용하지 않는다. 근무시간에 사적인 일, 즉 편지를 쓴다든지 업무와 관련되지 않은 책을 읽는다든지 사적인 전화나 사적인 일로 손님이 찾아오게 하여서는 안 된다. 부득이하게 사적인 전화를 하게 될 경우 간결하게 통화하고, 혹시 아는사람이 근무중에 찾아왔을 때는 상사의 양해를 구하고 될 수 있는 한 용무를 빨리 끝내도록 한다. 특히 근무중에 개인적인 용무로 외출하지 않도록 하며, 개인적인 일은 근무시간 후에 한다.

회사의 기물은 내 개인의 것이 아니고 회사전체의 것이다. 그러므로 회사의 기물이나 사무용품 등은 아무리 작은 것이라 하더라도 사적으로 사용하지 않도록 하고 또 너무 낭비하지 않고 절약하는 습관을 기르도록 한다. 여러사람이 사용하다보면 기구나 장비가 고장이 잦을 수 있다. 기기를 다룰 때는 함부로 하지 않고 개인용도로 쓰지 않아야 한다.

누구나 다 자신의 가족들이 사랑스럽고 자랑스러울 것이다. 하지만 직장 내에서는 가족이야기나 사랑이야기 등의 개인적인 일은 말하지 않도록 하여야 하고 자신의 가정불화를 직장 구성원들이 모두 알도록 집에서 우울한 일을 회사까지 가져와서는 안 된다.

2) 태도·행동을 올바르게 한다.

① 자신의 태도나 행동이 다른 사람의 눈살을 찌푸리게 하지 않도록 조심한다.
② 자신의 이미지에 좋지 않은 행동이나 태도는 삼가한다.
③ 의자에 앉을 때는 깊숙이 윗몸을 곧게 펴고 편안한 자세로 앉도록 한다. 턱을 팔로 고이거나, 두 다리를 꼬고 앉아 발장난을 하거나, 무릎을 벌리고 앉는 모습들은 삼가한다.
④ 보이는 곳에서 입을 벌려 하품을 하거나 양손을 높이들어 기지개를 켜는 등 피곤한 자세를 취하지 않는다.
⑤ 근무중에 아무 때나 과자나 음식물 등을 먹지 않는다.
⑥ 공개된 장소에서 화장을 하거나 손톱을 깍는 것, 혹은 옷을 손질하지 않는다.
⑦ 자기자리를 이탈해서 남의 자리에서 잡담하는 것은 삼가한다.
⑧ 대화는 가능한 한 간결하게 낮은 목소리로 하고, 장난을 하거나 큰소리로 웃는 등 품위없는 행동을 하지 않는다.
⑨ 집무중인 사람에게 말을 걸때는 반드시 사람의 상황을 살펴보고 상대의 이름을 먼저 불러 시선을 맞춘 뒤 용무를 이야기 한다. 특히 환자와 상담 중이거나 바쁜 일을 하는 중이거나 계산을 하고 있을 경우는 조금 기다리도록 한다.
⑩ 거리가 떨어져 있는 사람에게 말을 걸때는 그 사람 곁에 직접 가서 말을 한다. 진료 중 기계 소음에 목소리가 잘 들리지 않아 큰소리로 상대에게 말을 건네는 태도는 삼가한다.
⑪ 다른 사람이 불렀을 때 반드시 부른사람 쪽을 향하여 〈예〉하고 대답한 후 〈잠깐만 기다려 주세요.〉라고 한다. 그리고 곧바로 그 사람 앞으로 가서 〈무슨 일이십니까?〉하며 이야기를 기다린다. 이때 다른 곳을 보거나 또는 일을 계속하면서 〈왜요?〉라고 대답하는 것은 삼가한다.
⑫ 자신의 의견이나 감정보다는 항상 상대방의 입장을 존중한다. 특히 자만하거나 남을 무시하지 않는다.
⑬ 실수를 했을 경우에는 구차한 변명을 늘어놓지 말고 시인하고 사과하도록 한다.
⑭ 상사나 선배에게는 언제나 겸허한 태도를 취하고, 타인에게 너무 의지하지 말고, 자신의 힘으로 하려고 노력한다.
⑮ 늦어서 허둥대는 일이 없도록 항상 마감 전에 모든 일을 끝내 놓는다.
⑯ 늘 주변이 정돈된 상태에서 근무하도록 한다.

3) 근무지에서 공공예절을 지킨다.

사람이 살아가면서 예절이 필요하고 그 일반적인 예절이 직장생활에서도 예외는 아니다 모두 알고있는 이야기들 중 특히 직장에서 신경써야 할 몇 가지들을 간추려 보면

① 구두소리를 요란하게 내며 걷거나 뛰는 일을 삼가하며 매사 조용히 행동한다.
② 문을 여닫을 때는 통행하는 사람이 방해되지 않도록 주의한다.
③ 방문객이 사무실로 찾아 왔을 경우에는 엘리베이터까지 전송한다.
④ 직장의 기물이나 장소들을 늘 내 것처럼 깨끗이 사용하고 아낀다.
⑤ 담배꽁초나 휴지를 세면기나 변기에 버리지 말고 지정된 장소에 버리고 본인이 사용한 것은 본인이 처리한다.
⑥ 타인에게 피해를 주지 않도록 노력하고 모든 것을 늘 같이 공유한다는 생각을 한다.
⑦ 모든 집기나 사무용품들도 혼자서만 사용하지 말고 회사의 공용물로 함께 사용해야 한다. 간혹 모두가 함께 보는 신문을 다른 사람들이 보기도 전에 자신에게 유용한 부분을 잘라 스크랩하는 사람을 볼 수 있다. 이런 행동은 타인을 전혀 배려하지 않는 이기주의적인 행동들이므로 삼가한다.
⑧ 사용한 물건은 늘 제자리에 두어 다음 사람이 사용할 때 불편함이 없도록 한다.
⑨ 우산을 실내에서 펼치거나 말려서는 안 된다.
⑩ 코트와 우산, 신발 등은 지정장소에 두도록 한다.

3. 휴식 예절

사람이 쉬지않고 계속 일을 하면 피로가 누적되어 능률이 떨어지므로 휴식시간이 필요하다. 휴식시간이란 휴식을 적절하게 이용하여 뒤에 이어지는 근무에 능률을 올리고자 주어지는 시간이다. 간혹 휴식시간과 근무시간이 불분명한 사람이 있다. 일할 때는 일하고 쉴 때는 확실히 쉬면서 휴식시간의 분별을 분명히 해야한다.

하지만 휴식시간에도 몇 가지 지켜져야 할 행동들이 있다. 우선 차 마시는 시간을 기회로 삼아 지나치게 오래 이야기꽃을 피우지 않도록 한다. 진행된 이야기를 멈추지 못하고 빠져들어 업무시간까지 연장하는 것은 금물이다.

간혹 점심시간에 운동을 하는 경우가 있다. 간단한 운동으로 기분을 전환하는 것은 바람직하나 과도한 운동으로 업무에 지장을 주거나 주위 사람들에게 불쾌감을 주는 행동은 자제한다.

화장실에서의 긴 이야기는 삼가하고 휴식시간이라 하더라도 작업하는 공간 안에서의 행동은 절제할 줄 알아야 한다.

때때로 휴식시간에 외출하여 근무시간 개시까지 돌아오지 못하는 경우가 있다. 휴식 후 근무시간을 엄수하는 것도 아침 출근만큼 중요하게 지킬 줄 아는 태도를 가져야 한다.

· 유니폼 입고 외출하지 말 것
· 점심시간에 유니트 체어에서 자지 말 것(간혹 치과의원에서 점심시간에 전등을 끄고 체어에서 자는 경우가 있음)

4. 퇴사 시 예절

직장생활은 본인의 자유로운 선택에 의해 시작하지만 여러가지 사유로 근무하던 직장을 부득이하게 퇴사하게 되는 경우가 있다. 일단 사직을 하게 될 경우는 사직서를 미리 제출하여야 한다. 일반 회사의 경우는 가급적 1~2개월 정도의 기간을 두고 제출하고 늦어도 15일 전까지는 제출하는 것이 좋다. 그렇게 하여야 업무의 공백이 생기지 않을 것이고 후임자에게 정확한 업무의 인수인계도 될 것이다.

치과위생사의 경우에는 후임자를 구하고 한 달 정도의 여유를 가지고 업무 인수인계를 하도록 한다. 퇴직 후 후임자에게 일이 발생할 때마다 문의 전화를 받지 않도록 각 분야별로 정리하여 인수인계를 한다.

우리는 간혹 월급날 사직서 제출하고 이튿날부터 출근하지 않거나, 직장을 그만 둔다는 통고뿐만 아니라 사직서도 없이 다음 날부터 출근하지 않는 사람들도 만나게 되는 경우가 있다. 무단결근이 걱정되어 연락을 취해보면 "오늘부터 그만 두겠습니다" 하고 이야기하는 사람은 직장인으로서의 예의와 도리를 모른다고 할 수 있다. 특히 치과위생사들이 그런 행동을 취할 경우 치과병·의원을 방문하는 많은 고통받는 환자들이 불편을 겪게 된다는 것을 잊지 말아야 한다.

업무의 인수인계는 반드시 후임자에게 서면으로 인수인계할 필요가 있다. 업무 진행중인 사항, 중요한 사항, 급한 사항, 꼭 숙지해야 할 사항 등을 세부사항까지 상세히 서면으로 작성하여 상사의 입회하에 인계하는 것이 좋다. 그렇게 함으로써 후임자가 업무를 무난히 인수받아 업무에 차질이 없게 진행할 수 있도록 하고 또 후일 문제가 발생되었을 때 책임의 소재가 되기 때문이다.

여건이 허락하지 않아 직장을 떠나더라도 서로 아쉬움을 간직한 채 퇴사할 수 있어야 한다. 그간 신세를 졌던 사람들에게는 한사람 한사람 정중하게 인사하고 혹시 그동안 사이가 좋지 못했던 사람과 화해하고 퇴사하는 것이 바람직하다. 그간 자신이 몸담았던 직장을 나쁘게 이야기하고 상사를 험담하며 좋지 않은 감정으로 떠나는 것은 당사자에게도 결코 바람직한 일은 아니다. 인간은 헤어지면 언젠가는 또 만나는 법이다. 특히 치과위생사들이 근무하는 환경은 학연으로 연결된 경우가 많고 인력의 규모가 작으므로 다른 곳에 근무하더라도 이전 직장과 연결되는 경우가 비일비재하다. 뒷마무리를 깔끔하게 할 수 있는 지혜를 가지도록 한다.

퇴사와 같은 문제들은 일시적인 감정 즉 동료간의 불화나 상사로부터의 꾸지람 등에 의해 대책없이 일시적인 감정으로 결정하는 행동은 삼가해야 한다.

사직서를 제출한 뒤 그만 두게 될 직장이기 때문에 불성실하거나 태만하게 행동하여서는 안 되고 퇴사하는 마지막 날까지 성실히 책임감을 가지고 마무리해야 한다.

잠시 근무했던 직장과 동료들이라도 소중한 인연으로 만들어 가는 것이 자신의 인생에 대한 최대한의 배려이자 사랑이기 때문이다.

연봉계약서

○○○ 치과 대표원장 귀하

본인은 연봉제 관련 제반 사항과 설명자료를 충분히 숙지하였으며, 다음과 같이 연봉계약을 체결합니다.

본인은 당사 연봉제도에 동의하며, 평가에 따라 지급되는 연봉수에 대해서도 긍정적인 자세로 수용합니다. 또한 책정된 연봉을 타인에게 공표하거나 타인의 연봉에 대해서도 알려고 하지 않겠습니다. 만일 이 계약서에 위배되는 행위로 인하여 발생하는 불이익에 대해서 절대로 이의를 제기하지 않을 것을 서약합니다.

이름		부서		직위	

1. 연봉적용사원 인적사항
   가. 근무부서 :
   나. 담당업무 :

2. 계약내용
   가. 계약기간 : 20　년　월　일 ~ 20　년　월　일
   나. 총 연봉금액 : /
      상기연봉금액 이외에 거인 및 조직성과에 따른 성과급을 별도로 지급할 수 있다.
   다. 연봉지급 방식
      상기의 연봉은 균등 13분할하여 정기 급여일에 지불한다.

3. 기타 상기에 명시되지 않은 내용은 의원이 정한 별도 기준을 적용한다.

4. 본 사항은 상기 계약기간 동안의 임금에 대해서만 발생하여, 기타 신분과 관련된 제반 사항은 입사시 제출한 고용계약서에 의한다.

20　년　월　일

연봉계약자　　　　　　(서명)

근로계약서

○ 양당사자

사용자(갑)	성 명		사업의 종류	
	사업체명			
	소재지			
근로자(을)	성 명		주민등록번호	
	주 소			

1. 계약기간 : 특별히 계약기간을 정한 외에는 입사일(0000. 01. 01)로부터 기간의 정함이 없는 것을 원칙으로 한다. 다만 입사 후 3개월은 사용기간으로 정하며 업무적격성, 능력, 적응성 여부를 판별하여 부적격시에는 그 기간중에라도 본 채용을 거절할 수 있다.

2. 임금액 : 월봉(\ ), 시급(\ ) (수습기간 별도)
 1) 임금체계 및 지급기준
 ① 임금은 업무의 중요도, 곤란도, 업적(실적), 지위, 노력을 감안하여 연봉(기본연봉+임의수당)으로 정하여 12회 균등분할한 월봉으로 지급한다.
 ② 전항의 월봉은 본봉과 업무성격 및 생활상의 형편을 감안한 임의수당으로 구분한다.
 ③ 기본연봉에는 평균적인 근로의 양을 총액한 기본급, 기본시간외수당(월10시간)을 포함하되 단, 특별히 지시된 연장근로 및 휴일수당은 제외한다.
 ④ 전항 단서의 수당은 기본급을 월소정근로시간(209시간)으로 나누어 50%를 가산한다.
 ⑤ 임의수당은 연구지원비, 복리후생비(차량유지비, 유아보육수당, 식대보조비) 및 실비로 하며 지원적 성격을 감안 당월 중 근무대상일수 8할 이상 출근 시 한하여 지급한다.
 2) 임금 지불방법 : 임금은 초일 기산, 말일 마감하여 익월 17일에 지급한다.
 3) 퇴직금 : 계속근로년수 1년에 대하여 평균임금 30일 분의 퇴직금을 퇴직일로부터 14일 이내에 지급한다.

3. 유급휴일, 근로시간, 휴게, 휴가 등
 1) 유급휴일은 주휴일, 근로자의 날, 정보가 정한 국공휴일로 한다.
 2) 시업(09시), 종업(18시)로 하되 출근시간 전에 출근, 근무준비를 완료한다.
 3) 휴게시간은 8시간 근로에 대하여 1시간으로 하며 근로시간에서 제외한다.

4. 휴가
 1) 여성 근로자가 청구하는 경우 월 1회 무급생리휴가를 준다.
 2) 경조휴가는 취업규칙에 준한다.

5. 근무장소, 직무
 1) 취업장소 : "갑"의 사업장 소재지 2) 직무 :
 3) 갑은 필요하다고 인정할 경우에는 을의 의견을 들어 근무장소 또는 업무를 변경할 수 있다.

6. 퇴직
 1) "을" 본인 사정으로 퇴직하고자 할 경우에는 30일 전에 사직서를 제출하고 업무 인수인계서를 작성하고 인수인계를 한다.

7. 기타 본 계약에 정하지 않은 사항은 취업규칙,「근로기준법」등 노동관계법령에 따른다.

20 년 월 일

"갑" 대표자 : (인)

"을" 성 명 : (인)

표준근로계약서

________ (이하 "사업주"라 함)과(와) ________ (이하 "근로자"라 함)은

1. 근로계약기간 : 년 월 일부터 년 월 일까지
   ※ 근로계약기간을 정하지 않는 경우에는 "근로개시일"만 기재
2. 근 무 장 소 :
3. 업무의 내용 :
4. 소정근로시간 : __시 __분부터 __시 __분까지(휴게시간 : __시 __분~ __시 __분)
5. 근무일/휴일 : 매주 일(또는 매일단위)근무, 주휴일 매주 요일
6. 임금
   - 월(일, 시간)급 : ________원
   - 상여금 : 있음 ( ) ________원, 없음 ( )
   - 기타급여(제수당) : 있음 ( ), 없음 ( )
     · ________원, ________원
     · ________원, ________원
   - 임금지급일 : 매월(매주 또는 매일) __일(휴일의 경우는 전일 지급)
   - 지급방법 : 근로장게 직접지급( ), 근로자 명의 예금통장에 입금( )
7. 연차유급휴가
   - 연차유급휴가는 근로기준법에서 정하는 바에 따라 부여함
8. 근로계약서 교부
   - 사업주는 근로계약을 체결함과 동시에 본 계약서를 사본하여 근로자의 교부요구와 관계 없이 근로자에게 교부함(근로기준법 제 17조 이행)
9. 기타
   - 이 계약에 정함이 없는 사항은 근로기준법령에 의함

년 월 일

(사업주) 사업체명 : (전화 :)
주 소 :
대 표 자 : (서명)

(근로자) 주 소 :
연 락 처 : (서명)
성 명 : (서명)

정　관

2016

사단법인 대한치과위생사협회

대한치과위생사협회 정관

- 1982년 7월 01일 제정
- 1983년 6월 25일 개정
- 1987년 3월 10일 개정
- 1988년 3월 16일 개정
- 1990년 2월 26일 개정
- 1991년 3월 18일 개정
- 1993년 6월 18일 개정
- 1995년 4월 26일 개정
- 1997년 3월 12일 개정
- 1998년 3월 11일 개정
- 1999년 1월 21일 개정
- 2000년 2월 25일 개정
- 2002년 2월 08일 개정
- 2005년 2월 23일 개정
- 2008년 5월 07일 개정
- 2009년 3월 11일 개정
- 2010년 4월 19일 개정
- 2011년 6월 23일 개정
- 2012년 6월 08일 개정
- 2013년 6월 18일 개정
- 2014년 5월 12일 개정
- 2016년 5월 17일 개정

제1장 총 칙

제 1 조 (명칭)

본 협회는 의료기사 등에관한 법률에 의하여 설립된 사단법인 대한치과위생사협회(이하 “본회”라 한다.)라 칭하며 영문은 Korean Dental Hygienists Association(약칭 K.D.H.A)이라 한다

제 2 조 (사무소)

본회의 주된 사무소는 서울특별시에 둔다.

제 3 조 (목적)

본회는 국민의 구강건강증진 및 공중구강보건의 연구발전을 도모하고 회원의 권익보호와 복지향상, 윤리 확립을 목적으로 한다.

제 4 조 (사업)

본회는 제3조의 목적을 달성하기 위하여 다음 각 호의 사업을 행한다.

1. 국민구강건강증진에 관한 사항
2. 치과위생사 교육 및 학술발전에 관한 사항
3. 치과위생사 윤리 확립 및 권익보호에 관한 사항
4. 본회의 목적달성에 필요한 수익사업

제 5 조 (출연기관)

본회는 총회의 의결에 따라 전조의 사업을 위한 출연기관을 설립 할 수 있으며 예산의 범위 내에서 출연기관의 운영을 지원할 수 있다.

제2장 회 원

제 6 조 (구성)

본회는 정회원 · 명예회원 및 특별회원으로 구성한다.

제 7 조 (자격 및 등록)

본회 회원이 되고자 하는 자는 다음 각 호에 해당하는 자라야 한다.

1. 회원 : 대한민국 치과위생사 면허를 소지한 자
2. 명예회원 : 협회 또는 치위생학계에 현저히 공헌한 국내외 인사로서 회장이 추천하고 이사회의 승인을 받은 자
3. 특별회원 : 외국 치과위생사 면허를 소지한 자 중 국내 거주자로서 회장이 추천하고 이사회의 승인을 받은 자

제 8 조 (의무)

① 회원은 정관 및 의결기관(회의)의 의결사항을 준수하여야 하며 치과위생사의 윤리강령을 준수하여야 한다.

② 회원은 취업상황 등 신상정보가 변경될 경우, 지체 없이 본회에 신고하여야 한다.

③ 정회원은 법률 및 본회가 정하는 바에 따라 보수교육을 받아야 하며, 입회비, 연회비, 기타 총회(이하"총회"라 한다.)에서 의결하는 부담금을 납부하여야 한다.

제 9 조 (권리)

회원은 정관 또는 규정이 정하는 바에 따라 발의권, 의결권, 선거권 및 피선거권을 가지며, 회원자격에 대한 증명발급을 요구할 수 있다.

제 10 조 (회원 권리의 제한)

본회 정관 제65조 제2항 3호에 의하여 회원의 권리가 정지된 자는 제9조의 권리행사를 할 수 없다.

제3장 임 원

제 11 조 (임원)

본회는 다음 각 호의 임원을 둔다.

1. 회 장 : 1인
2. 부회장 : 4인
3. 이 사 : 15인 이내
4. 감 사 : 2인

제 12 조 (임원의 직무)

① 회장은 본회를 대표하고 회무를 통괄한다.
② 부회장은 회장을 보좌하고 회장 유고 시에는 선출 당시 지정된 서열의 순서대로 회장직을 대행한다.
③ 부회장의 직무범위는 회장이 지정한다.
④ 이사는 회장이 지정한 소관 분과위원회의 직무를 수행하여 회장을 보좌하고, 이사회에서 본회의 주요 사안을 심의 의결한다.
⑤ 감사는 민법 제67조에 규정된 임무를 수행하며, 그 결과를 총회에 보고한다.

제 13조 (임원후보자)

① 회장, 부회장에 입후보하고자 하는 자(이하 임원후보자라 한다)의 자격은 본회 임원 및 시도회장을 역임한 자 또는 3개 이상 시.도회의 추천을 받은 자로 한다.
② 임원후보자는 총회 개최 30일 전까지 임원후보자 모두가 연서한 등록신청서를 협회 사무처에 접수하여야 한다.
③ 임원후보자가 없을 경우에는 공천위원회에서 총회 개최 10일 이전까지 임원후보자를 추천하여 등록신청서를 접수하여야 한다.

제 14조 (임원의 선출)

① 회장, 부회장, 감사는 총회에서 선출하고 이사는 회장이 위촉한다.
② 회장 및 부회장은 공동후보로 하며, 총회에서 무기명 투표에 의하여 출석대의원 과반수의 찬성을 얻는 자를 당선자로 한다. 과반수 득표자가 없을 때에는 다수 득표자가 나올 때까지 재투표를 한다.
③ 임원후보자가 1인일 경우에는 그 득표수가 출석대의원의 과반수가 아니면 당선자가 될 수 없으며, 당선자가 없을 경우에는 재선거를 실시하여야 한다. 재선거는 3개월 이내 실시하여야 하며 구체적인 절차와 방법은 별도 규정으로 정한다.
④ 감사는 공천위원회에서 총회 개최 일에 후보자를 배수로 추천하며, 선출은 무기명투표로 득표순에 따라 2인을 당선자로 한다.
⑤ 공천위원회 및 기타 임원 선출에 관한 세부사항은 규정으로 정한다.

제 15조 (임원의 보선)

① 회장, 부회장 및 감사의 결원 시 3개월 이내에 보선하여야 한다. 단, 본회의 업무수행에 지장이 없는 경우에는 이사회의 의결을 거쳐 차기 총회까지 연기할 수 있다.
② 이사 중 결원이 생긴 때에는 회장이 위촉한다.
③ 감사 2인이 모두 결원 될 경우에는 이사회에서 선임한다.

제 16조 (임원의 임기)

① 임원의 임기는 3년으로 하되 감사의 임기는 2년으로 한다.
② 회장은 1회에 한하여 연임할 수 있다.
③ 보선된 임원의 임기는 전임자의 잔여기간으로 한다.
④ 임원은 후임자가 결정될 때까지 그 직무를 집행하여야 한다.

제 16조 (고문 및 자문)

① 본회는 회장의 추천으로 이사회의 인준을 받아 약간 명의 고문 및 자문을 둘 수 있다.
② 제18조의 명예회장을 제외한 전직회장은 전항의 규정에도 불구하고 본회의 고문이 된다.

제 17조 (명예회장)

본회의 명예회장은 직전회장으로 하고 직전회장이 없을 때에는 전 회장 중에서 회장이 지명하는 자로 한다.

제4장 대 의 원

제 19조 (대의원의 임무)

대의원은 본회의 최고 의결기관인 총회의 구성원으로서 전체 회원의 의사를 대변한다.

제 20조 (대의원의 자격)

대의원의 자격은 정관 제8조 3항의 의무를 다하고 회원등록 후 3년이 경과된 자로 한다.

제 21조 (대의원의 선임)

① 대의원은 당연직 대의원과 선출 대의원으로 구분 선임한다.
② 다음 각 호에 해당하는 자는 당연직 대의원으로 한다.
1. 시 · 도회장
2. 산하단체장
3. 학회장
③ 선출대의원은 각 시 · 도회에 배정된 수를 기준으로 하여 시도회에서 선출한다.

제 22조 (대의원수의 배정)

① 대의원의 수는 총150명으로 한다.
② 대의원 수는 시도회별 직전년도 회비를 납부한 회원 수의 비율에 따라 이사회에서 확정하여 배정한다.

제 23조 (대의원의 임기)

선출 대의원의 임기는 1년으로 하며 연임 할 수 있다.

제5장 총 회

제 24조 (설치 및 구성)

① 본회의 최고 의결기관으로 총회를 둔다.
② 총회는 대의원으로 구성되며 정기총회와 임시총회로 구분한다.

제 26조 (정기총회)

① 정기총회는 매년 2월중에 회장이 이를 소집한다.
② 정기총회는 회의 개최 7일 전까지 회의의 목적, 안건, 일시 및 장소 등을 공고하고 이를 전 대의원에게 통지하여야 한다.
③ 각 시도회는 대의원명단을 총회 개최 30일 전까지 본회에 보고하여야 한다.
④ 정기총회 결과는 총회 후 30일 이내에 각 시?도회 및 산하단체, 학회에 서면으로 통보하여야 한다.

제 26조 (임시총회)

① 임시총회는 다음 각 호의 어느 하나에 해당하는 사유가 있을 때에 회장이 소집한다.
1. 회장이 필요하다고 인정할 때
2. 이사회에서 총회의 소집을 요구할 때
3. 재적회원 또는 재적대의원 3분의 1이상이 총회의 소집을 요구한 때
4. 감사가 감사결과 중요사항 등을 보고하기 위해 총회의 소집을 요구한 때

② 임시총회는 회의 개최 7일전에 회의의 목적, 안건, 일시 및 장소 등을 공고하고 이를 전 대의원 및 각 시 · 도회에 신속히 통지하여야 한다.
③ 임시총회에서 총회 소집안건 이 외에는 의결할 수 없다.

제 27조 (총회의 의결)

총회는 재적대의원 과반수의 출석으로 성립하며 출석대의원 과반수의 찬성으로 의결한다. 다만, 법령 및 정관의 규정에 정족수에 대하여 따로 정하는 사항에 대하여는 그 규정에 의한다.

제 28조 (총회 의결 사항)

총회에서는 다음 각 호의 사항을 의결한다.
1. 사업계획 수립에 관한 사항
2. 예산 및 결산에 관한 사항
3. 정관변경 및 본회 해산에 관한 사항
4. 임원선출에 관한 사항 (이사 선출은 제외)
5. 회비 등 각종 부담금 에 관한 사항
6. 이사회에서 부의 된 사항
7. 기타 본회 중요 사항

제 29조 (총회 의결 제척)

다음 각 호의 어느 하나에 해당하는 경우 당사자인 대의원은 의결권이 없다.
1. 임원의 해임에 있어서 자신에 관한 사항
2. 금전 및 재산의 수수를 수반하는 사항으로서 대의원 자신과 본회의 이해가 상반 되는 사항

제 30조 (총회 임원 선임)

① 총회 진행을 위하여 의장, 부의장, 총무(이하"총회 임원"이라 한다) 각 1인을 둔다.
② 총회 임원은 본회 임원이 선출되는 총회에서 함께 선출하되 임기는 3년으로 한다.
③ 의장은 총회 질서를 유지하고 의사를 진행하며, 의장 유고 시는 부의장이 이를 대행 한다.
④ 기타 총회 임원 선출 등에 관하여 필요한 사항은 별도규정으로 정한다.

제 31조 (의안 제출)

① 각 시·도회 및 산하단체, 학회는 총회에 제출할 안건을 총회 개최 30일전에 본회에 서면으로 제출하여야 한다.
② 정기총회에서 긴급 토의사항으로 제안된 안건은 출석 대의원 3분의 2이상의 찬성이 있어야 의안으로 채택되며 이를 출석 대의원 4분의 3이상의 찬성으로 의결한다.

제 32조 (총회 발언)

① 사무총장은 회장의 허가를 받아 총회에 참석하여 발언 할 수 있다.
② 총회는 필요하다고 인정할 때에는 회원으로 하여금 회의에 출석하여 발언하게 할 수 있다.

제 33조 (총회 의사록)

① 총회의 의사는 의사록에 기재하고 의장, 부의장 및 출석한 본회 임원이 서명 날인하여야 한다.
② 제1항의 의사록은 차기 총회에 보고하고 승인을 받아야 한다.

제6장 이 사 회

제 34조 (설치 및 구성)

① 본회는 회무에 관한 중요사항을 심의 의결하기 위하여 이사회를 둔다.
② 이사회는 본회 회장, 부회장, 이사로 구성되며 정기이사회와 임시이사회로 구분 개최하고 회장이 그 의장이 된다.

제 35조 (소집)

① 정기 이사회는 월1회 회장이 소집한다.
② 임시 이사회는 다음 각 호의 어느 하나에 해당하는 사유가 있을 때 회장이 소집한다.
1. 회장이 필요하다고 인정할 때
2. 재적이사 3분의1이상 또는 감사가 감사 결과를 보고하기 위하여 이사회의 소집을 요구한 때

③ 이사회를 소집할 때에는 회의 개최 7일전에 회의의 목적, 안건, 일시, 장소 등을 서면으로 각 이사 및 감사에게 통지하여야 한다. 다만, 긴급을 요한다고 판단될 때에는 그 기간을 단축할 수 있다.

제 36조 (이사회 의결)

이사회는 재적이사 과반수의 출석으로 성립하고, 출석 이사 과반수의 찬성으로 의결하며, 법령 및 정관의 규정에 정족수에 대하여 따로 정하는 사항에 대하여는 그 규정에 의한다. 단, 가부동수인 경우에는 부결된 것으로 한다.

제 36조 (이사회 의결 사항)

① 이사회는 다음 각 호의 사항을 의결한다.
1. 본회 사업 수행에 관한 사항
2. 총회에서 위임된 사항
3. 총회 소집과 총회에 부의할 의안에 관한 사항
4. 예산의 집행 및 결산에 관한 사항
5. 추가경정 예산편성에 관한 사항
6. 분과위원회에서 부의된 사항
7. 시·도회 및 산하단체, 학회 운영 사항의 지도 및 감독에 관한 사항
8. 제 규정의 제정 및 개정에 관한 사항
9. 회장이 부의한 본회 운영에 관한 중요 사항
10. 사무처 운영 및 감독에 관한 사항

② 이사회의 의사는 의사록에 작성하고 회장 및 출석 이사가 서명 날인한다.

제7장 분과위원회

제 38조 (설치 및 구성)

① 본회에 관한 사항을 조사, 연구하고 심의하기 위하여 분과위원회를 둔다.
② 분과위원회는 담당 이사와 약간 명의 위원으로 구성하며, 담당 이사가 이를 소집하고 그 위원장이 된다.
③ 분과위원회 위원은 담당 이사가 추천하여 회장이 위촉하며, 임기는 위촉 시부터 회장의 임기만료 시까지로 한다.
④ 분과위원회의 명칭, 업무분장 기타 운영에 필요한 사항은 별도 규정으로 정한다.

제 39조 (특별위원회)

① 본회의 목적 달성을 위하여 필요한 경우에는 특별위원회를 둘 수 있다.
② 특별위원회의 위원은 회장이 위촉하되 위원장은 이사회의 의결을 거쳐야 한다.
③ 특별위원회는 해당 사업 및 업무가 종료함과 동시에 해체한다.
④ 기타 특별위원회 운영 등에 관하여 필요한 사항은 별도 규정으로 정한다.

제8장 구강보건교육사업단

제40조(설치 및 구성)

① 본회는 국민구강건강증진에 관한 사업의 수행을 위하여 구강보건교육사업단(이하 사업단이라 한다)을 둔다.

② 사업단은 단장 1인과 부단장, 위원으로 구성하며 10인 이내로 한다.

③ 단장과 위원은 이사회의 의결을 거쳐 회장이 위촉하며, 부단장은 위원 중에 호선한다.

④ 사업단의 운영에 필요한 사항은 별도 규정으로 정한다.

제40조(재산의 명의 및 감사)

본 회는 국민구강건강증진에 관한 사업의 수행을 위하여 구강보건교육사업단을 둔다.

① 사업단 재산의 명의는 사단법인 대한치과위생사협회로 한다.

② 사업단은 재정 및 회무에 대한 본회의 지도와 감사를 매년 1회 이상 받아야 한다.

제9장 사무처

제 42조 (사무처 설치와 기구)

① 본회는 사무집행을 위하여 사무처를 설치하고 사무총장과 필요한 직원을 둔다.

② 사무처의 조직과 운영 등에 관한 사항은 별도규정으로 정한다.

제 43조 (사무총장)

① 사무총장은 이사회의 인준을 받아 회장이 임명한다.

② 사무총장은 회장의 명을 받아 본회의 일반사무를 관장하고 사무처 직원을 지휘, 감독한다.

③ 사무총장은 이사회에 참석하여 사업 및 재정 등을 보고하며 총회에 세입세출결산서와 사업계획 및 세입세출예산안을 작성하여 제출한다.

제 44조 (사무처 운영)

사무처의 직제, 문서, 급여 등 사무처 운영에 관하여 필요한 사항은 별도 규정으로 정한다.

제10장 재정 및 회계

제 45조 (재원)

본회의 재원은 다음 각 호의 수입금으로 한다.

1. 회비 등 회원 부담금
2. 사업수입금
3. 기부금
4. 기타 수입금

제 46조 (자산 관리)

① 본회의 자산은 회장 책임 하에 관리한다.
② 부동산의 매매, 증여, 교환, 담보제공 또는 예산외의 채무 부담 행위 등은 총회에서 의결한다.
③ 본회 자금은 금융기관에 예치하는 것을 원칙으로 한다.
④ 기타 자산관리에 필요한 사항은 별도 규정으로 정한다.

제 47조 (회계년도)

본회의 회계연도는 매년 1월 1일부터 12월 31일까지로 한다.

제 48조 (예산 및 결산)

① 본회의 매 회계연도 세입세출예산 및 사업계획은 총회의 승인을 받아야 한다.
② 회계연도 개시 전까지 예산안이 의결되지 못한 때에는 동 예산이 의결될 때까지 다음 목적의 경비에 한하여 전년도 예산에 준하여 이사회의 의결에 따라 집행할 수 있다.
1. 본회 사무처 등 기관 또는 시설의 유지·운영
2. 법률상 지출 의무의 이행
3. 이미 예산으로 승인된 사업의 계속
4. 긴급히 지출하지 않으면 사무 또는 막대한 지장을 초래할 우려가 있는 경비
③ 매 회계연도 사업실적과 세입세출결산보고서를 회계연도 종료 후 감사의 감사를 거쳐 총회의 승인을 받아 확정한다.
④ 수입·지출 예산, 사업계획 및 결산은 총회 의결로 확정한다.
⑤ 사업계획 변경 및 추가경정 예산은 이사회의 의결을 거쳐 집행하되 차기 총회의 승인을 받아야 한다.

제11장 시 · 도회 및 산하단체

제 49조 (설치 및 명칭)

① 본회는 서울특별시, 광역시, 도 및 특별자치도(이하 시. 도라 한다)에 시·도회를 두고 각 시·도회 산하에 분회를 둘 수 있다.
② 시 · 도회의 명칭은 사단법인 대한치과위생사협회 OOO회라 칭하며, 분회의 명칭은 사단법인 대한치과위생사협회 서울특별시, 광역시 각 도 및 특별자치도회 각 시·군·구 분회라 칭한다.
③ 본회는 산하단체를 둘 수 있으며 명칭은 사단법인 대한치과위생사협회 OO회라 칭한다.
④ 시도회는 시도회의 사무집행을 위하여 사무국을 설치하고 사무국장을 둘 수 있다.
⑤ 시도회 및 산하단체 설치 및 운영에 관하여 필요한 사항은 별도규정으로 정한다.

제 50조 (회칙 및 재산의 명의)

① 시 · 도회 및 산하단체는 본회 정관 범위 내에서 각기 회칙을 제정하고 회칙 제정 및 개정은 본회의 인준을 받아야 한다.

② 시 · 도회 및 산하단체가 재산을 취득하는 경우, 재산의 명의는 사단법인 대한치과위생사협회로 하여야 한다.

제 51조 (총회)

① 시 · 도회 및 산하단체 총회는 본회 정기대의원총회 전 1개월 이내에 개최함을 원칙으로 한다.
② 시 · 도회 및 산하단체는 다음 각 호의 사항을 총회종료 20일 이내에 본회에 제출하여야 한다.
1. 임원 명단 (임원개선 시)
2. 예산서 및 결산서
3. 사업계획서 및 사업결과보고서
4. 총회 회의록 사본

제 52조 (재정)

① 본회는 시도회 및 산하단체의 운영을 위한 필수경비를 매년 예산의 범위 내에서 보조하여야 한다.
② 시도회에 배정하는 보조금의 산정은 시도회의 등록 회원 수에 비례함을 원칙으로 하고 산하단체 보조금은 정액으로 한다.
③ 보조금의 산정 및 배정 방법 등에 관하여는 규정으로 정한다.

제 53조 (회무보고 및 감사)

① 시·도회 및 산하단체는 다음 각 호의 사항을 본회에 보고하여야 한다.
1. 월별 정기보고서(산하단체는 분기별 정기보고서)
2. 회원 실태보고
3. 보수교육 및 학술집담회 등 결과보고
4. 회의에서 의결된 중요 사항
5. 본회에서 시달된 제반 업무에 관한 사항
② 시·도회 및 산하단체는 재정 및 회무에 대한 본회의 지도와 감사를 매년 1회 이상받아야 한다.

제 54조 (연석회의)

① 본회 회장은 연 1회 이상 본회의 주관으로 본회 임원과 시도회장 및 산하단체장 전체가 참석하는 연석회의를 소집하여야 한다.
② 본회는 연석회의에서 다음 각 호의 사항에 관한 의견을 수렴하여야 한다.
1. 시·도회 및 산하단체 운영과 관련한 정관 개정과 규정의 제. 개정에 관한 사항
2. 시·도회 및 산하단체의 조직 육성발전을 위한 사항
3. 기타 회원 권익 증진에 관한 사항
③ 본회는 시·도회 및 산하단체에 대하여 회무운영에 관한 정기적인 교육을 실시하여야 한다.

제12장 학 회

제 55조 (설치 및 명칭)

① 본회는 학회를 둘 수 있으며 명칭은 사단법인 대한치과위생사협회○○학회라 칭한다.

② 학회 설치 및 운영에 관하여 필요한 사항은 별도 규정으로 정한다.

제 56조 (회칙)

학회는 본회 정관 범위 내에서 각기 회칙을 제정하고 회칙 제정 및 개정은 본회의 인준을 받아야 한다.

제 57조 (총회)

학회는 매년 총회를 개최하고 다음 각 호의 사항을 총회종료 20일 이내에 본회에 제출하여야 한다.

1. 임원 명단 (임원개선 시)
2. 예산서 및 결산서
3. 사업계획서 및 사업결과보고서
4. 총회 회의록 사본

제 58조 (회무보고)

① 학회는 다음 각 호의 사항을 본회에 보고하여야 한다.

1. 반기별 정기보고서
2. 회원 실태보고
3. 보수교육 및 학술집담회 등 결과보고
4. 회의에서 의결된 중요 사항
5. 본회에서 시달된 제반 업무에 관한 사항

제 59조 (해산)

① 학회를 해산하고자 할 때에는 재적 대의원 4분의 3이상의 의결을 거쳐 본회의 인준을 받아야 한다.

② 해산으로 인한 학회의 잔여 재산은 본회에 귀속한다.

제13장 한국치과위생사교육협의회

제 60조 (한국치과위생사교육협의회의 설치)

본회는 치과위생사의 교육에 관한 사항을 전문적으로 다루기 위하여 한국치과위생사교육협의회(이하 교육협의회라 한다)를 둔다.

제 61조 (교육협의회 회칙)

교육협의회는 본회 정관의 범위 내에서 회칙을 제정하며, 회칙의 제정 및 개정내용은 본회의 인준을 받아야 한다.

제 62조 (대표 및 회무)

① 본회 회장은 교육협의회를 대표한다.
② 교육협의회의 회무는 본회 사무처가 대행한다.

제14장 포상 및 징계

제 64조 (포상)

① 회장은 본회 발전 및 회원의 권익신장과 학술연구 발전, 구강보건향상 및 계몽지도, 기타 본회 목적달성에 지대한 공헌이 있는 개인 및 단체에 대하여 이사회의 의결을 거쳐 포상할 수 있다.
② 포상에 관하여 필요한 사항은 별도규정으로 정한다.

제 65조 (징계)

① 본회 회원으로 다음 각 호의 어느 하나에 해당되는 자는 윤리위원회의 심의를 거쳐 이사회에서 제2항 각 호의 징계를 결정할 수 있다.
1. 치과위생사의 윤리 및 의료관계 법규를 위반하여 본회의 명예를 훼손시킨 자
2. 본회 정관, 제 규정 및 총회 또는 이사회의 의결사항을 위반한 자
3. 회원의 친목과 단합을 저해하거나 본회의 질서와 기강을 문란케 한 자
4. 본회 재산상의 손해를 끼친 자
5. 시·도회에서 징계를 요구한 자
6. 보수교육을 1회 이상 미 이수한 자 또는 회비를 1년 이상 장기 미납한 자
② 징계의 종류는 다음과 같다
1. 경고
2. 견책
3. 자격 정지
4. 해임
5. 자격박탈
③ 징계가 결정되면 당사자와 소속 시·도회에 즉시 통보하여 필요한 조치를 취하여야한다.
④ 기타 징계에 관하여 필요한 사항은 별도규정으로 정한다.

제15장 해 산

제 66조 (해산)

① 본회를 해산하고자 할 때에는 출석대의원 4분의 3이상의 의결을 거쳐 보건복지부장관에게 보고하여야 한다.
② 해산으로 인한 본회의 잔여 재산은 총회에서 출석대의원 4분의 3이상의 의결을 거쳐 보건복지

부장관의 허가를 받아 본회의 설립 목적과 유사한 공공단체에 기부하거나 국가 또는 지방자치 단체에 귀속한다.

제16장 보 칙

제 67조 (정관 변경)

이 정관을 변경하고자 할 때에는 총회에서 출석 대의원 3분의 2이상의 찬성으로 의결하여 보건복지부장관의 인가를 받아야 한다.

제 68조 (규정)

① 이 정관에서 위임된 사항과 이 정관을 시행하기 위하여 필요한 사항은 별도의 규정으로 제정한다.

② 규정의 제정 및 개정은 이사회에서 출석 이사 3분의 2이상의 의결로 결정한다.

제 69조 (준용 규정)

이 정관에 특별히 정하지 않은 사항은 민법 중 사단법인에 관한 규정 및 보건복지부 및 그 소속 청소관 비영리법인의 설립 및 감독에 관한 규칙을 준용하며, 기타는 일반 관례에 따른다.

부 칙

제 1조 (시행일)

① 이 정관은 보건복지부장관의 허가를 받은 날로부터 시행한다.

② 제30조 제2항의 개정내용은 2012년부터 적용한다.

제 2조 (경과 조치)

이 정관 시행 이전의 사단법인 대한치과위생사협회 정관에 의하여 시행된 사항에 관하여는 이 정관에 의하여 시행된 것으로 본다.

부 칙 (제833 - 23호, 2012. 6. 8)

이 정관은 보건복지부장관의 허가를 받은 날부터 시행한다.

부 칙 (제833 - 24호, 2013. 6. 18)

(시행일) 본 정관은 보건복지부장관이 허가한 날부터 시행한다.

부 칙 (2016. 5. 17)

(시행일) 본 정관은 보건복지부장관이 허가한 날부터 시행한다.

치과위생관련기관 및 사이트

http://healthguide.kihasa.re.kr/건강길라잡이
http://kadh.or.kr/한국치위생학회
http://kapd.org/대한소아치과학회
http://kdhs.or.kr/한국치위생과학회
http://konkang.or.kr/건강연대
http://medlaw.or.kr/한국의료법학회
http://myhome.naver.com/oralhealth/한국치위생교육학회
http://phdcc.ch-dental.co.kr/대한공중구강보건의협의회 구강보건사업단
http://www.ada.org/미국치과의사협회
http://www.adha.org/미국치과위생사협회
http://www.bosa.co.kr/(주)의학신문
http://www.dent.or.kr/대한치과정보통신협회
http://www.dental.or.kr/한국구강보건협회
http://www.dentnetkorea.com/덴트넷코리아
http://www.gaewon.co.kr/색다른치과저널개원
http://www.gounni.net/대한치과위생사교수협의회
http://www.kda.or.kr/건강사회를 위한 치과의사회
http://www.kda.or.kr/대한치과의사협회
http://www.kdha.or.kr/ 대한치과위생사협회
http://www.kdphs.org/대한보건치과위생사회
http://www.mohw.go.kr/보건복지부
http://www.nhic.or.kr/국민건강보험공단
http://www.prevdent.or.kr/대한구강보건학회
http://www.who.int/세계보건기구
http://www.xylitolstudy.co.kr/자일리톨스터디
http://www.yollin.org/열린치과의사회
http://www.yollin.org/충치예방연구회

미국 치과위생사 국가시험 문항 수

SCIENTIFIC BASIS DENTAL HYGIENE PRACTICE [60]

1.0. Anatomic Sciences [15]
 1.1. Anatomy [11]
  1.1.1 Head and neck anatomy [6]
  1.1.2. Dental anatomy
   1.1.2.1. General anatomy
 1.2. Histology and Embryology [4]
2.0. Physiology [4]
3.0. Biochemistry and Nutrition [7]
4.0. Microbiology and Immunology [11]
5.0. Pathology [13] (*1)
5.1. General [5]
5.2. Oral [7]
6.0. Pharmacology [10]

PROVISION OF CLINICAL DENTAL HYGIENE SERVICES [116]

1.0. Assessing Patient Characteristics [16] (3*)
 1.1. Medical and dental history [3]
 1.2. Head and neck examination [1]
 1.3. Periodontal evaluation [6]
 1.4. Oral evaluation [2]
 1.5. Occlusal evaluation [1]
2.0. Obtaining and Interpreting Radiograph [14] (7*)
 2.1. Principles of radiophysics and radiobiology [1]
 2.2. Principles of radiologic health [3]
 2.3. Technique [1]
 2.4. Recognition of normalities and abnormalities [2]
3.0. Planning /Managing Dental Hygiene Care[34] (3*)
 3.1. Infection control (application) [4]
 3.2 Recognition of emergency situations and provision of appropriate care [5]
 3.3 Individualized patient education [11] (1*)
  3.3.1. Planning of individualized Instruction [4]
  3.3.2. Prevention of instruction for prevention and management of oral diseases [7]
   3.3.2.1. Dental caries
   3.3.2.2. Periodontal diseases
   3.3.2.3. Oral conditions
 3.4. Anxiety and pain control [4]
 3.5. Recognition and management of compromised patients [3]
 3.6 Dental hygiene treatment strategies [4]
  3.6.1. Diagnosis [1]
  3.6.2 Treatment plan [2]
  3.6.3. Case presentation [1]

4.0. Performing Periodontal Procedures [19]
  4.1. Etiology and pathogenesis of periodontal diseases [4]
    4.2.1. Periodontal debridement [5]
    4.2.2. Surgical support services [1]
    4.2.3. Chemotherapaeutic agent [1]
  4.3 Reassessment and maintenance [5]
      (e.g. implant care)
5.0. Using Preventive Agents [9]
  5.1. Fluorides - systemic and topical [5]
    5.1.1. Mechanisms of action [1]
    5.1.2. Toxicology [2]
    5.1.3. Methods of administration [2]
      5.1.3.1. Water fluoridation
      5.1.3.2. Self-administered
  5.2. Pit and fissure sealants [3]
    5.2.1. Mechanisms of action [1]
    5.2.2. Techniques for application [2]
  5.3 Other preventive agents [1]
6.0. Providing Supportive Treatment Services [7] (1*)
  6.1. Properties and manipulation of materials [3]
  6.2. Polishing natural and restored teeth [1]
  6.3.Marking of impressions and preparation of study casts [1]
  6.4. Other supportive services, e.g., tooth desensitization [1]
7.0 professional Responsibility [17] (1*)
  7.1 Ethical principles, including informed consent [8]
  7.2. Regulatory compliance [3]
  7.3. Patient and professional communication [5]

COMMUNITY HEALTH /RESEARCH PRINCIPLES [24]
1.0 Promoting Health and Preventing Disease Within Groups [5]
2.0 Participating in Community Programs [11]
  2.1. Assessing populations and defining objectives [5]
  2.2. Designing, implementing and evaluating programs [6]
3.0 Analyzing Scientific Literature, Understanding Statistical Concepts, and Applying Research Results [8]

* Item is designated under the general topic.

미국 치과조무사 국가시험 핵심 역량 문항 수

1. Perform mouth mirror inspection of the oral cavity
2. Chart existing restorations or conditions
3. Phone in prescriptions or condition of the dentist.
4. Receive and prepare patients for treatment, including seating, positioning chair, and placing napkin.
5. Complete laboratory
6. Place and remove retraction cord
7. Perform routine maintenance of dental equipment
8. Monitor and respond to post surgical bleeding
9. Perform coronal polishing procedures
10. Apply effective communication
11. Transfer dental instruments
12. Place amalgam for condensation by the dentist
13. Remove sutures
14. Dry canals
15. Tie in archwires
16. Demonstrate knowledge of ethics / jurisprudence / patient confidentiality
17. Identify features of rotary instruments
18. apply topical fluoride
19. Select and manipulate gypsums and waxes
20. Perform supragingival scaling
21. Mix dental materials
22. Expose radiographs
23. Evaluate radiographs of diagnostic quality
24. Provide patient preventive education and oral hygiene instruction
25. Perform sterilization and disinfection procedures
26. Provide pre- and post-operative instructions
27. Place and remove dental dam
28. Pour, trim, and evaluate the quality of diagnostic casts
29. Size and place orthodontic bands and brackets
30. Using the concepts four handed dentistry, assist with basic restorative procedures, including prosthodontics and restorative dentistry
31. Identify intraoral anatomy
32. Demonstrate understanding of the OSHA Hazard
33. Place, cure and finish composite resin restorations
34. Place liner and bases
35. Place periodontal dressings
36. Demonstrate understanding of the OSHA Bloodborne Pathogens Standard
37. Take and record vital signs
38. Monitor vital signs
39. Clean and polish removable appliances and prostheses
40. Apply pit and fissure sealants
41. Prepare procedural trays/armamentaria set-ups
42. Place orthodontic separators
43. Size and fit stainless steel crowns
44. Take preliminary impressions

45. Place and remove matrix bands
46. Take final impressions
47. Fabricate and place temporary crowns
48. Maintain field of operation during dental procedures through the use of retraction, suction, irrigation, drying, placing and removing cotton rolls, etc.
49. Perform vitality tests
50. Place temporary fillings
51. Carve amalgams
52. Process dental radiographs
53. Mount and label dental radiographs
54. Remove temporary crowns and cements
55. Remove temporary fillings
56. Apply topical anesthetic to the injection site
57. Demonstrate understanding of the Centers for Disease Control and Prevention Guidelines
58. Using the concepts of fourhanded dentistry, assist with basic intraoral surgical procedures surgical procedures, including extraction, periodontics, endodontice, and implants
59. Monitor nitrous oxide/oxygen analgesia
60. maintain emergency kit
61. Remove permanent cement from supragingival surfaces
62. Remove periodontal dressings
63. Place post-extraction dressings
64. Fabricate custom trays, to include impression and bleaching trays, and athletic mouthguards
65. Recognize basic medical emergencies
66. Recognize basic dental emergencies
67. Respond to basic medical emergencies
68. Respond to basic dental emergencies
69. Remove post-extraetion dressings
70. Place stainless steel crown

참고문헌

교육개혁 심의회의: 전문대학육성방안, 정책연구 Ⅲ-4, 1987.

교육부 : 법률 2P 3370호. 교육법 제 155조.

권정선 외 4, 병원코디네이터 실무, 한국보건의료교육센타, 2007.

김숙향, 임상치위생학, 대한나래출판사, 2007.

김숙향 외 7인, 국가적수준의 치과위생사 역량개발, 대한치과위생사협회 연구보고서, 2016.

김정아 외 6인, 병원코디네이터, 군자출판사, 2006.

남용옥, 치과위생학개론, 청구문화사, 2007.

병원코디네이터연구회, 병원코디네이터의 이해, 현문사, 2005.

원복연 외 6인, 한국치위생(학)과 표준교육과정개발(안), 한국치위생학회 2012:33-34.

원융희, 병원서비스마케팅, 대학서림, 2002.

유봉현, 치과위생학개론, 연세대학교출판부, 2007.

윤영아 외 3인, 병원서비스 코디네이터, 현문사, 2003.

임혜경·김정아, 병원서비스코디네이터 길라잡이, (주)새로운사람들, 2003.

임혜경, 신세대를 위한 예절 길라잡이, 2001.

대한치과위생사협회 · 대한치위생(학)과 교수협의회, 한국치위생학교육 50년사, 2015.

원복연 외 6인, 한국의 치위생(학)과 임상실습표준안개발, 한국치위생학회 연구보고서, 2018.

Avedis Donabedian, Aspects of Medical Care Administration : Specifying Requirements for Health care, Common Wealth Harvard University Press, 1973, pp. 16~23.

B.L.Fimkbeiner 외 저, 정상주 역, 치과의원경영 및 팀 매니지먼트, 나래출판사, 2001.

Finkbeiner BL, Johnson CS: Mosby's Comprehensive dental assisting: a clinical approach, St. Louis, 1995, Mosby.

Fulton PJ: General office procedures for colleges, ed 10, Cincinnati, 1994, south-Western Publishing co.

Joel R. Evans and Berman Barry, Service and Non-profit American Marketing, New York, Macmillan Publishing Company, 1984 John E Bateson, "Service Marketing." Chicago : Drydin Press, 1998, pp. 40~41.

Sorkin A.L., Health Econnomics, Lexington Books, 1983, pp. 1.

Malvin E. Ring, DENTISTRY : AN ILLUSTRATED HISTORY, Abrams,Mosby-Year Book, 1985.

찾아보기

INDEX

저자소개

원복연(대전보건대학교)
권현숙(마산대학교)
문　숙(대전보건대학교)
양진영(대전과학기술대학교)
이병호(영산대학교)
이지연(강릉영동대학교)
장계원(진주보건대학교)
조명숙(대구보건대학교)
박홍련(대구과학대학교)
이가령(울산과학대학교)
이수옥(충북보건과학대학교)
이지영(진주보건대학교)
이형숙(대구보건대학교)
김민영(동부산대학교)
성정희(가톨릭상지대학교)
이명선(서영대학교)
이은경(부산여자대학교)
장종화(단국대학교)

치과위생학개론

1994년 3월 10일 초판발행　1998년 3월 10일 2판발행
2000년 3월 10일 3판발행　2003년 3월 10일 4판발행
2007년 3월 10일 5판발행　2011년 3월 10일 6판발행
2014년 3월 10일 7판발행　2017년 3월 10일 8판발행
2020년 3월 10일 9판발행　2023년 3월 10일 9판2쇄발행

지은이 : 원복연·장계원·이형숙·권현숙·조명숙·김민영·문　숙
박홍련·성정희·양진영·이가령·이명선·이병호·이수옥
이은경·이지연·이지영·장종화
펴낸이 : 이상태
펴낸곳 : 청구문화사
(03706) 서울특별시 서대문구 성산로11길 15
전　화 : 02-332-0541(代)　FAX : 02-337-9577
등　록 : 1990년 11월 2일 제9-247호

가격 35,000원
ISBN 978-89-5616-829-6 93510